KB127890

강박에 빠진 뇌

신경학적 불균형이 만들어낸 멈출 수 없는 불안

강박에 빠진 뇌

제프리 슈워츠 지음 | 이은진 옮김

BRAIN LOCK

RHK
알에이치코리아

나의 할아버지 해리 아인슈타인,
아버지 이즈리얼 빅터 슈워츠,
새아버지 게리 플루멘바움을 추모하며
이 책을 바친다.

원죄가 없다면 이 모든 것이 말이 안 된다는 사실을
이들은 저마다 고유한 방식으로 깊이 이해하고 있었다.

Contents

BRAIN LOCK

BRAIN LOCK

머리말

1947년 어느 저녁, 하워드 휴스는 로스앤젤레스 선셋 스트립 지역 시로스에서 배우 제인 그리어와 저녁을 먹고 있었다. 식사 도중에 그는 양해를 구하고 화장실에 다녀오겠다고 했다. 그런데 어처구니없게도 한 시간 반이 지나도록 돌아오지 않았다. 마침내 자리로 돌아왔을 때 그는 머리끝부터 발끝까지 홀딱 젖어 있었고, 이 모습을 본 그리어는 놀라서 입을 다물지 못했다.

"대체 무슨 일이에요?" 그리어가 물었다. "그게, 셔츠와 바지에 케첩을 흘려서 세면대에서 빠느라고요." 젖은 옷은 마르라고 화장실 칸막이에 걸어두었다고 했다. 옷을 다시 입고 나서는 "화장실 손잡이를 만질 수가 없어서 화장실에서 나올 수 없었어요. 누군가 들어올 때까지 기다려야 했죠"라고 설명했다.

팻 브로에스키와 함께 《하워드 휴스: 알려지지 않은 이야기》

를 쓴 피터 브라운에 따르면, 제인 그리어는 다시는 휴스와 데이트를 하지 않았다.

하워드 휴스에게 별난 구석이 있긴 했지만, 그렇다고 그가 괴물이었던 것은 아니다. 사실, 그는 전형적인 중증 강박장애OCD, obsessive-compulsive disorder를 앓고 있었다. 세상을 떠난 1976년에는 강박장애가 완전히 그를 집어삼켰다. 말년에는 멕시코 아카풀코에 있는 프린세스 호텔 꼭대기 층 스위트룸에서 홀로 지냈다. 혹시 세균에 감염되지는 않을까 벌벌 떨면서 병원 분위기가 물씬 나는 방에 자기 자신을 가뒀다. 창문은 하나도 빠짐없이 암막 커튼을 쳐서 햇빛을 차단했다. 햇빛이 무시무시한 세균을 옮길지도 모른다고 생각했기 때문이다. 음식은 손을 화장지로 가린 수행원들이 정확하게 자르고 측정해서 가져왔다.

휴스가 이렇게 은둔 생활을 하는 이유를 두고 소문이 무성했다. 약물 남용이 원인이라는 이야기도 있었고, 매독에 걸려서 그렇다느니, 치매 말기라서 그렇다느니 하는 소문이 돌았다. 사실 그의 이상한 행동들은 모두 중증 강박장애의 증상으로 보면 쉽게 이해할 수 있다. 안타깝게도, 하워드 휴스가 살던 시절에는 강박장애를 치료할 방법이 없었다. 강박장애가 뇌 관련 질병이라는 사실이 밝혀지기까지는 그때로부터 10년이 더 걸렸다.

나는 강박장애라는 이 질병이 아주 탐욕스러워서 만족할 줄 모르는 괴물이라는 점을 환자들에게 이해시키고자 하워드 휴스의 사례를 자주 인용한다. 이 괴물은 굴복하면 할수록 더 내놓으라고 크게 아우성친다. 재산이 수백만 달러였던, 그래서 강박장애가 시키는 기괴한 의식을 치르기 위해 수행원을 여럿 부릴 수 있었던 휴스마저 출구를 찾지 못했다. 뇌가 보낸 잘못된 메시지가 그를 집어삼켰다.

증상이 가볍든 심각하든, 강박장애를 앓고 있는 사람이라면 누구나 이 질병과 싸워 이길 방법을 이 책에서 찾을 수 있을 것이다. 들러붙어 떨어질 줄 모르는 집요한 적이긴 하지만, 의지와 의욕이 강한 사람이라면 극복할 수 있다.

그 과정에서 뇌에 관해 많이 알게 될 것이고, 어떻게 하면 뇌를 더 잘 제어할 수 있는지 배우게 될 것이다. 이 책에는 4단계 치료법을 배우고 실천하여 강박장애로 '뇌가 잠겨서' 꼼짝도 하지 않는 듯한 끔찍한 느낌을 이겨낸 용감한 사람들의 이야기가 담겨 있다. 뇌 기능을 스스로 바꿀 수 있게 도와주는, 과학적으로 입증된 방법을 누구나 적용할 수 있도록 쉽게 설명하는 책이다.

* 2004년에 개봉한 영화 〈에비에이터〉에서 레오나르도 디카프리오가 하워드 휴스를 연기했다. 제프리 슈워츠 박사는 영화 자문으로 참여해 강박장애의 사고 패턴과 독특한 버릇을 설명해주었다. 디카프리오는 뇌 속에서 기어가 안 움직인다는 것의 의미를 제대로 이해하기 위해 이 책을 읽었다고 말했다.

20주년 기념판 서문

    강박장애를 겪는 사람들이 자기 주도 행동 요법을 통해 이 병을 이겨낼 수 있다는 이 책의 핵심 개념은 세월의 시험을 무사히 통과해 여전히 건재하다. 이 책이 처음 세상에 나오고 20년이 흐른 지금까지도, 신경과학 역사에서 손꼽을 만한 성과로 인정받고 있다.

    과학 용어로는 '신경 가소성'이라 하는데, 이는 환경 변화에 대응하여 뇌가 스스로 구조, 회로, 화학을 바꾸는 과정을 말한다. 이 책에서 설명하는 4단계 프로그램을 활용한 자기 주도 신경 가소성은 강박장애 환자 수천 명이 자신의 뇌를 스스로 바꿀 수 있게 도왔다.

    강박장애 환자들의 뇌가 과잉 활동으로 말미암아 말 그대로 불타올라서, 소름 끼칠 정도로 성가시고 방해되는 잘못된 메시지를 보낸다는 사실이 뇌 스캔 결과 명확히 드러났다. 이런 골치 아픈 느낌이 생기는 상황을 제대로 이해하고 이를 '질병의 증상'이라 명명함으로써 사람들은 자신이 경험하는 증상에 다르게 반응할 수 있다. 그 결과 강박장애를 유발하는 자극에 대응해서 자신의 감정을 처리하는 데 핵심 역할을 하는 '정서적 뇌'의 구조를 조절할 수 있다는 사실이 지난 20년간의 후속 연구를 통해 입증되었다.

출간 20주년을 기념하여 새로 단장해서 내는 이 책은 개정판이 아니다. 20년 전에 발표한 4단계 치료법을 수정할 필요가 없다고 굳게 믿기 때문이다. 이 책에서 처음 제시한 인지-마음챙김 치료법을 이제는 강박장애 외래 진료의 표준으로 받아들이고 있다. 20년이 지난 지금도 나는 강박장애 환자들을 돕고자 연구와 진료를 계속하고 있다. 강박장애와 같은 신경·정신병적 문제가 있는 사람들뿐만 아니라 특별한 진단을 받지 않은 사람들도 더 높은 수준에서 더 효과적으로 적용할 수 있도록 4단계 치료법을 발전시키는 일에 매진해왔다.

예를 들어, 이 4단계 치료법은 '현명한 옹호자wise advocate' 개념을 활용하여 리더십을 개발하려는 사람들의 역량을 끌어올리는 데도 매우 유용하다는 것이 입증되었다. 현명한 옹호자에 관해서는 이 서문에서 몇 번 더 언급할 것이다. 요컨대, 우리는 자신의 '진정한 자아'와 더 가까워지고 싶어하는 모든 이에게 이 4단계 치료법이 도움이 된다는 사실을 확인했다.

책이 처음 출판된 이후로 나는 전 세계 주요 도시에서 열린 콘

퍼런스에서 강연했고 유엔 총회에서 연설했으며, 투데이, 굿모닝 아메리카, 오프라 윈프리 쇼 등 유명한 텔레비전 프로그램에 출연했다.

새로 쓴 이 서문은 재명명, 재귀인, 재초점, 재평가로 이루어진 4단계 자기 주도 치료법을 다듬어서 더 명확히 하는 역할을 한다. 재명명을 통해 강박장애 환자들은 불안감을 불러일으키는 생각과 충동의 실체를 파악하고, 여기에 '강박사고'와 '강박충동'이라는 정확한 이름을 붙인다. 재귀인을 통해서는 그 성가신 생각들이 강박장애라는 질병의 증상이므로 사라지지 않으리라는 점을 인식한다. 재초점을 통해서는 방해가 되는 생각들을 피해 건설적이고 즐거운 행동을 한다. 마지막 재평가를 통해서는 그런 생각들을 무시하고 그것들을 쓸모없는 방해물로 보는 법을 배운다.

이 치료법을 경험한 환자들은 4단계 치료법을 알기 전 자신의 삶이 어떠했는지, 가슴 아프면서도 용감한 이야기를 내게 들려주었다. 감사하게도, 이들의 이야기가 고무적인 결과를 불러왔다. 이 이야기 덕분에 다른 강박장애 환자들이 자신의 병과 증상을 제대로 이해할 수 있었다.

이 책에 사연이 실린 애나는 한때 자살 충동을 느꼈다. 수년 동안, 애나는 남편이 바람을 피운다는 생각에 시달렸다. 그래서 남편에게 끊임없이 질문을 퍼부었다. "전 여자친구를 마지막으로 본 게 언제야?" "당신, 누드 잡지 봤지?"

이제 결혼한 지 25년이 된 부부이자 성인이 된 두 딸의 엄마인 애나는 여전히 자기가 다 나았다고 생각하지 않는다. 완치라는 개념은 현실적이지 않다. 그러나 애나는 병을 관리하는 데 필요한 통찰을 얻었다. 중요한 점은 애나에게 든든한 파트너가 있다는 사실이다. "어떤 충동이 생겨서 남편에게 질문을 퍼부으면, 남편은 이렇게 대답해요. '알잖아, 그거 강박장애 때문에 하는 질문인 거.' 손뼉도 마주쳐야 소리가 나는데, 남편은 그 질문이 건강하지 않다는 걸 아니까 맞대응하지 않아요." 강박장애를 다스리는 일은 평생 계속해야 하는 일이고 4단계 치료법이 꼭 필요한 도구라는 사실을 알기에, 애나는 지금도 이 치료법을 계속 실천하고 있다.

리드는 강박장애로 인한 무대 공포증 때문에 15년이나 연기를 포기했던 배우다. 그가 겪는 증상은 흔히 말하는 무대 공포증이 아니었다. '내가 하는 모든 건 완벽해야 해'라는 생각이 공황 상태를 유발하는 두려움을 만들어냈다. 오디션을 보러 가서도 그는 '내 연기가 가짜이고, 내가 완벽하지 않다는 걸 사람들이 분명 알아챌 거야'라고 생각했다.

4단계 치료법을 실천에 옮기자 무대 공포증도 줄어들었고, 오디션에 접근하는 방식도 다시 평가할 수 있게 되었다. "전에는 배역을 따내려 오디션장에 들어갔어요." 자존감이 낮아지지 않게 하려면 '사람들에게 인정받고 확인받아야 했다.' "이제는 내 역량을 있는 그대로 보여줄 생각으로 오디션장에 들어갑니다. 잘될 수도 있고 잘 안 될 수도 있다는 걸 알아요. 거짓으로 꾸밀 필요가 없어요. 완벽하지 않아도 돼요."

리드는 자신을 '기계적 결함을 상대하는 보통 사람'으로 보기 위해 자신의 정체성과 병을 분리하는 법을 익혔다. "엔진이 전력을 다하지 않아도 자동차를 운전할 수 있다면, 내게는 흠이 없는 것이나 다름없어요." 이런 원리를 모른 채 병과 현실을 분리하려고 애쓰는 것은 마치 "눈보라 속에서 북극곰을 찾으려 애쓰는 것과 같다"고 리드는 말한다.

리드는 담배를 끊는 과정에도 4단계 치료법을 성공적으로 적용했다. 강박장애가 있는 사람들이 강박사고로 인한 고통을 피하려고 강박행동을 하는 것처럼, 그는 담배를 피우지 않는 고통을 피하려고 담배를 피웠다. 그래서 담배를 피우고 싶은 충동에 정확한 이름을 붙였다. "이건 내가 아니야. 이건 니코틴 습관이고, 화학물질 중독이야." 그리고 충동의 원인도 새로 찾았다. "이 충동 때문에 왜 이렇게 괴로울까? 한때 쾌락을 느꼈던, 오래된 습관이라서 그런 거야." 또한 건강해지는 데 집중했다. 그리고 담배의 가치를 재평가했다. "담배가 없어도 괜찮을 거야."

제이크와 캐리 부부는 둘 다 강박장애를 앓고 있다. 자기도 모르게 폭력적인 행동을 할 것만 같은 근거 없는 두려움에 시달리던 캐리가 남편 제이크 때문에 먼저 도움을 청했다. 캐리가 보기에는 강박증이 맞는데도, 제이크는 수년 동안 이를 부정했다. 제이크는 캐리가 이제 자기를 사랑하지 않는다는 생각에 시달렸다. 스킨십을 할 때 애정 어린 반응을 보이지 않는다는 것이 그 이유였다. 그러던 어느 날, 제이크는 이 책을 읽다가 책 속에서 자기 모습을 보았다. "나는 항상 (강박사고에 시달리고 강박행동을 하는) 이 사람들이야말로 진짜 미친 거고, 나는 정상이라고 생각했어요." 제이크처럼 자신의 병을 부정하는 태도는 이례적이지 않다. 강박장애는 교활해서 강박사고와 강박행동이 뇌에 생긴 화학적 문제로 인한 것이 아니라 진짜라고 생각하기를 원한다.

제이크의 경우 강박장애가 가장 심할 때는 하루에 40번, 50번씩 캐리를 시험했다. 워킹맘이라 정신없이 바쁜 캐리는 이따금 남편을 어깨로 밀치곤 했다. 설거지도 해야 했고, 아이들 등교 준비도 해야 했다. 캐리는 결혼한 지 30년이 넘었으니 이제 더 이상 사랑을 의심할 필요가 없다고 남편을 안심시켰다. 하지만 제이크는 그것으로 충분하지 않았다. 그는 이렇게 고백했다. "이제 아무것도 기대할 수 없다, 우리 사랑은 끝났다, 하는 생각을 끝없이 반복했어요. 아내가 '이런 식으로는 당신하고 같이 못 살아'라고 말했을 때 정말 미쳐버릴 것 같았죠. 아내는 이혼을 원했어요."

지금 두 사람의 결혼 생활은 다시 정상 궤도에 들어섰다. 캐리가 바쁘다고 하면, 제이크도 그 사실을 받아들인다. "생각이 스멀스멀 피어오르는 게 느껴지면, 거기에 정확한 이름을 붙여요. '이건 강박장애야, 괜찮아.' 그리고 앞으로 나아가죠. 강박장애는 마치 어떤 사람이 나에게 거짓말을 하는 것과 같아요."

상근 엔지니어이자 시간제 교사인 제이크는 계속 바쁘게 지내는 것이 '재초점'에 도움이 된다는 사실을 깨닫고 아주 바쁘게 시간을 보낸다. "사람들과 교류할 때는 강박적인 생각이 어느 정도 차단되는데, 그러면 안도감이 들어요."

　이는 매우 긍정적인 예다. 무조건 좋은 생각만 하는 것은 썩 좋은 전략이 아니다. 예를 들어, 죽음에 대한 두려움이 있는 사람은 자신이 건강하다는 사실을 확인하는 쪽으로 초점을 돌릴 수도 있다. 그런데 이게 왜 좋은 방법이 아닐까? 그 생각이 회피가 될 가능성이 높기 때문이다. 이는 강박장애 증상을 유발하는 죽음에 관한 생각을 옆으로 밀어내는 것일 뿐이다. 동시에 강박사고를 상쇄하려는 시도이고, 사실은 그 자체가 강박행동이다. 대신에 '현명한 옹호자'를 활용하면 그 생각이 강박사고일 뿐이라고 그가 당신에게 말해줄 것이다. 그러면 우리는 그 말을 받아들이고 건설적인 행동에 집중할 수 있다.

　최근 몇 년간 우리는 이 책에서 소개했던 '공정한 관찰자 impartial observer'에게 귀를 기울이는 것에 더욱 초점을 맞추고 있다. 공정한 관찰자는 내면에 있는 존재다. 자기 주도 치료법을 통해 환자들은 바깥에 서서 자신의 마음을 읽는 법을 배운다. 애나의 말대로, 이것은 "자신의 뇌와 거리를 두는 것"이다.

　한마디로 마음챙김을 수련하는 것이다. '마음챙김mindfulness'이라는 용어는 대중문화에서 마구잡이로 쓰이다 보니 정의가 명확하지 않다. 그래서 우리는 이 용어를 즐겨 쓰지 않고, 꼭 써야 할 때는 대개 '점진적 마음챙김progressive mindfulness'이라는 의미로 사용했다. 현재의 순간 그 자리에 존재하는 것은 진정한 마음챙김이라 할 수 없고, 판단하지 않는 자세 자체를 마음챙김이라 볼 수도 없다. 이것들이 마음챙김의 중요한 측면이긴 하지만, 마음챙김을 실천할 때는 평가하고 분별하는 과정이 필요하다.

마음챙김은 단순히 어떠한 마음 상태나 존재 양식이 아니라 활동이다. 단순히 자기 생각을 구경하는 것이 아니다. 자신의 선택과 행동을 분석하고, 열린 마음으로 생각을 수용하고 평가한 다음, 어떻게 할지를 결정하는 것이다.

질병과 자신을 분리해서 정체성을 '완전히 깔끔하게' 되찾기 위해, 리드는 무엇보다 공정한 관찰자를 찾아야 했다. "나에게 일어난 어떤 일도 내가 누구이고 어떤 사람인지를 바꾸지는 못한다. 강박장애가 곧 나 자신은 아니다. 강박장애는 내가 생각한 내 모습일 뿐이다." 4단계 치료법을 활용하면서 리드는 "우리는 강박장애가 우리를 어떻게 기만하는지뿐만 아니라, 잘못된 자아 인식에 매달려 우리가 자기 자신을 어떻게 속이는지도 깨닫게 된다"고 말한다. "나는 강박장애를 이해하러 왔다가 여기 남아 마음챙김을 수련하고 있습니다."

리드는 자신을 완전한 패배자로 여기고 15년 동안이나 연기를 접었다. 그런데 4단계 치료법 덕분에 연기를 다시 시작할 자신감을 얻었다. 저장 강박을 비롯한 강박장애 증상들이 다 사라진 것은 아니지만, 리드는 이렇게 말한다. "이것은 더 이상 '나의' 강박장애가 아니다. 그저 강박장애일 뿐이다. 이렇게 강박장애를 기계적 결함으로 취급하고 마음에서 떨쳐버려야 해요."

또한 우리는 2012년에 내가 리베카 글래딩과 함께 쓴 책《뇌는 어떻게 당신을 속이는가》에서 소개한 '현명한 옹호자'라는 용어도 사용하기 시작했다. 현명한 옹호자는 '공정한 관찰자'를 바라보는 또 다른 시각이지만, 그 이름에 걸맞게 우리는 그에게 말을 건넬 수 있고, 그가 내면의 대화에 참여하게 만들 수 있다. 현명한 옹호자는 진심으로 당신을 아끼고 당신 편에 서 있는, 사랑스러운 내면의 안내자다.

현명한 옹호자는 큰 그림을 본다. 그리고 당신 자신이나 당신의 마음이 아니라 뇌가 문제라는 사실을 알고 있다. 현명한 옹호자는 당신이 무슨 생각을 하는지, 지금 어떤 기분인지 알고 있다. 그리고 뇌가 보내는 기만적인 메시지가 곧 당신 자신은 아니라는 점, 그것은 그저 강박장애일 뿐이라는 점을 계속 상기시켜준다. 현명한 옹호자는 장기적으로 가장 이득이 되는 방향으로 합리적인 결정을 내리도록 우리를 안내하고 지원한다.

여기가 4단계 치료법에서 가장 중요한 단계다. 현명한 옹호자는 힘든 상황을 직시할 수 있게 해주고, 그 상황을 다 지나갈 마음속 사건으로 보게 해준다. 뇌 회로를 바꾸면, 나쁜 생각과 충동과 느낌을 강박장애로 받아들이고 무엇이 고통을 유발하는지 이해할 수 있게 된다.

현명한 옹호자와 공정한 관찰자는 같이 일하면서 몸과 뇌가 우리에게 대항하지 않고 우리를 위해 일하도록 가르친다. 생각들에 이름을 붙이고(재명명), 정확한 원인을 찾는다(재귀인). 재명명은 "나를 괴롭히는 것이 대체 무엇인가?"라는 질문에 대한 답이다. 범인은 바로 강박장애 증상들, 뇌가 보내는 기만적인 메시지다. 재귀인은 그 생각들이 사라지지 않는 이유를 알려준다. 본능처럼 엄습하는 불안이 뇌가 유발한 질병 때문임을 상기시켜준다.

현명한 옹호자의 도움을 받아 충동에 굴복하지 않고 초점을 돌려 건강한 행동에 집중할 수 있다(재초점). 오랜 시간에 걸쳐 불쾌한 감각과 행동에 주의를 덜 기울일수록, 이와 관련된 뇌 회로는 약해진다. 이런 식으로 뇌가 작동하는 방식을 정말로 바꿀 수 있다. 이것이 진정한 자기 주도 신경 가소성이다.

재명명을 처음 하려면, 쉽게 말해 "이건 강박사고(강박행동)일 뿐이야"라고 자신에게 말하려면, 의식적인 노력이 필요하다. 하지만 재명명을 하면 할수록 나중에는 이 과정이 자동으로 진행된다. 처음 세 단계, 즉 재명명, 재귀인, 재초점을 규칙적으로 연습하면, 강박사고와 강박행동이 아무 가치가 없음을 인식하는 네 번째 단계인 재평가로 이어진다. 그러면 우리 안에 있는 공정한 관찰자는 더 힘이 세지고, 현명한 옹호자와의 관계는 더 돈독해진다.

최근에는 재초점 단계에 하위 범주가 하나 추가됐다. 초점을 바꿔 점진적 마음챙김에 집중하라. 이 말은 증상을 유발하는 '바로 그것'에 정면으로 부딪치라는 뜻이다. 먼지 걱정이 머릿속을 떠나지 않으면, 초점을 바꿔 정원 손질에 집중해보라. 처음에는 당연히 불안할 테지만, 재초점을 통해 그 상황에 정면으로 부딪쳐서 주의를 돌려 뇌를 재배선하는 건설적인 활동에 집중하게 된다.

점진적 마음챙김은 전형적인 '노출 후 반응 방지' 기법보다 더 인간적이고 덜 수동적이다. 후자의 경우 환자들은 강박장애를 폭발시키는 상황에 정면으로 맞서도록 강요받는데, 이는 곧 강박장애가 초래한 강박행동을 하지 말라고 말하는 것이나 다름없다. 이와 달리, 점진적 마음챙김은 강박장애로 고통받는 사람들이 자기에게 무슨 일이 일어나고 있는지 제대로 이해하고, 증상에 반응할 필요가 없다는 사실을 깨닫게 해준다. 그래서 점진적 마음챙김을 재평가 단계와 함께 활용하고 있다.

리드는 이를 가리켜 "짐승 자체를 쫓는 일"이라고 말하고, 캐리는 이를 가리켜 "적에게 탄약을 주지 않는 전략"이라 부른다.

우리는 환자들이 4단계 치료법을 삶에 적용해나가는 과정을 지켜보고, 또 비록 전문가는 아니지만 일반 치료사에 버금가는 수준에 이른 모습을 지켜보면서 환자들에게 계속 배우고 있다. 원래 직장에서 4단계 행동 치료를 활용하는 법에 관해서는 이 책에서 다루지 않았다. 직장에서는 강박장애에 사로잡히지 않고 본인이 할 수 있는 일을 하는 것이 목표다. 강박장애에 굴복하고 일을 놔버리는 대신에 스스로에게 이렇게 말하면 된다. "그래, 지금 당장 이 스프레드시트 작업을 진행할 수는 없어. 하지만 이번 주 후반에 열릴 회의는 준비할 수 있어." 그러면 업무 활동이 재초점 단계의 한 부분이 된다.

강박장애가 있는 계산원 맷은 한때 의료 용품을 배달하는 회사에서 일했다. 주로 고객들의 서류 작업을 담당하는 업무였다. 모든 일을 제대로 하고 있다는 사실을 머리로는 잘 알고 있는데도 뭔가 실수했다는 생각에 미쳐버릴 지경이었다. "'이 사람에게 산소를 보냈던가?' 이 생각이 머릿속을 계속 맴돌았어요."

이제 마흔다섯이 된 맷은 십대 시절을 영국에서 보냈는데, 그때 대입 시험에 대한 스트레스와 함께 확인 강박이 시작되었다. 결국 강박장애 탓에 대학을 중퇴한 뒤에도 그는 자기가 어떤 문제를 겪고 있는지 누구에게도 이야기하지 않았다. 문제가 저절로 사라지기만을 바랐다. "25년 전만 해도 영국에서는 정신 건강 같은 문제를 터놓고 이야기하는 분위기가 아니었어요." 의사는 그에게 강박장애 진단을 내리지도 않았다.

미국으로 이주하고 나서 의사를 찾아갔더니 이 책을 읽어보라고 권했다. 맷은 4단계 치료법을 배우는 과정이 "신선한 공기를 마시는 것과 같았다"고 말했다. 여전히 강박사고에 시달리고 현관문은 잠갔는지 전등불은 껐는지 확인하고 또 확인하지만, 강박장애를 꽤 잘 제어하고 있다고 맷은 이야기한다.

그는 현재 의료 보험 분야에서 일하고 있는데, 침습적 사고 intrusive thoughts(원치 않는데도 계속 떠오르는 생각—옮긴이)가 업무를 방해할 때가 있다. 그러면 주의를 돌려 당면한 일에 집중한다. 이제 맷은 이렇게 말한다. "그런 생각이 떠오르면, 거기에 정확한 이름을 붙이고 초점을 바꿔 다시 업무에 집중합니다. 일이 곧 치료예요. 오랜 시간 연습하면 어느 순간부터는 자동으로 됩니다."

강박장애로 고통받는 사람들 가운데는 알코올의존증과 씨름하는 이들도 있다. 강박장애 4단계 치료법과 '익명의 알코올중독자 12단계 재활 프로그램'은 비슷한 점이 있다. 강박장애 환자들과 알코올의존증 환자들 모두 충동이 솟구칠 때 무력감을 느낀다. 알코올의존증 환자는 이렇게 생각할지 모른다. "멈출 수 없다는 걸 아니까, 딱 한 잔이라도 마시고 싶지 않다."

강박장애가 있는 사람들도 마찬가지다. 강박사고와 강박행동에 틈을 내주면, 거기에 푹 빠져버리고 말 거라는 걸 스스로 잘 알고 있다. 한 강박장애 환자가 씁쓸해하며 이야기한 것처럼, "강박장애를 앓는 사람 중에 주말을 멋지게 보냈다는 사람은 아무도 없다." 우리는 치료를 통해 강박증 환자들에게 자신과 강박장애를 분리해서 보라고 용기를 준다.

강박장애와 알코올의존증에서 회복 중인 영화 제작자 로저는 이 두 질병이 만들어낸 중독 주기를 경험했다. "강박장애가 있다 보니, 미치지 않기 위해 강박행동을 할 수밖에 없었어요. 넋이 나갈 것 같은, 금주 모임에서 사람들이 묘사하는 것과 비슷한 느낌이 들었죠." 강박행동을 하는 것도, 술을 마시는 것도 모두 안전장치이자 파괴적인 행동이다. 술을 마실수록 알코올의존증이 심해지듯이, "강박행동을 하면 할수록 강박장애는 더 심해진다"는 사실을 로저는 알고 있었다. 그런데 "술을 마시면 조금은 즐거운 기분이 되는데, 강박행동을 하면서 즐거웠던 적은 한 번도 없었다."

로저의 경우 강박사고와 강박행동은 어린 시절부터 시작되었다. 잔디밭에 길게 늘어진 정원 호스 위를 걸으면서 떨어지지 않으려고 안간힘을 썼던 기억이 있다. 거기에서 떨어지면 뭔가 끔찍한 일이 벌어질 거라고 굳게 믿었다. 침대에 누워 벽지 문양의 개수를 끝없이 세기도 했다.

성인이 되고 나서는 다른 사람들을 해칠지 모른다는 강박사고가 생겼다. 운전하다가 누군가를 차로 치는 생각도 그중 하나였다. "처음에는 경찰서에 전화해서 동네에서 무슨 사고가 있었는지 묻곤 했어요." 그러자 이상한 사람이라는 사회적 낙인이 따라붙었고, 그래서 경찰서에 전화하는 대신 왔던 길을 되짚어가기 시작했다. 하루에 8시간씩 그런 짓을 반복하기에 이르자 몇 년간은 아예 운전을 하지 않았다.

그렇게 강박장애와 씨름하던 그에게 깨달음을 얻는 순간이 찾아왔다. 뇌 스캔 영상을 보았을 때다. "내가 한 모든 일이 뇌에 불을 붙였어요. 무슨 일이 벌어지고 있었는지 이제는 정확히 압니다." 모든 건 병에 걸렸기 때문이었다.

지금도 여전히 운전 경로를 되짚어가지만, 어떤 날은 5분쯤 하다 멈춘다. 로저는 길가에 차를 세우고 불붙은 뇌가 '식기를' 기다리면서 다른 행동에 집중하는 법을 배웠다. 그리고 '뭔가가 잘못되었다는 직감'을 '매혹적이나 거짓된, 강박장애 증상'으로 재평가하는 법도 배웠다.

운전에 관한 강박사고는 그가 자신의 감각을 신뢰하지 못한다는 뜻이라는 걸 로저는 깨달았다. 만약 차에 누군가를 태워야 하는 일이 생기면, 정말 괜찮겠냐고 묻고 싶어서 어쩔 줄 몰랐다. 뒤에 경찰차가 보이면 오히려 안심했다. 자기가 실제로 누군가를 차로 쳤다면, 경찰관이 자기 차를 불러 세웠을 거라는 걸 알기 때문이다. "사실상 경찰관이 나를 감독하고 있었어요. 그들이 나의 '공정한 관찰자'였다는 사실을 깨달았죠."

로저는 그 후 의식적으로 4단계 치료법을 실천하면서 24만 킬로미터를 넘게 운전했다. 차량 앞쪽과 뒤쪽에 블랙박스도 설치했다. 자신만의 공정한 관찰자를 차에 태운 셈이었다. "나중에 녹화된 영상을 볼 수 있다는 걸 아니까, 그 덕분에 건설적인 일에 초점을 맞추고 집중할 수 있었어요. 완벽한 해결책은 아니지만, 자전거 보조 바퀴 같은 거죠. 약물 대신 목발의 도움을 받는 거라고나 할까요." 자기 안에 있는 공정한 관찰자의 힘을 더 세지게 만들어서 차에 단 카메라를 떼는 것이 그의 목표다.

초점을 돌려 다른 행동에 집중한다는 말은 회피한다는 뜻이 아니다. 둘의 차이는 엄청나고, 대단히 중요하다. 증상을 유발하는 장소, 사람, 상황을 피하면 강박장애는 훨씬 더 심해진다. 회피하는 것 자체가 강박행동이다. 강박장애가 불러일으킨 느낌을 없애기 위해 할 수 있는 일은 아무것도 없지만, 초점을 돌려 다른 행동을 할 수는 있다. "이건 강박장애일 뿐이다"라고 스스로 상기하고 건강한 적응 행동을 하면 된다. 자신에게 유익한 행동을 하게끔 공정한 관찰자 또는 현명한 옹호자를 활용해야 한다. 나쁜 생각들은 그저 극복해야 할 장애물이라는 점을 받아들이는 것이 핵심이다.

강박장애를 비롯한 뇌 장애를 치료할 때 전문가들은 이렇게 생각하는 경향이 있다. "이건 화학 문제에 불과해. 화학 물질로 치료하자." 확실히 약물(세로토닌 재흡수 억제제가 가장 일반적으로 쓰인다)은 자기 주도 행동 치료로 나아가는 길을 한결 수월하게 해주고, 강박행동의 강도와 빈도도 줄일 수 있다. 그러나 우리는 이 접근법이 다소 수동적이라고 생각한다. 능동적인 요소("이건 그냥 강박장애일 뿐이야"라는 깨달음)를 추가하면, 약물의 양을 차츰 줄일 수 있다. 세로토닌 재흡수 억제제는 수영을 처음 배울 때 도움을 받을 수 있는 튜브와 같은 역할을 하는 약물이다. 시간이 지나면 대다수 환자가 상당히 적은 양만 사용해도 되는 수준에 이른다. 4단계 치료법을 활용하는 환자들은 치료 과정에서 능동적인 역할을 맡는 것을 좋아한다.

사람들은 흔히 강박장애를 물건을 쌓아두거나 손 씻는 행위에 집착하는 것과 같은 가장 친숙한 증상하고만 연관 짓는 경향이 있지만, 우리가 만나는 환자들은 그 외에도 다양한 증상을 보인다. 어떤 환자는 슈퍼마켓에서 과일을 사지 못했다. 과일에 독이 들어 있는데 그 과일에서 자신의 지문이 발견되는 상상이 머릿속을 맴돌았기 때문이다. 또 그는 전화선 옆에 있던 종이에 불이 붙어서 수십 명이 불에 타 죽을 거라는 두려움도 갖고 있었다.

강박장애 환자들은 수년 동안 증상을 숨기려고 애썼노라고 우리에게 털어놓았다. 강박행동을 실행에 옮길 때는 지금도 수치심을 느끼지만, 이제 강박장애가 있다는 사실을 부끄러워하지는 않는다. 20년 전만 해도 조현병으로 진단할 정도로 강박장애는 오해를 많이 받는 질병이었다. 강박장애 진단을 받고 이 질병이 뇌의 화학적 불균형 탓에 발생한다는 사실을 알고 나면, 환자들은 오히려 깊은 안도감을 느낀다. 이제는 의학계와 일반 대중 모두 강박장애에 관해 훨씬 더 잘 알게 되었다. 할리우드가 이런 인식 변화에 톡톡히 한몫했다. 영화 〈에비에이터〉에서 하워드 휴스를 연기한 디카프리오가 자기 접시에 음식을 정확하게 배열하거나 집에 무균 구역을 만드는 장면을 떠올려보라.

이제는 친숙한 증상이 많아서 강박장애가 없는 사람들도 "아, 내게도 강박장애가 있구나"라고 말할 정도다. 그러나 내 환자 중 한 명이 말한 대로, "만약 당신에게 강박장애가 있다고 생각한다면, 아마도 당신은 강박장애가 아닐 것이다." 강박장애가 유발하는 통증과 고통은 아주 극심해서 진짜 강박장애 환자라면 그렇게 경박하거나 무심하게 말하지 못한다. 실제로, 이 고통 때문에 어떤 환자들은 강박장애를 앓으면서 정신적으로 성장할 잠재력을 발견하기도 한다. 일단 강박장애가 있다는 사실을 확인하면, 대처 전략을 배워나가기 때문이다.

맷은 이렇게 말한다. "강박장애가 실제로 나를 더 좋은 사람, 더 둥글둥글한 사람으로 만들어주었어요. 강박장애로 온갖 일을 겪다 보면, 살면서 만나는 좋은 일에 감사하게 되거든요."

애나도 이 점을 잘 알고 있다. "강박장애에 대처하면서 배운 교훈들이 나를 더 강인하게 만들어요. 이제는 내가 어떻게 사고하는지 그 과정을 깊이 이해하게 되었죠. 이런 이해력을 모든 사람이

가지고 있는 건 아닐 거예요. 덕분에 나는 아주 인정이 많은 사람이 되었답니다." 애나는 이렇게 덧붙였다. "내게 선택권이 있다면, 당연히 강박장애가 없는 쪽을 택할 거예요. 하지만 이런 연습을 계속해나가면서 마음챙김을 수련하고 공정하게 자기 생각을 평가하면 정신력이 강해지는 걸 느낄 수 있어요. 모두 삶에 아주 유용한 기술이죠."

환자들은 내게 "이 강박장애가 저를 미치게 만드나요?"라고 묻는다. 대답은 "아니요"다. 그 메시지는 말이 안 된다고, 뇌가 보내는 기만적인 메시지일 뿐이라고, 현명한 옹호자를 활용하여 스스로 상기하기만 하면 된다. 그렇게 한다고 뇌가 보낸 잘못된 메시지가 완전히 사라진다는 뜻은 아니다. 하지만 그 메시지를 다루는 법을 배울 수 있다.

현명한 옹호자가 내면에서 이렇게 말할 것이다. "나의 온전한 자기 정체성은 여기에 매여 있지 않아. 지금 내 뇌가 나를 가지고 잔인한 게임을 하고 있을 뿐이야."

2016년 9월 캘리포니아주 로스앤젤레스에서
제프리 슈워츠

서론
강박사고와 강박행동

약간의 기벽은 누구에게나 있다. 이런 기이한 버릇이 없으면 삶이 더 순탄할 텐데 하고 한숨짓게 되는 그런 것 말이다. 우리는 '내게 자제력이 조금만 더 있었으면' 하고 바란다. 여기까지는 별문제가 없다. 그런데 내 의지로는 생각을 통제할 수 없는 지경이 되어 원치 않는데도 어떤 강렬한 생각이 계속 떠오르거나, 남들과 다른 기이한 버릇을 일종의 의식처럼 온 신경을 쏟아 치르지 않으면 엄청난 공포와 두려움에 압도당한다면, 무언가 더 심각한 일이 벌어지는 중이다.

강박장애에 대한 정확한 정의

강박장애를 앓는 사람들은 상상 속 재앙을 피하고자 기이하고 자멸적인 행동을 한다. 그런데 그들이 하는 행동과 그들이 그토록 두려워하는 재앙 사이에는 현실적으로 연관성이 전혀 없다. 예를 들면, 가족 중에 죽는 사람이 아무도 '없게 하려고' 샤워를 하루에 40번 하는 식이다. 또는 치명적인 비행기 추락을 '방지하고자' 특정 숫자를 피하려고 어떤 고생도 마다하지 않는 이도 있다. 쇼핑 중독자나 도박 중독자와 달리, 강박장애가 있는 사람들은 이런 의식을 치르는 데서 어떤 기쁨도 얻지 못한다. 오히려 극도로 고통스러워한다.

강박장애가 뇌의 생화학적 불균형과 관련이 있다는 점은 거의 확실하다. 그리고 이제 약물을 사용하지 않고도 이를 매우 효과적으로 치료할 수 있다는 것을 알게 되었다. 또, 앞으로 이 책을 통해 배우게 될 4단계 자가 치료법을 활용하면 강박장애 환자들이 자신의 뇌 화학을 스스로 바꿀 수 있다는 점도 이미 확인했다. 한 걸음 더 나아가, 이 치료법은 아주 심각하지는 않아도 골치 아프고 짜증 나는 다양하고 광범위한 강박행동과 습관을 통제하는 데도 효과적으로 활용할 수 있다. (혹시 나도 강박장애가 있는 것은 아닐까 의심스럽다면, 10장 '강박사고 및 강박행동 점검표'를 참고하라. 강박장애가 없더라도, 골치 아프고 짜증 나는 여타의 버릇과 행동을 극복하는 데 이 책에서 배울 기술이 도움이 될 것이다.)

간단히 정의하자면, 강박장애란 일반적으로 강박사고와 강박행동이라는 두 가지 증상으로 나타나는 평생 질병이다. 한때는 별나고 희소한 질병으로 여겼지만, 실제로 전 세계 인구를 기준으로 40명에 1명꼴로 강박장애를 겪고 있다. 이 말은 미국에만 500만 명이 넘는 강박장애 환자가 있다는 뜻이다. 일반적으로 청소년기나 성년기 초반에 발병하는 강박장애는 천식이나 당뇨보다 더 흔한 질병이다. 강박장애는 환자 본인의 삶은 물론이고 그를 사랑하는 주변 사람들의 삶에도 혼란을 일으키는 파괴적인 질병이다. 씻기, 청소하기, 숫자 세기, 확인하기 등 반복적인 행동에 집착하다 보면, 일에도 문제가 생기고 부부 싸움으로 이어지기 쉬우며 사회적 교류에도 어려움을 겪게 마련이다. 참다못한 가족들은 "제발 그만 좀 해!"라며 화를 내기 일쑤다. 아니면 잠깐이라도 평화롭게 지낼 심산으로 어리석은 의식을 치르도록 방조하기도 한다(이는 매우 잘못된 생각이다).

강박사고란 무엇인가

강박사고obsession란, 원치 않는데도 계속 떠올라 괴로움을 주는 생각과 심상心象을 말한다. 영어 단어 'obsession'은 '포위하다'라는 뜻의 라틴어 단어 'obséssĭo'에서 유래했다. 강박사고가 딱 그렇다. 우리를 포위하고 짜증 나 죽을 지경까지 몰고 간다. 제발 좀 사라져달라고 애원해도 사라지지 않는다. 마음만 먹으면 얼마든지 통제할 수 있는 상대도 아니고, 혹여 잠깐 사라진 듯 보여도 곧 다시 나타난다. 머릿속을 맴도는 그 생각들은 항상 괴로움과 불안을 초래한다. 여타 불쾌한 생각들과 달리 제풀에 꺾여 사라지지 않고, 원치 않는데도 반복해서 계속 떠오른다.

아름다운 여성을 보았는데 그 생각이 머릿속에서 떠나지 않는다고 말하는 이들이 있다. 이것은 강박사고가 아니다. 우리는 그것을 '반추rumination'라고 부른다. 부적절한 것이 아니고, 지극히 정상적이면서 유쾌하기까지 하다. 캘빈 클라인 마케팅 부서가 'obsession'이라는 단어를 제대로 이해했다면, 아마도 향수 이름을 'Obsession'이 아니라 'Rumination'이라고 지었을 것이다.

잘못된 메시지

강박사고는 제 풀에 없어지지 않으므로 무시하기가 매우 어렵다. 그러나 어렵다고 해서 아예 불가능한 것은 아니다. 이제 우리는 강박장애가 뇌의 생화학적 문제와 관련이 있다는 사실을 안다. 우리는 이 문제를 '브레인 락Brain Lock'이라고 부른다. 뇌의 핵심 구조 네 가지가 함께 '잠겨서' 가짜라는 것을 알아채기 쉽지 않은 잘못된 메시지를 뇌가 보내는 상황을 말한다. 뇌의 주요 신호 처리 센터 중 하나는 '꼬리핵'과 '피각被殼'이라는 두 개의 구조로 이루어져 있으며, 자동차의 기어 자동 전환 장치와 비슷하다고 볼 수 있다. 꼬리핵은 뇌 앞쪽, 생각을 담당하는 영역의 자동 전환 장치처럼 작동한다. 이 꼬리핵은 신체 움직임을 제어하는 영역의 자동 전환 장치인 피각과 함께 일상생활에서 생각과 움직임을 매우 효율적으로 조정하는 역할을 한다. 그런데 강박장애가 있는 사람은 꼬리핵이 기어를 제대로 바꾸지 못하고, 뇌 앞부분에서 나온 메시지가 그 자리에서 옴짝달싹하지 못한다. 다시 말해, 뇌의 자동 전환 장치에 결함이 있다. '기어가 움직이지 않아서' 뇌가 다음 생각으로 넘어가지 못한다. 기어가 움직이지 않으면, 뇌는 "손을 다시 씻어야 해"라는 메시지를 보낸다. 그러면 우리는 손을 다시 씻어야 할 실질적인 이유가 전혀 없는데도 손을 다시 씻는다. 혹은 "문을 잠갔는지 다시 확인하는 게 좋아"라고 메시지를 보낼 수도 있다. 그러면 우리는 문을 안 잠갔을지도 모른다는, 신경을 갉아먹는 그 느낌을 떨치지 못하고 현관문을 확인하고 또 확인한다. 혹은 뚜렷한 이유 없이 물건의 숫자를 세거나 단어를 다시 읽고픈 강렬한 충동에 사로잡히기도 한다.

행동 치료 기법을 활용하면, 이런 생각과 충동에 다른 방식으로 대응할 수 있고, 나아가 **실제로 뇌가 작동하는 방식을 바꿀 수 있다.** 이런 기법을 활용하면 실제로 뇌의 자동 전환 장치가 더 부드럽게 작동하고 시간이 지날수록 침습적 충동은 줄어든다. UCLA에서 도티라는 환자를 진료한 적이 있다. 도티는 자기가 겪는 문제가 뇌의 생화학적 불균형 탓이라는 말을 듣자마자 낯빛이 밝아졌다. 그리고 "이건 내가 아니라, 강박장애일 뿐이야"라는 구호를 만들었다. 강박장애에 시달리는 대다수가 이 사실을 깨닫는 것만으로도 안도감을 느낀다.

씻기와 확인하기를 비롯한 여타 의식들을 수행하려면 매일 몇 시간씩 허비해야 하고, 이는 결국 강박장애 환자들의 삶을 비참하게 만든다. 심지어 강박장애가 있는 사람들은 '이러다가 정말 미쳐버리는 건 아닐까?' 두려워하기도 한다. 자신의 행동이 정상이 아니라는 사실을 스스로도 알기 때문이다. 실제로 그 행동은 그들의 성격이나 자아상과도 맞지 않는다. 하지만 4단계 자가 치료법을 익히기 전까지는 뇌가 보내는 가짜 신호에 반응하는 것을 막을 도리가 없다.

강박행동이란 무엇인가

강박행동compulsion이란 강박장애가 있는 사람들이 강박사고가 불러일으키는 두려움과 불안을 몰아내고자 헛되이 수행하는 행동을 말한다. 강박장애 환자는 보통 씻거나, 확인하거나, 물건을 만지거나, 숫자를 세고 싶은 충동이 터무니없고 무의미하다는 점을 인정한다. 그러나 '훈련이 되지 않은 사람'은 쉬이 압도당할 정도로 그 느낌이 너무도 강렬하다. 그래서 강박장애가 있는 사람은 충동에 굴복하고 강박행동을 실행에 옮긴다. 그런데 불행히도, 터무늬없는 행동을 실행에 옮기면 그때부터 악순환이 시작된다. 일시적으로 안도감을 느낄 수는 있지만, 강박행동을 하면 할수록 강박적 사고와 느낌은 더 강렬해지고, 요구도 더 많아지고, 더 집요해진다. 결국 고통받던 그는 강박사고에 시달리고 이와 함께 당혹스러울 때가 많은 강박적 의식을 계속 수행하게 된다. 강박장애로 고통받는 많은 사람이 스스로 저주받았다고 여기고, 전문가에게 도움을 구할 때쯤에는 이미 자살까지 생각하는 것은 그리 놀라운 일이 아니다. 심지어 수년 동안 받은 전통적인 심리 치료가 도리어 혼란만 가중하기도 한다.

일반적인 강박장애 증상 점검표

• 강박사고
먼지 및 오염에 대한 강박적 생각
- 끔찍한 병에 걸릴 거라는 근거 없는 두려움
- 먼지, 세균(타인에게 세균을 퍼뜨릴 거라는 두려움 포함), 가정용 세제와 같은 환경 오염 물질에 대한 과도한 걱정
- 인체 배설물과 분비물에 대한 혐오감
- 몸에 대한 강박
- 끈적거리는 물질이나 잔여물에 대한 비정상적인 걱정

질서 또는 대칭에 대한 강박적 생각

- 물건을 '칼같이' 정렬하고 싶은 강렬한 욕구
- 외모나 환경을 깔끔하게 유지하는 일에 관한 비정상적인 관심

비축 또는 저장에 대한 강박적 생각

- 오래된 신문이나 쓰레기통에서 건진 물건 등 쓸모없는 쓰레기를 쌓아둠
- '언젠가 필요할지도 모른다'는 이유로 어떤 것도 버리지 못하고 무언가를 잃어버리거나 실수로 무언가를 버리면 어쩌나 하는 두려움

성적인 내용과 관련된 강박적 생각

- 부적절하고 용납할 수 없는 성적인 생각들

반복적인 의식

- 논리적인 이유 없이 일상 활동을 반복함
- 질문을 계속 반복함
- 단어나 구절을 읽고 또 읽거나 쓰고 또 씀
- 터무니없는 의심
- 대출금을 상환하거나 수표에 서명하는 등의 일상 업무를 해내지 못할지도 모른다는 근거 없는 두려움

종교와 관련된 강박적 생각(양심 관련 병적 감수성)

- 불경스럽거나 신성모독적인 생각이 고질적으로 떠오름
- 도덕성과 옳고 그름에 관한 과도한 걱정

공격적인 내용과 관련된 강박적 생각

- 인명 피해를 낳는 화재 등 자신이 끔찍한 비극을 일으킬지 모른다는 두려움
- 원치 않는데도 폭력에 관한 심상이 반복적으로 떠오름
- 누군가를 칼로 찌르거나 총으로 쏘는 등 폭력적인 생각을 실행에 옮길지 모른다는 두려움
- 운전하다가 사람을 치는 등 누군가를 해칠지 모른다는 비이성적인 두려움

미신과 관련된 두려움

- 특정 숫자나 색깔이 행운 또는 불운을 부른다는 믿음

• **강박 행동**

강박적으로 치우고 씻는 행동

- 의식처럼 수행하는 과도한 손 씻기, 샤워하기, 목욕하기, 양치하기
- 접시 등 가정용품이 오염되었다거나 아무리 닦아도 '정말로 깨끗하게' 닦을 수는 없다는 확고부동한 느낌

강박적으로 물건을 '제자리에 정확히' 두려는 행동

- 식료품 저장고에 있는 통조림 제품을 알파벳 순서로 정렬해
  두거나, 날마다 옷을 옷장 속 정확히 같은 자리에 걸어두거나,
  특정한 날에는 특정한 옷만 입는 등 주변 환경을 완벽하게 정
  돈하고 대칭을 맞추려는 강박
- '제대로 딱 맞을 때까지' 어떤 일을 계속해야 하는 강박

강박적으로 저장하거나 수집하는 행동

- 혹시라도 귀중한 물건을 버렸을까봐 쓰레기를 끊임없이 검
  사함
- 쓸데없는 물건을 쌓아둠

강박적으로 확인하는 행동

- 문이 잠겨 있는지, 기기가 꺼져 있는지 반복적으로 확인함
- 누군가를 치지 않았는지 보려고 왔던 길을 되짚어서 운전하
  는 식으로 혹여 자신이 누군가를 해치지 않았는지 확인함
- 결산 등을 할 때 실수가 없는지 확인하고 또 확인함
- 무시무시한 병의 징후가 없는지 반복적으로 체크하는 등 자
  기 몸 상태를 계속 확인함

기타

- 지극히 일상적인 활동을 수행하는 데 병적으로 속도가 느림

- 의식을 치르듯 눈을 깜빡이거나 응시함
- 안심시켜달라고 몇 번이고 요구함
- 악령을 '내쫓기' 위해 자기 전에 정해진 의식을 치르거나 깨진 보도블록을 밟지 않으려고 애쓰는 등 미신적인 믿음에 기초한 행동을 함
- 임의로 정한 어떤 행동을 하지 못했을 때 두려움을 느낌
- 누군가에게 무언가를 말하거나, 묻거나, 고백하고 싶은 욕구를 아주 강하게 느낌
- 특정 물건을 만지거나, 톡톡 두드리거나, 문지르고 싶은 욕구를 느낌
- 강박적으로 숫자를 세는 행동. 고속도로를 달리면서 창문 개수나 옥외광고판 개수 등을 셈
- 나쁜 생각을 떨쳐내고자 기도문을 암송하거나 묵도하는 등의 정신적인 의식을 치름
- 과도하게 많은 목록을 작성함

4단계 치료법

강박장애 치료는 최근 몇 년 사이에 크게 발전했다. 20년 넘는 연구를 통해 행동 치료사들은 '노출 후 반응 방지ERP'라는 기법이 효과가 있음을 확인했다. 이 기법은 강박장애 환자에게 변기나 오

염될까봐 두려워하는 물건을 만지게 하는 식으로 강박 증상을 일으키는 자극에 일부러 환자를 노출시켜 강박사고와 강박행동을 일어나게 한다. 그런 다음, 치료사는 환자와 함께 기간을 정하고 그 기간에는 이런 자극에 강박행동으로 반응하지 않기로 약속한다. 이 기간에 환자는 한 시간 이상 이어지는 극심한 불안에 시달리므로 숙련된 치료사의 도움이 아주 많이 필요하다. 치료가 진행될수록 불안감은 줄어들고, 환자는 강박장애 증상을 훨씬 더 잘 통제할 수 있게 된다.

우리는 UCLA 의과대학에서 10년 넘게 강박장애를 연구해왔다. 그리하여 위에서 이야기한 과정을 보완하고 강화할 간단한 치료법을 개발했다. 자기 주도 인지 행동 치료인데, 이것을 '4단계 자가 치료법'이라고 부른다. 이 치료법은 큰돈을 들여 전문가를 찾아갈 필요가 없고 약물도 사용하지 않는다. 우리는 강박장애 증상과 뇌의 생화학적 불균형이 어떤 연관이 있는지 환자들에게 알려줌으로써 행동 치료만으로 강박장애 환자를 매우 효과적으로 치료할 수 있는 방법을 개발해냈다. 이 책을 통해 나는 4단계 치료법을 실천함으로써 스스로 행동 치료사가 되는 방법을 알려줄 생각이다. 전문 치료사와 함께 이 치료법을 사용할 수도 있지만, 혼자서도 얼마든지 실천에 옮길 수 있다. 그대로 따라하기만 하면 강박적인 충동을 뿌리치고 더 건설적인 행동에 집중하는 법을 배우게 될 것이다.

정신 질환 및 심리 치료 사상 최초로 우리는 **인지 행동 치료만**

으로 강박장애 환자들의 뇌에 화학적 변화를 일으킬 수 있다는 과학적 증거를 확보했다. 행동을 바꾸면, '브레인 락'에서 벗어나 뇌의 화학적 불균형을 바로잡고 강박장애의 끔찍한 증상들을 완화할 수 있다는 사실을 증명해낸 것이다. 결과적으로 환자들은 자기 통제력이 높아지고 절제하는 힘이 강해지면서 궁극적으로는 자존감이 높아진다. 흔히 말하듯이, 아는 것이 곧 힘이다. 강박적인 생각이나 충동이 훈련된 정신에 미치는 영향과 훈련되지 않은 정신에 미치는 영향은 엄청나게 다르다. 4단계 치료법을 배우면서 터득한 지식을 활용하면, 원치 않는데도 계속 떠오르는 생각과 충동에 맞서 싸울 수 있는 강력한 무기를 갖게 될 뿐 아니라, 훨씬 더 광범위한 의미에서 내면의 힘을 키울 수 있다. 목표를 달성하고 일상생활의 질을 높이는 능력을 강화하는 큰 걸음을 내딛게 될 것이다. 더 튼튼하고 더 안정되고 더 통찰력 있고 더 차분하고 더 강력한 정신을 키우게 될 것이다.

강박장애가 있는 사람들이 이런 효과를 볼 수 있다면, 그 외에도 다양한 문제를 가진 사람들에게도 효과가 있을 가능성이 매우 크다. 다른 질병에는 다음과 같은 것들이 있다.

- 통제가 안 되는 식사 또는 음주
- 손톱 물어뜯기
- 머리카락 뽑기
- 강박적 쇼핑 및 도박

- 물질 중독
- 충동적 성 행동
- 관계, 자아상, 자존감에 관해 과도하게 곱씹음

4단계 치료법은 우리가 바꾸기로 마음먹은 거의 모든 '침습적' 사고나 행동을 제어하는 데 활용할 수 있다. 4단계 자가 치료법은 내부 사고 과정에 대한 정신 및 행동 반응을 체계화하는 방법이다. 원치 않는 생각이나 충동이 머릿속을 장악할 때 꼭두각시처럼 충동적·반사적으로 행동하기보다 목표 지향적으로 대응하도록 스스로 훈련할 수 있고, 그러면 자기 파괴적인 생각과 충동에 따라 곁길로 새는 것을 막을 수 있다.

앞글자를 따서 이를 '4R'(4재)이라고 부른다.

> **첫 번째 단계: 재명명Relabel**
>
> **두 번째 단계: 재귀인Reattribute**
>
> **세 번째 단계: 재초점Refocus**
>
> **네 번째 단계: 재평가Revalue**

첫 번째 '재명명' 단계에서는 고질적이고 강박적인 행동을 하고 싶은 생각과 충동이 생길 때 거기에 정확한 이름을 붙인다. 그것이 바로 '강박사고'와 '강박충동'이라고 말이다. 첫 번째 단계에서는 강박장애 증상이 일으키는 불쾌한 감정에 속지 않고 상황을 있는 그대로 명확히 인식하는 법을 배운다. 강박장애와 현실의 차이를 확실하게 구분하는 능력을 개발하는 것이다. "말이 안 되는 건 알지만, 손을 또 씻어야 할 것 같아"라고 말하는 대신에 이렇게 해보자. "내게는 강박충동이 있어. 그 충동이 지금 나를 괴롭히는 거야. 강박사고가 지금 나를 따라다니며 괴롭히는 거라고." 그러면 "이 충동이 나를 계속 괴롭히는 '이유'는 뭘까?" 하는 의문이 생길 것이다.

두 번째 '재귀인' 단계에서는 바로 그 의문에 답한다. "이 충동이 나를 계속 괴롭히는 이유는 강박장애라는 병 때문이야. 질병의 증상인 거지. 나를 괴롭히는 강박사고와 강박행동은 뇌의 생화학적 불균형과 관련이 있어." 일단 이 사실을 깨닫고 나면, 당신은 이렇게 자문하기 시작할 것이다. "그럼 내가 할 수 있는 일은 뭐지?"

세 번째 '재초점' 단계에서는 좀 더 건설적인 행동에 주의를 집중한다. 강박사고와 강박행동을 곧이곧대로 믿지 말고(즉 강박사고와 강박행동이 하는 말이 사실이 아니라 잘못된 메시지에 불과하다는 것을 명심하고), 다른 행동에 집중하여 유용하고 긍정적인 일을 수행함으로써 강박충동을 무시하거나 피하는 법을 배운다. 나는 이것을 '기어 변경'이라고 부른다. 다른 건전한 행동을 함으로써 실제로 뇌의 기어 시스템을 고칠 수 있다. 초점을 돌리는 일관된 방식을 배우면, 신속하게 다음 단계로 넘어갈 수 있다.

네 번째 '재평가' 단계에서는 강박사고와 강박충동이 생길 때 그것들을 재평가한다. 원치 않는 강박사고와 강박충동이 고개를 들자마자 평가 절하하는 법을 배운다. 이 단계를 통해 침습적인 강박장애 증상들이 사실은 아무 가치 없는 쓰레기라는 사실을 알게 될 것이다.

　이 네 가지 단계는 함께 작동한다. **'재명명'**을 통해 무엇이 진짜이고 무엇이 가짜인지를 구별하고, 원치 않는데도 머릿속을 파고드는 파괴적인 생각과 충동에 끌려가지 않는 법을 익힌다. **'재귀인'**을 통해 강박적인 생각과 충동이 머릿속 소음이자 뇌가 보낸 거짓 신호에 불과하다는 사실을 이해하게 된다. **'재초점'** 단계에서는 새롭고 훨씬 더 건설적인 방식으로 거짓 신호에 대응하는 법을 배운다. 강박충동이 기지개를 켜는 순간 최선을 다해 좀 더 건설적인 행동에 집중함으로써 가짜 메시지를 피하는 것이다. 이는 가장 어려운 과정이자 뇌 화학에 변화가 일어나기 시작하는 단계다. 재초점에 필요한 노력을 기울이면, 뇌 작동 방식이 실제로 바뀌어서 뇌가 대단히 건강하고 건전한 방식으로 움직이게 된다. 4단계 치료법의 진정한 아름다움이 드러나는 지점은 마지막 **'재평가'** 단계다. 이 단계에 이르면 모든 과정이 효율적으로 착착 진행되고, 원치 않는 생각과 충동이 상당 부분 극복된다. 자신을 괴롭히는 생각과 충동이 아무 가치가 없는 것임을 깨닫게 되고, 그러면 강박사고와 강박행동에 영향을 훨씬 덜 받게 된다. 네 단계가 매우 빠르게 합쳐지기 때문에 거의 자동으로 대응할 수 있다. "이건 그냥 의미 없는 강박사고일 뿐이야. 잘못된 메시지야. 다른 일에 집중할 거야."
바로 이 시점에 우리 뇌 속에 있는 자동 전환 장치가 다시 제대로
작동하기 시작한다.

일단 4단계를 꼬박꼬박 수행하는 법을 배우면, 매우 긍정적인
일이 두 가지 일어난다. 첫째, 생각과 감정에 대한 행동 반응을 더
잘 제어하게 되고, 그 결과 매일매일의 삶이 더 행복하고 건강해진
다. 둘째, 행동 반응이 바뀌면 극도로 불쾌한 강박장애 증상을 일
으키는 고장난 뇌 화학도 바뀐다. 강박장애라는 심각한 정신 질환
을 일으키는 뇌 화학을 4단계 치료법으로 바꿀 수 있다는 사실이
과학적으로 증명되었다. 따라서 4단계 치료법을 활용해 다른 문
제 행동과 나쁜 습관에 반응하는 방식을 바꾸면 뇌 화학도 바뀔
가능성이 크다. 그러면 원치 않는 습관과 행동의 침습과 강도가
줄어들어 깨뜨리기가 쉬워진다.

무엇이 강박장애이고, 무엇이 강박장애가 아닌가

명칭이 비슷한 탓에 문제가 훨씬 덜 심각한 '강박성 인격 장
애'와 '강박장애'를 혼동하는 경향이 있다. 이 둘을 구분하는 기준
은 뭘까? 간단히 말하면, 강박사고와 강박행동이 중대한 기능 장
애를 일으킬 만큼 심각할 때 강박장애가 있다고 본다. 강박성 인
격 장애의 경우는 강박사고와 강박행동이 불편하긴 하지만 별나

고 특이한 성격 특성에 더 가깝다. 예를 들어, 강박성 인격 장애가 있는 사람도 언젠가 필요할지도 모른다는 생각에 어떤 물건에 집착할 수 있다. 그러나 저장 강박에 시달리는 강박장애 환자는 절대 필요하지 않으리라는 사실을 잘 알면서도 집 구석구석을 쓸모없는 쓰레기로 채운다. 강박성 인격 장애가 있는 사람들은 '나무만 보고 숲은 보지 못하는' 경향이 있다. 이들은 대개 목록을 꼼꼼하게 작성하면서 세부 사항에 매달리느라 큰 그림을 보는 일에는 관심을 두지 않는다. 완벽함을 추구하다가 일을 마무리하지 못한다. 강박성 인격 장애는 '최고가 좋음의 적'이 되는 전형적인 사례다. 강박성 인격 장애가 있는 사람들은 모든 것을 '모든 면에서 완벽'하게 만들려다가 이미 충분히 좋은 것들을 망쳐버리는 경향이 있다. 보통은 융통성이 전혀 없고 타협할 줄도 모른다. 이들은 '일을 제대로 하려면, 내 방식대로 해야 해'라고 생각한다. 그래서 다른 사람에게 일을 맡기려고 하지도 않는다. 흥미롭게도 이 성격 유형은 남성의 비율이 두 배 더 높다. 반면에, 강박장애의 경우에는 남녀 간에 차이가 없다.

또 다른 중대한 차이점은 강박성 인격 장애가 있는 사람들의 경우 융통성이 없고 고집이 세서 자기 주관대로 인생을 살되, **자기 방식을 바꿀 마음이 전혀 없다**는 점이다. 자신의 행동이 타인을 짜증 나게 한다는 사실을 알지 못하거나 아예 신경 쓰지 않는다. 강박장애가 있는 사람은 손을 씻는 행위가 전혀 즐겁지 않고 오히려 엄청나게 고통스러운데도 씻고 또 씻는다. 반면에, 강박성 인격 장애가 있는 사람은 씻고 청소하는 행위를 '즐기며' 이렇게 생각한다. "모든 사람이 나만큼만 청소하면, 모든 일이 다 잘 풀릴 거야. 가족들이 하나같이 지저분한 게으름뱅이인 게 문제인 거지." 강박성 인격 장애가 있는 사람은 꼬마 병정들처럼 연필을 책상 위에 가지런히 정렬하고 싶어서 밤이 되면 집에 얼른 돌아가고 싶어할 수도 있다. 반면에, 강박장애가 있는 사람은 집에 가는 걸 두려워한다. 진공청소기를 20번 돌리라는 잘못된 메시지에 스스로 굴복하고 말리라는 걸 알기 때문이다. 강박성 인격 장애가 있는 사람들과 달리, 강박장애가 있는 사람들은 자신의 행동이 얼마나 부적절한지 잘 알고 있어서 그런 행동을 창피해하고 곤혹스러워한다. 그래서 행동을 고치려고 필사적으로 노력한다. 강박장애가 있는 두 사람은 자신의 심정을 각각 이렇게 표현했다. "내 뇌가 형언할 수 없는 지옥이 되어버렸어요. 나는 그 지옥에서 빠져나갈 수 없어요." "나는 언제든 지름길을 택할 준비가 되어 있었어요. 그런 의미에서 병원 창문에 빗장이 걸려 있는 건 참 다행스러운 일이었죠."

이 책은 강박장애가 있는 사람들을 주로 다룬다. 강박장애를 극복하기 위해 씨름하는 이야기가 대부분이다. 하지만 이보다 덜 심각한 문제를 안고 있는 사람들도 이 이야기에서 영감을 받을 수 있고, 매우 광범위한 문제 행동에 적용할 수 있는 자가 치료법을 배울 수 있다. 이 책에서 자신의 이야기를 들려주는 사람들은 실제로 병을 이겨낸 사람들이다. 그들이 활용했던 방법은 아마 거의 모든 사람에게 도움이 될 것이다. 이 책은 자신의 행동을 바꾸고 싫어하고, 바꿀 수 있게 도와줄 도구를 찾는 모든 사람을 위한 책이다.

악마 같은 장애, 강박

"해도 지옥, 안 해도 지옥." 강박장애 환자들이 심각한 증상에 맞서 싸우는 4단계 치료법을 배우기 전에 느끼는 기분이 딱 이렇다. 그들은 특정 행동을 하면 삶을 더욱더 통제할 수 없게 된다는 것을 알면서도 그 행동을 하고 싶은 충동을 느낀다. 통제력을 잃으면 파괴적인 충동에 대한 반응을 관리할 능력도 함께 줄어들기 때문에 파괴적인 충동은 시간이 지날수록 점점 더 강력해지고 격렬해진다. 그러니 강박행동을 하면 고통스러운 느낌이 점점 더 심해진다는 점에서 벌을 받는 기분이 든다. 4단계 치료법에 따라 정신을 훈련하지 않은 강박장애 환자들에게는 건설적인 행동을 통해 어수선한 뇌 화학을 변화시키는 데 필요한 기술이 부족하다. 더욱이, 4단계 치료법을 배우기 전에는 강박충동에 따라 행동하지 않으면 매우 불편하고 불안한 느낌이 목구멍까지 차오른다. '해도 지옥, 안 해도 지옥'의 딜레마 중 안 해도 지옥에 갇히는 것이다.

강박장애는 등 뒤에 삼지창을 들이대는 악마와 같다. 이 악마는 자기가 우위에 있다는 사실을 잘 안다. 강박장애 환자들이 강

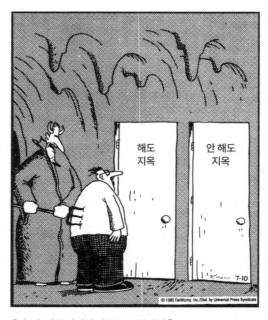

"자, 자, 이쪽 아니면 저쪽 둘 중 하나야."

박장애라는 악마의 말에 귀를 기울이면(그가 시키는 대로 어리석은 의식을 치르면), 그들은 정말로 지옥에 떨어질 것이다. 장기적으로 의식을 더 많이, 더 자주 수행하라는 충동이 훨씬 더 격렬해질 터이기 때문이다. 결국, 삶은 생지옥이 되고 만다. 그렇다고 강박장애의 무시무시한 충동을 무시하고 강박행동을 당장 수행하길 거부하면, 악마는 기회를 놓치지 않고 삼지창으로 등을 계속 찔러대며 엄청난 고통을 안겨줄 것이다.

그런데 이때 다른 선택지가 있다. 바로 악마가 절대로 이야기 해주지 않고 최대한 감추려고 애쓰는 제3의 문이다. 이 문을 열고 들어가면, 악마를 이길 수 있다. 이 문 뒤에는 뇌를 변화시키고, 악마 같은 충동을 이겨내고, 강박사고와 강박행동에서 벗어날 수 있게 해줄 4단계 자기 주도 행동 치료 프로그램이 있다.

과거: 여섯 가지 사례 연구

다음 이야기들은 제3의 문을 열고 들어간 사람들의 이야기다. 우리와 처음 만났을 때만 해도 강박장애에 완전히 짓눌려 있었지만, 있는 힘을 다해 그 악마를 물리친 사람들의 이야기다. 이들이 털어놓은 증상들은 보기 드물거나 세상에 잘 알려지지 않은 특이한 증상이 아니다. 강박장애에서 매우 흔하게 볼 수 있는 것들이다.

잭

보험 심사관으로 일하는 마흔세 살의 잭은 하루에 최소 50번, 일진이 안 좋은 날에는 100번 넘게 손을 씻었다. 피부에 비누가 스며들어 손에 물만 묻혀도 거품이 날 지경이었다. 자신의 손이 더럽지 않다는 사실도, 무엇이든 만지기만 하면 저절로 오염되는 일 따위는 일어나지 않는다는 사실도 잘 알고 있었다. 그런 대규모 감염 사태가 실제로 벌어졌다면 "사람들이 떼죽음을 당했겠지"라는 추론도 할 줄 알았다. 그런데도 손이 더럽다는 느낌을 끝끝내 떨쳐내지 못했다. "내가 진짜 손을 씻었던가? 제대로 씻었나?" 하염없이 걱정하며 씻고 또 씻었다. 손등과 손바닥은 까져서 빨개졌고 손가락 사이는 갈라져서 벌어졌다. 손에 물이 튀기만 해도 벌어진 상처에 소금을 뿌린 듯 쓰라렸다. 그런데도 계속해서 손을 씻었다. 멈출 수가 없었다. 잭에게는 끔찍한 비밀이었다. 그는 첩보원마저 감탄할 정도로 이 비밀을 교묘하게 감추었다.

바버라

서른세 살인 바버라는 명문 아이비리그 대학을 우수한 성적으로 졸업했지만, 파견직을 전전하며 기대에 못 미치는 삶을 살고 있었다. 바버라는 똑똑하고 말도 조리 있게 잘했다. 그런데 무엇이든 확인하고 또 확인하게 만드는 침습적 사고에 시달렸다. 가전제품 플러그를 뽑았던가? 문을 잠갔던가? 출근하러 나왔다가도 한두 번은 다시 집에 돌아가 확인해야만 마음이 놓였다. 그래서 그 시간까지 고려해 일부러 일찍 집을 나섰다. 정말 심할 때는 커피 머신과 다리미를 가방에 욱여넣고 출근했다. 그럴 때면 너무도 수치스러웠다. "이러기 시작하면, 남아 있던 자존감마저 모조리 잃고 말 거야"라고 혼자 중얼거렸다. 바버라는 끊임없이 떠오르는 터무니없는 생각에 대응하고자 새로운 전략을 개발했다. 출근하기 전에 콘센트와 멀리 떨어진 냉장고 위에 커피 머신을 올려놓고 빈정거리며 크게 소리쳤다. "잘 있어라, 미스터 커피!" 플러그를 뽑았다는 사실을 기억할 수 있게 도와줄 기억 증진 장치도 고안해냈다. 플러그 자국이 30분가량 유지되도록 다리미 플러그의 뾰족한 부분을 손바닥에 대고 꾹 누르는 방식이었다. 바버라는 손바닥에 남은 플러그 자국을 보면서 다리미 플러그를 뽑았다는 사실을 확인하고 안심했다.

브라이언

자동차 판매원인 마흔여섯 살의 브라이언은 매일 밤 침대에 누워 사이렌 소리에 귀를 쫑긋 세우느라 잠을 못 이뤘다. 소방차와 경찰차 소리가 동시에 들리면, 근처에서 교통사고가 났다는 뜻이었다. 그러면 시간이 몇 시든, 자리에서 일어나 옷을 입고 사고 현장이 나올 때까지 차를 몰았다. 그리고 경찰이 현장을 떠나자마자 차에서 물이 든 양동이와 솔, 베이킹소다를 꺼내서 아스팔트를 닦기 시작했다. 그렇게 해야만 했다. 차를 몰고 매일 그 길을 오가는 브라이언에게는 배터리 액에 오염되는 것에 대한 병적인 공포가 있었는데, 사고 차량이 충돌할 때 액이 새어 나왔을 수도 있기 때문이다. 청소를 마치면(새벽 3시에 끝난 적도 있다) 차를 몰고 집에 돌아와 샤워하고, 청소할 때 신었던 운동화는 비닐봉지에 담아 쓰레기통에 버렸다. 한 번만 신고 버리게 될 걸 아니까 운동화는 할인할 때 여러 켤레를 한꺼번에 샀다.

도티

쉰두 살인 도티는 다섯 살 때부터 강박사고와 씨름해왔다. 5나 6이 들어간 숫자를 두려워하는 것도 그중 하나였다. 친구를 태우고 운전하다가도 번호판에 5나 6이 들어간 차를 보면, 갓길에 차를 세우고 '행운'의 숫자가 들어간 자동차가 지나갈 때까지 기다려야 했다. "몇 시간이라도 기다릴 수 있었어요." 그렇게 하지 않으면 어머니에게 끔찍한 일이 벌어질 거라는 생각을 도저히 떨칠 수 없었다. 자신이 엄마가 되고 나서는 그 대상이 아들로 바뀌었고 훨씬 더 기괴해졌다. "눈이었어요." 도티의 말이다. "내가 모든 일을 제대로 해야만 아들의 눈도 멀쩡하고 내 눈도 멀쩡할 거라는 생각이 불현듯 들었어요." 물론, 도티도 아들도 눈에 아무 이상이 없었다. 그런데도 도티는 눈에 이상이 있는 사람이 자기 주변에 있는 것을 견디지 못했다. "안과 의사라는 단어만 봐도 몹시 나쁜 생각이 들었어요. 눈에 문제가 있는 사람이 지나가면 그 길로는 한 발자국도 걸음을 뗄 수 없었죠. 그날 신었던 신발까지 버려야 안심이 됐어요." 이야기하는 내내 도티는 한쪽 손바닥에 '시력vision'이라는 단어를 네 번이나 썼다. 왜 그러는지 묻자, 그날 오후에 텔레비전을 보다가 눈에 대한 나쁜 생각이 떠올랐다며 그 생각을 쫓아내려고 애쓰는 중이라고 설명했다.

라라

라라는 자신의 강박사고를 이렇게 묘사했다. "영혼을 갈기갈기 찢어놔요. 조그만 생각과 강박사고가 불덩어리가 되어 솟구쳐서 통제 불능의 괴물로 변해요." 라라의 인생을 지옥으로 만든 건 바로 칼이었다. "심지어 버터 바르는 칼이라도 손에 쥐기만 하면 누군가를, 특히 나와 가까운 누군가를 찌르고 싶어요. 끔찍하죠. 세상에, 절대 있을 수 없는 일이에요! 가장 무서웠던 건 이런 강박사고가 남편을 향했을 때였어요."

로버타

로버타는 운전하다 도로 요철이나 움푹 팬 곳을 지나갈 때면 갑자기 겁에 질려 어쩔 줄 모른다. 누군가를 차로 쳤을지도 모른다는 생각 때문이다. 한번은 쇼핑몰에서 나오다가 주차장에서 비닐봉지를 보았다. "순간, '저건 시체야'라는 소리가 들렸어요. 차를 세우고 한참을 노려봤죠. 비닐봉지라는 걸 아는데도 두려움과 공포가 밀려들기 시작했어요. 결국, 다시 자세히 보려고 차를 돌렸어요……." 로버타는 어디를 가든 백미러를 보면 걱정돼서 속이 울렁거렸다. 길가에 있는 저건 그냥 신문지일까? 아니면 시체일까? 결국 운전하는 게 두려워진 로버타는 집 안에 틀어박혀 밖에 나오지 않았다.

멈춰서 꼼짝 않는 뇌

UCLA 의과대학에서 정신의학을 연구하는 의사로서 지난 10년 동안 강박장애가 있는 사람들을 1000명 넘게 진료해왔다. 일대일 개인 상담도 하고, 독특한 주간 프로그램으로 집단 치료도 진행했다. 4단계 자가 치료법을 실천한 결과, 이들 중 대다수가 일상생활을 훨씬 더 잘 꾸려나갈 수 있게 되었고 마음도 훨씬 더 편안해졌다. 치료에 필요한 활동을 수행하는 데 도움이 되는 경우, 일부는 적정량의 약물을 함께 쓰기도 했다.

UCLA 연구진은 처음에 우울증을 연구하다가 강박장애를 연구하기 시작했다. 우리는 우울증 환자들의 뇌에 생기는 특정 변화에 주목했고, 강박장애가 있는 사람 중 많은 이가 우울증을 앓는다는 사실을 알고 있었기에 이들 역시 우울증 환자처럼 뇌에 변화가 생기는지 궁금했다. 그래서 우리는 지역 신문에 "원치 않는데도 어떤 생각이나 의식을 반복하고 있나요?"라고 묻는 광고를 실었다. 뇌의 대사 활동을 측정하는 양전자방출단층촬영PET을 받으러 UCLA 신경정신학연구소에 와줄 의향이 있는 사람을 몇 명이라도 구할 수 있기를 바랐다. 그런데 예상보다 반응이 폭발적이었다. 예상한 것보다 강박장애가 더 널리 퍼져 있는 것이 확실했다. 우리는 이들의 뇌를 촬영했고, 그 결과 강박장애와 관련된 변화를 실제로 확인할 수 있었다.

지난 10년간, 나는 사람들에 관해 많이 배웠다. 그들의 용기,

살아남고 개선하려는 의지, 강박장애의 결과로 뇌에서 나오는 잘못된 메시지에 반응하는 방식을 바꾸고 제어해나가는 능력에 관해 알게 되었다.

비교적 최근까지도 강박장애가 있는 사람들을 위해 의사가 할 수 있는 일은 별로 없었다. 지크문트 프로이트와 그의 추종자들은 강박사고와 강박행동이 뿌리 깊은 정서적 갈등에서 비롯된다고 믿었다. 환자들은 선한 의도로 자기들을 진료했던 이들이 수년 동안이나 잘못된 진단을 내렸다고 우리에게 이야기하곤 한다. 한 심리치료사는 브라이언에게 배터리 액에 대한 공포가 성적인 문제와 관련이 있다면서 어렸을 때 아버지에게 성추행을 당한 적이 있느냐고 물었다. 브라이언이 UCLA에 와서 도움을 청했을 때가 바로 그 무렵이었다.

걱정에 대한 걱정

의사 입장에서 강박장애가 있는 사람들이 부딪히는 가장 큰 문제는 자신이 지나치게 걱정한다는 점을 스스로 너무 많이 걱정한다는 것이다. 걱정할 가치가 없다는 사실을 아는데도 너무 걱정이 되어 미칠 노릇이다. 환자들이 겪는 정신적 괴로움이 얼마나 심한지를 이해해야만, 그 사람과 그의 뇌 사이의 관계를 둘러싼 몇 가지 심오한 진리를 이해할 수 있다.

강박장애의 '형태'와 '내용'의 차이점을 아는 것도 이 관계를 이해하는 한 가지 방법이다.

"당신을 괴롭히는 것이 정확히 뭡니까?"라고 처음 의사가 물으면, 강박장애가 있는 사람 대다수는 "손이 더러워지는 것에 대한 걱정을 멈출 수가 없어요"와 같은 말을 한다. 그러나 강박장애 환자를 진료해본 경험이 많은 의사라면, 진짜 문제는 따로 있다는 것을 잘 안다. 진짜 문제는 걱정되는 그 일에 환자가 어떻게 대응하든, 확인하고 싶고 씻고 싶은 충동이 사라지지 않는다는 것이다. 말도 안 되는 생각과 충동이 끊임없이 머릿속에 침습하는 것, 이것이 강박장애의 '형태'다. 다른 많은 뇌과학자와 함께 우리 UCLA 연구진은 강박장애가 뇌 질환, 그러니까 본질상 신경학적 문제라고 생각한다. 생각을 떨쳐낼 수 없는 이유는 뇌가 제대로 작동하지 않기 때문이다. 따라서 강박장애는 주로 생물학적 문제다. 뇌의 화학적 배선에 생긴 문제와 관련이 있다. 강박장애의 형태(끊임없는 침습과 이런 침습적 사고가 계속 반복되는 것)는 유전적으로 물려받은 뇌의 생화학적 불균형 때문에 발생한다.

그러면 같은 강박장애인데 왜 어떤 사람은 무언가가 더럽다는 느낌에 시달리고, 어떤 사람은 문을 안 잠근 것 같다는 걱정을 멈추지 못할까? 이런 '내용'은 프로이트 정신분석학에서 전통적으로 주창해온 대로 그 사람의 배경과 가정환경에서 비롯된 정서적 요인에서 원인을 찾을 수 있다. 왜 어떤 사람은 끊임없이 씻고 어떤 사람은 끊임없이 확인하는지를 생물학적으로 설명할 방법은 없다. 하지만 그 이유가 무엇이든 강박장애는 정확히 신경·정신의학상의 질환이다. 특징적인 강박장애 증상인 침습적 사고와 걱정은 십중팔구 뇌에 생긴 문제에 그 원인이 있다. 물론, 이 문제는 상당한 수준의 감정적 혼란과 불안을 불러온다. 그리고 이런 감정 반응이 주는 스트레스는 뇌 관련 질환을 더욱 악화시킨다. 우리는 이 책을 통해 이 두 가지 문제에 대처하는 법을 배우게 될 것이다.

주도권 잡기

당신에게는 강박장애가 있다. 이 끔찍한 충동과 강박행동을 없애기 위해 당신과 당신의 주치의가 할 수 있는 일은 무엇일까?

강박장애 치료의 핵심은 다음과 같다. **생각과 충동이 사라지기를 수동적으로 기다리는 실수를 범하지 마라.** 어떤 정서적 환경에서 그런 강박적 사고와 충동이 생겼는지를 심리학적으로 이해한다고 해서 생각과 충동이 알아서 사라지는 일은 거의 일어나지 않는다. 강박적 사고나 충동이 지나갈 때까지 할 수 있는 일이 아무것도 없다는 생각에 굴복하는 태도야말로 지옥으로 가는 길이다. 당신의 삶 자체가 거대한 강박행동이 되고 말 것이다. 소설책이나 잡지를 읽으려고 하는데, 자동차 경적이 계속 울려서 신경이 곤두서는 상황에 비유해보자. 아무리 짜증이 난다고 해도 자리에 가만히 앉아서 이렇게 중얼거리지는 않을 것이다. "경적이 멈출 때까지 기다릴 거야. 그 전까지는 한 글자도 읽을 생각이 없어." 오히려 소음을 무시하려고 최선을 다할 것이고, 소음을 피해 어떻게든 책을 읽어나갈 것이다. 다시 마음을 가다듬고 책을 읽기 위해 온 정신을 집중할 것이다. 그러다 보면 독서에 몰두한 나머지 경적을 알아채지도 못하는 순간이 올 것이다. 초점을 돌려 다른 행동에 집중하면, 극도로 짜증 나고 괴로운 생각이나 충동을 무시하고 피하면서 과제를 해낼 수 있다.

강박장애는 대단히 흥미로운 질병이긴 하나 어쨌든 질병이고 뇌에서 일어나는 일과 관련이 있으므로 뇌 자체가 변하거나 최소한 뇌 화학에 변화가 생겨야만 지속적으로 개선될 수 있다. 행동 치료만으로도 이러한 변화를 일으킬 수 있고, 때에 따라서는 행동 치료와 약물 요법을 병행해서 이런 변화를 불러올 수 있다. 그러나 약물 요법은 강박장애 치료로 나아가는 부낭浮囊, 즉 튜브일 뿐이다. 강박장애라는 거친 바다를 헤엄쳐나가는 법을 배우는 동안 몸이 물에 뜨게 도와주는 도구라는 뜻이다. UCLA에서는 스스로를 돕는 사람들을 돕기 위해서만 약물을 사용한다. **행동 치료를 하면 할수록, 4단계 치료법을 적용하면 할수록 필요한 약이 줄어든다.** 이것이 우리의 기본 원칙이다. 이 원칙은 장기간에 걸쳐 사실임이 입증되었다. (행동 치료는 8장에서, 약물 요법은 9장에서 자세히 다룰 것이다.)

강박장애 환자들을 치료할 새로운 방법을 개발하면서 우리

연구진은 뇌의 생화학적 불균형이 침습적 충동을 일으킨다는 사실을 환자들이 이해하게 되면 이전과는 다른 시각으로 충동에 대응할 필요성을 인식할 테고, 그러면 충동에 맞서 싸우려는 결의도 더 강해지리라고 판단했다. 그 결과 새로운 행동 치료법이 나올 수 있다고 보았다.

이에 따라 환자들이 화학적 불균형을 이해할 수 있도록 활동 중인 뇌 사진을 보여주었다. 강박장애가 있는 사람들의 뇌 에너지 활동을 연구하는 동안 루 백스터 박사와 나는 양전자방출단층촬영, 일명 PET를 이용해 첨단 사진을 찍었다. 이는 포도당과 유사한 화학적 표지 물질을 극소량 주입하고 뇌의 에너지 활동을 추적하는 촬영 기법이다. 촬영 결과, 강박장애가 있는 사람들은 전두엽 아랫부분인 안와피질에서 사용하는 에너지가 정상인보다 일관되게 높다는 사실이 확연히 드러났다. 이 말은 안와피질이 일을 너무 많이 해서 잔뜩 열이 받았다는 뜻이다. (그림 1은 전형적인 강박장애 환자의 PET 사진이다. 강박장애가 없는 사람의 PET 사진과 비교할 때 안와피질이 사용하는 에너지가 매우 높다는 점에 주목하라.)

우리는 행동 치료를 통해 사람들이 충동에 대응하는 방식에 실질적이고 중대한 변화를 일으킬 수 있다는 사실을 이미 알고 있었다. 그래서 강박장애가 있는 사람들에게 눈에 확 띄는 뇌 사진을 보여주면 결의를 다지는 데 도움이 되리라 생각했다. 사진에 나타난 바와 같이 뇌에 생긴 문제가 침습적 충동을 일으키므로 충동에 맞서려는 의지를 키우면 증상을 개선할 수 있을 뿐만 아니라 실제로 뇌 화학을 변화시킬 수 있다.

대규모 학군을 담당하는 마흔한 살의 행정관 벤저민(그의 뇌 사진은 163쪽 그림 3을 참고하라)은 주변에 있는 모든 것을 비정상적인 수준으로 깨끗하고 가지런하게 정돈해야 한다는 강박적이고 시간 소모가 큰 욕구에 시달렸다. 그는 뇌 사진을 찍고 자신의 뇌가 과열되어 있다는 증거를 눈으로 확인했던 순간을 생생히 기억한다. "맙소사, 진짜 충격이었어요!"라고 그는 말했다. "내 뇌에 문제가 있다, 내가 완벽하지 않다는 걸 알고 너무 괴로웠어요. 처음에는 그 사실을 받아들이기가 무척 힘들었어요." 하지만 그와 동시에 그 사진은 그에게 강박장애가 있다는 사실을 이해하는 데 매우 중요한 역할을 했다. 그 사진은 '뇌 질환이 있다는 명백한 증거'였다. UCLA에서 우리가 진행하는 프로그램에 참여하는 동안 벤저민은 4단계 인지·생물행동 자가 치료법을 완전히 습득했다. 6년이 지난 지금은 증상을 대부분 제어하고 있으며 일도 인간관계도 원활하게 해나가고 있다.

강박장애의 형태와 내용이 어떻게 다른지 구분하는 것은 뇌의 오작동이 이러한 충동의 주범이라는 사실을 이해하는 첫걸음이다. '미스터 커피'에 대한 걱정을 떨치지 못하던 바버라를 기억하는가? 바버라는 커피 머신을 껐는지 걱정하느라 늘 정신이 팔려 있었다. 이것은 바버라를 괴롭히는 강박행동의 '내용'이다. 표면적으로는 이것이 바버라의 문제인 듯 보인다. 그러나 치료가 진행될수록 진짜 문제는 따로 있다는 점이 이내 분명해진다. 미스터 커

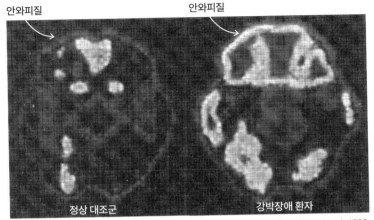

안와피질   안와피질

정상 대조군   강박장애 환자

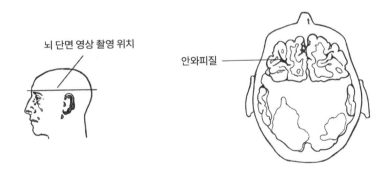

뇌 단면 영상 촬영 위치   안와피질

그림 1. 전두엽 아랫부분인 안와피질에서 에너지 사용이 증가한 것을 보여주는 강박장애 환자의 PET 스캔 영상. 화살표가 가리키는 곳이 안와피질이다.

피가 켜져 있을지 모른다는 '느낌'을 떨쳐내지 못하는 것이 바버라의 진짜 문제다. 바버라는 하루에도 수백 번, 많게는 수천 번 그 걱정에 시달렸고, 이는 우리가 강박장애라는 미스터리를 이해하는 중요한 단서가 되었다. 바버라는 미스터 커피의 플러그를 뽑아 손에 들고 있을 때조차 걱정하느라 여념이 없었다.

마찬가지로 브라이언은 새로 산 배터리에서 액이 새어 나올 리 없다는 사실을 알고 있었다. 그런데도 누가 자기 책상에 배터리를 올려놓으면 질겁했다. "저랑 같이 일하던 애가 그러더라고요. 베트남전쟁에서 포격을 받던 남자들에게서도 그렇게 겁에 질린 표정은 못 봤다고요."

도티 역시 자기가 특정한 강박행동을 수행하지 않아도 아들이 시각장애인이 되지 않는다는 사실을 잘 알고 있었다. 그런데도 텔레비전에서 우연히 시각장애가 있는 사람을 보게 되면, 곧바로 욕실로 달려가 샤워하고 옷을 갈아입는 등의 의식을 하나부터 열까지 모두 행해야만 했다.

바버라, 브라이언, 도티가 정말로 걱정했던 것은 어떻게 그렇게 말도 안 되는 일을 그토록 걱정할 수 있는가였다. 우리는 바버라가 미스터 커피에 집착하는 이유, 브라이언이 배터리 액에 집착하는 이유, 도티가 눈에 집착하는 이유를 절대로 알 수 없을 것이다. 프로이트의 이론이 단서가 될 수는 있겠지만 프로이트는 이런 유형의 문제가 '구조적 요인'에서 비롯된다고 믿었다. 그가 말한 구조적 요인은 생물학적 원인을 의미한다. 오늘날 프로이트의 전통을 따르는 정신과 의사 대다수는 이런 증상들의 심리적 '내용'을 이해하는 것이 증상을 없애는 데 거의 도움이 되지 않는다는 점을 인정한다. 어떤 사람은 불이 날까봐 걱정하게 만들고, 어떤 사람은 자기가 다른 이에게 폭력을 행사할까봐 걱정하게 만드는 심오한 내적 갈등을 밝혀내도 증상을 호전시키는 데는 도움이 되지 않는다는 뜻이다. 이유가 뭘까? 강박장애에서 문제의 핵심은 '형태'에 있기 때문이다. 걱정스러운 느낌이 반복적으로 침습해 머릿속에서 사라지지 않는다는 사실에 문제의 핵심이 있다. 근본적인 원인은 뇌의 신경학적 불균형이다.

일단 강박장애의 본질을 이해하고 나면, 회복으로 이어질 행동 치료를 시작할 채비를 더 잘 갖출 수 있게 된다. "이건 내가 아니라 강박장애 때문이야"라는 사실을 알기만 해도 스트레스가 줄어들어 더 효과적으로 행동 치료에 집중할 수 있다. 결국은 다시 굴러떨어지고 말 바윗덩어리를 언덕 위로 밀어 올리느라 헛고생하고 있는 게 아니라는 점을 우리는 환자들에게 간간이 상기시킨다. 지금 그 언덕을 실제로 바꾸고 있다고, 자신의 뇌를 바꾸고 있다고 말이다.

어떻게 행동하느냐가 중요하다

뇌는 세상과 소통하는 데 도움이 되는 느낌과 감각을 생성하는 엄청나게 복잡한 기계다. 제대로 작동할 때는 "이게 바로 나구나" 하고 쉽게 추정할 수 있다. 그러나 강박장애 환자들에게서 볼 수 있듯이, 거짓임을 쉽게 인지할 수 없는 잘못된 메시지를 뇌가 보내기 시작하면, 대혼란이 벌어진다.

따라서 이런 메시지가 거짓임을 알아채는 **주의 깊은 알아차림** mindful awareness이 도움이 될 수 있다. 우리는 뇌가 거짓되고 현혹되기 쉬운 메시지를 보내도 관찰력을 발휘해서 행동을 교정할 힘이 누구에게나 있다는 사실을 강박장애 환자들에게 배웠다. 마치 잡음이 심한 라디오 방송에 귀를 쫑긋 세우는 것과 같다. 귀 기울여 듣지 않으면, 오해하기 쉬운 말도 안 되는 소리가 들릴 수 있다. 하지만 자세히 들으려고 노력하면, 건성으로 듣는 사람은 완전히 놓치고 마는 소리가 들린다. 경청하는 훈련을 받은 사람이라면 더더욱 잘 들을 수 있다. 혼란스러운 메시지를 받았을 때 어떻게 해야 하는지 교육을 제대로 받기만 하면, 혼돈 속에서도 진실을 찾아낼 수 있다.

내가 하고 싶은 말은 이것이다. **느낌이 어떤지가 아니라 어떻게 행동하는지가 중요하다.** 올바로 행동하면 기분은 당연히 좋아진다. 불편한 느낌을 지나치게 걱정하느라 너무 많은 시간을 쓰면, 실제로 개선하는 데 필요한 행동을 하지 못할 수도 있다. 삶을 개선해줄 정신 및 신체 활동에 주의를 집중하라. 이것이 이 책의 철학이자 '브레인 락'을 극복하는 길이다.

4단계 치료법은 마법의 공식이 아니다. 충동에 정확한 이름을 붙인다고 해서 충동이 즉시 사라지지는 않는다. 당장 좋아지길 바라는 지나친 기대는 특히 치료 초기 실패에 이르는 가장 큰 요인이다. 우리 목표는 단순히 강박사고가 사라지게 하는 것이 아니라 (강박사고는 단기간에 사라지지 않는다), 강박사고에 대한 반응을 제어하는 것이다. 4단계 치료법을 실천하면서 배우게 될 행동 치료 지침은 이 중요한 원칙을 기억하도록 도와줄 것이다. 우리는 행동 반응을 정신적으로 조절하기 위해 새로운 지식을 활용하고 "이건 내가 아니라 강박장애일 뿐이야"라고 말하는 법을 배움으로써 통제력을 얻고 뇌를 변화시킬 수 있다. 기억해야 할 핵심은 이것이다. 행동을 바꾸면, 꼼짝 않던 뇌가 작동하기 시작한다!

기억해야 할 요점

- 강박장애는 뇌의 생화학적 불균형과 관련이 있는 질병이다.
- 강박사고란 원치 않는데도 계속 떠오르고 쉬이 사라지지 않는 침습적 사고와 충동을 가리킨다.
- 강박행동이란 강박사고가 유발하는 몹시 불편한 느낌을 없애려고 헛되이 수행하는 의식적 행동을 가리킨다.
- 강박행동은 특히 장기적으로 강박사고를 악화시키는 경향이 있다.
- 4단계 치료법은 원치 않는 생각과 충동에 대응하여 생각을 다시

가다듬는 방법을 가르친다. 이는 유용하고 건설적인 방향으로 행동을 변화시키는 데 도움이 된다.

- 행동을 바꾸는 것이 뇌를 바꾸는 길이다. 건설적인 방향으로 행동을 바꾸면, 뇌가 보내는 불편한 느낌이 차츰 줄어든다. 그러면 반응을 관리하고 제어하기가 더 쉬워진다.
- 느낌이 어떤지가 아니라 어떻게 행동하는지가 중요하다.

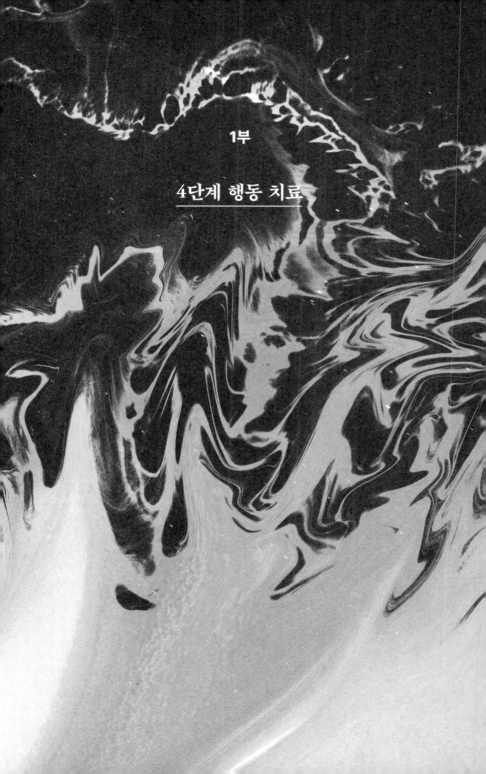

1부

4단계 행동 치료

스스로 분투하며 노력해야 한다. 현자는 그저 길을 보여줄 뿐이다.

《법구경》 276편

자기를 속이지 마십시오. 하느님은 조롱을 당하실 분이 아닙니다. 사람은 무엇을 심든지, 심은 대로 거둘 것입니다.

사도 바울, 갈라디아서 6장 7절

신은 스스로 돕는 자를 돕는다.

벤저민 프랭클린, 《가난한 리처드의 연감》, 1736

1장
이건 내가 아니라 강박장애일 뿐이야

첫 번째 단계: 재명명

> **첫 번째 단계: 재명명**
> **두 번째 단계: 재귀인**
> **세 번째 단계: 재초점**
> **네 번째 단계: 재평가**

첫 번째 단계인 재명명은 "원치 않는데도 자꾸만 떠올라 나를 괴롭히는 이 생각은 대체 뭘까?"라는 질문에 대한 답이다. 명심해야 할 점은 원치 않는 생각과 충동과 행동에 이름을 붙여야 한다는 것이다. 우리는 그것들을 정확한 이름으로 불러야 한다. 바로 강박사고와 강박행동이다. 현실에 단단히 발을 딛기 위해서는 의식적으로 노력해야 한다. 예를 들어, 확인하거나 숫자를 세거나 씻어야 할 것만 같은 느낌이 실제라는 생각에 속지 않으려고 애써야 한다. 그것들은 실제로 필요한 행동이 아니다.

그런 생각과 충동은 강박장애라는 질병의 증상일 뿐이다.

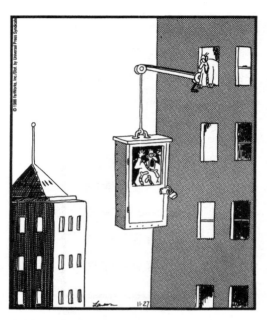

갤러거 교수와 논란이 많았던 그의 치료법. 환자를 높은 곳,
뱀, 어둠에 대한 공포와 동시에 직면하게 했다.

그림에서 볼 수 있다시피 갤러거 교수에게는 원치 않는데도
계속 떠오르는 무서운 생각이나 강박사고로 괴로워하는 환자들
을 '치유'하는 나름의 방식이 있었다. 실제로 그는 전통적인 행동
치료 용어로 '자극 홍수법'이라 부르던 방식을 변형해서 실행에 옮
겼다. 불행히도, 이 불쌍한 환자는 치유되기는커녕 미쳐버렸을 가
능성이 크다.

우리 UCLA 연구진은 강박장애 환자들을 대상으로 행동 치료를 활용하고, 더러는 약물 요법을 병행해서 훌륭한 결과를 얻었다. 우리가 활용한 방식은 갤러거 교수의 '모 아니면 도'가 아니라 장기적인 자기 주도 치료법이다. 우리는 이것을 인지·생물행동 자가 치료법이라고 부른다.

　일반적으로, 강박장애가 있는 사람은 의사와의 첫 상담 때 무척 당혹스러워하면서 자신의 증상을 설명한다. "의사 선생님, 이게 좀 미친 소리처럼 들리겠지만……."

　그다음에 그는 고전적인 강박장애 증상 점검표에 나온 증상을 하나 이상 이야기한다. 강박적인 씻기나 확인하기, 터무니없이 폭력적이거나 신성모독적인 생각, 기괴하거나 무의미한 어떤 의식을 치르지 않으면 죽음이나 재앙이 닥칠 것만 같은 느낌 등이다.

　이들은 대개 그런 기괴한 생각을 해서는 안 된다는 것을 잘 알고 있다. 그래서 모멸감에 어쩔 줄 모른다. 자존감이 급격히 떨어진다. 강박장애는 업무 수행 능력에도 영향을 끼치고, 사회성까지 망가뜨린다. 이런 끔찍한 행동들을 들키지 않으려고 가족들과 친구들을 멀리하기 쉽다.

미친 게 아니라 '브레인 락'에 걸린 것이다

　자신의 병명이 다름 아닌 '강박장애'임을 확인하는 것에서부터 치료는 시작된다. 잘못된 메시지를 보내는 뇌가 원인임을 확인하는 게 중요하다. 그래서 우리는 강박장애가 전두엽 아래쪽이 과열되는 생화학적 문제와 관련이 있음을 확실하게 증명하는 강박장애 환자들의 뇌 사진을 보여준다.

간단히 말해서, 그들은 '브레인 락'으로 고통받는 중이다. 뇌가 움푹 팬 고랑에 빠진 것이다. 잠겨서 꼼짝 않는 뇌를 여는 열쇠가 행동 치료이고, 재명명은 행동 치료를 시작하는 첫 번째 단계다.

재명명은 원치 않는데도 계속 떠오르는 생각과 충동을 '강박사고'와 '강박충동'이라는 정확한 이름으로 부르는 것을 뜻한다. 이것은 단순히 "더러운 것 같아"와 같은 불편한 느낌이 아니라 끊임없이 신경을 갉아먹는 강박이다. 성가시게 네댓 번씩 확인하게 만드는 단순한 충동이 아니라 잔인할 정도로 강박적인 충동이다.

이것은 전쟁이고, 적은 강박장애다. 반격할 때는 적의 실체가 무엇인지 잊지 않는 것이 중요하다. 강박장애 환자들에게는 강력한 무기가 하나 있다. "이건 내가 아니라 강박장애다"라는 사실을 아는 것이다. 강박장애의 목소리와 진짜 자기 목소리를 혼동하지 않도록 끊임없이 노력해야 한다.

누군가는 이렇게 말할지 모른다. "괜찮아지긴 할까요? 강박장애는 자기 나름의 생각이 있고, 절대로 입을 다물지 않는데." 여기에 나는 이렇게 답하려 한다. "괜찮아집니다. 하지만 시간이 걸려요." 제발 좀 사라져달라고 애원해도, 썩 꺼지라고 저주를 퍼부어도 소용없다. 강박장애가 당장 사라지는 일은 일어나지 않는다.

정 기도하고 싶으면, 스스로 자신을 도울 수 있게 해달라고 기도해야 한다. 신은 스스로 돕는 자를 돕는다. 그러니 그런 가치 있는 투쟁에 나서는 이들을 신도 도울 것이라 믿는 것이 합리적이지 않겠는가. 지금 내 기분이 어떤지, 마음은 얼마나 편한지에 지나치게 신경 쓰지 말고, 올바른 일을 하는 데 집중하라는 말이다. 선한 일을 행한다는 것은 바로 이런 뜻이니까.

이와 동시에, 단기간에 바꿀 수 없다는 것을 받아들이는 일에서부터 자가 치료는 시작된다. 재명명이라는 간단한 행동으로 강박장애가 곧바로 사라지지는 않는다는 사실을 이해하는 것이 중요하다. 그러나 내가 상대하는 적이 강박장애라는 사실을 정확히 알면, 적은 힘이 빠지고 우리는 힘이 더 세진다.

시간이 지나면 강박사고나 강박충동에 따라 행동하지 않게 되므로 성가신 생각들이 완전히 사라졌는지 아직 남아 있는지는 그다지 큰 문제가 되지 않는다. 더욱이, 강박장애의 목소리를 무시할 수 있게 될수록 상황을 통제하고 있다는 느낌이 강해지고 강박장애의 목소리는 더 뜸해질 것이다. 반대로 그 목소리에 집중하면 할수록, "제발 나를 좀 내버려둬"라며 애걸하고 소망하고 간청할수록 그 느낌은 더 강렬해지고 우리를 더 성가시게 할 것이다.

강박장애에 맞대꾸하기

강박장애는 무서울 만큼 영리하고 악랄할 정도로 자기방어에 능한 적이라서, 당신을 괴롭히는 그 목소리가 뇌가 보낸 잘못된 메시지에 불과하다는 사실을 부인한다. "손을 다시 안 씻는다고 비행기가 추락하지는 않아"라고 말하면, 강박장애는 이렇게 대꾸할 것이다. "아니, 비행기는 추락할 거고, 많은 사람이 죽을 거야." 바로 이때가 확신과 단호함을 보여줄 때다. 우리는 무엇이 진실인지 아니까 말이다.

강박장애가 하는 말을 얌전히 듣고 있을 여유가 없다. 평생 손 놓고 앉아서 언제 또 강박장애가 침습해올까 초조해하면, 두려움과 고통만 커질 뿐이다. 강박장애에 맞서 이렇게 대꾸해야 한다. "자, 덤벼! 할 수 있으면 해봐! 손을 또 씻게 만들어보라고."

그런 다음에는 아직 남아 있는 의심을 처리해야 한다. "이게 내가 아니라 강박장애일 뿐이라는 걸 어떻게 확신해?" 손 씻기와 비행기 추락은 어떤 연관성도 없다는 사실을 형이상학적으로 보증할 길은 없을지 모른다. 하지만 잘못된 메시지에 굴복해서 다시 손을 씻으면 상황은 더 나빠지고 강박장애는 더 강해진다는 사실만큼은 분명하다. 반대로, 강박장애가 하는 말에 수긍하지 않고 초점을 바꿔 다른 행동에 집중하면, 끔찍한 일이 벌어질지도 모른다는 두려움은 불과 몇 분 안에 사라지기 시작한다. 그러면 그때부터는 강박장애가 부추기는 강박행동이 말도 안 되는 헛소리라는 사실을 깨닫게 된다.

결론은 명명백백하다. 둘 중 하나다. 강박장애가 하는 말을 얌전히 듣고 있다가 혼란에 빠져서 결국 삶을 망가뜨리든가, 단지 손을 씻지 않았다거나 자물쇠를 다시 확인하지 않았다는 이유로 비행기가 산에 추락하고 자동차가 충돌하는 일은 벌어지지 않는다는 확신이 불과 몇 분 안에 점점 커질 것을 알고 안심하고 맞서 싸우든가.

이는 선이 악을 이기도록 노력하는 일이다.

그저 화학작용일 뿐

UCLA에서 환자들은 재명명, 재귀인, 재초점, 재평가로 이루어진 4단계 치료법을 스스로 적용해나갈 방법을 생각해냈는데, 각각의 방법이 놀랍도록 창의적이었다. 행동 치료로 강박장애를 잘 조절할 수 있게 되어 지금은 치과대학에 다니는 쳇은 그전까지 폭력적인 생각에 사로잡혀 있었다. 불이 난 장면을 보면, 자기가 불을 질렀다고 생각했다. 마을에서 누가 치명적인 총상을 입었다는 소식을 들으면, 자기가 쐈다는 생각에 사로잡혔다. 그래서 혼잣말을 중얼거리며 서성대기 일쑤였다. "야, 넌 진짜 구제불능에 엉망진창이야. 이 나쁜 놈아." 그는 자기가 싫어하던 밑바닥 일을 하고 있었고 빚에 허덕였다. 이런 상황은 스트레스를 키웠고, 그 결과 강박장애 증상은 더 심해졌다. 일반적으로 스트레스는 강박장애에서 비롯된 불안감을 고조시킨다.

폭력적인 생각은 강박장애가 시키는 것일 뿐이라고 스스로 되뇌면서 처음 재명명을 시작했을 때, 강박장애는 쳇에게 이렇게 대꾸했다. "오, 그래서 화가 나? 왜 화가 날까? 네가 실제로 그런 짓을 할 테니까 화가 나는 거지." 강박장애가 뇌의 생화학적 불균형 때문이라는 사실을 알고 나서, 결국 쳇은 강박장애에 맞설 구호를 고안해냈다. "말씨름하지 말자. 이건 그냥 화학작용일 뿐이야."

'예상하기'는 재명명의 하위 단계로 꽤 중요하다. 쳇은 이 점을 완벽하게 이해했다. 폭력적인 장면이 담긴 영화를 볼 때는 그 사실을 미리 알고서 스스로 되뇌었다. "그래, 영화 보다가 강박적인 생각이 찾아들겠네." 그렇게 했더니, 강박사고가 생겨도 크게 괴롭지 않았다.

쳇은 실용적인 동시에 철학적인 태도로 강박장애와 싸웠다. 그는 늘 키가 10센티만 더 컸으면 하고 바랐다. 하지만 바란다고 해서 키가 크지 않는다는 사실을 잘 알고 있었고, 작은 키를 받아들일 줄도 알았다. 그리고 강박장애도 마찬가지라는 사실을 깨달았다. 강박장애는 사라지길 바란다고 해서 사라지는 것이 아니다. 하지만 강박장애를 다루는 법을 배울 수는 있다.

쳇은 강박장애를 이기는 다른 방법도 찾아냈다. 강박적인 생각이 떠오를 때마다 여자친구에게 장미꽃을 선물하거나 저녁을 만들어주는 등 상대가 좋아할 만한 일을 하는 것이었다. 강박장애가 그를 비참하게 만들고 싶어할 때마다 여자친구를 행복하게 만들어 자신도 행복해지기로 한 것이다.

또한, 독실한 크리스천인 쳇은 영감을 얻고자 성경으로 눈을 돌렸다가 역대기상 28장 9절의 "주님께서는 모든 사람의 마음을 살피시고, 모든 생각과 의도를 헤아리신다"라는 구절에서 위로를 받았다. 쳇은 이 구절을 스스로에게 어떻게 적용해야 하는지 분명하게 이해했다. "하느님은 내 마음을 이해하시고, 지금 내 생각이 뒤죽박죽이라는 사실을 아셔. 그러니까 자책하는 짓을 멈춰야 해."

흥미롭게도 쳇은 수 세기 전에도 비슷한 선례가 있었다는 사실에 주목했다.《천로역정》을 쓴 17세기 영국 작가 존 버니언도 오늘날 강박장애로 알려진 이 질병으로 고생했다. 버니언은 매우 독실한 사람이었기에(면허 없이 설교했다가 감옥에 간 순회설교자였다), 강박장애로 인한 신성모독적인 생각 때문에 괴로워했다. 쳇이 그랬듯, 버니언은 거짓되고 무의미한 생각 때문에 스스로에게 벌을 주면 하느님이 진노하실 것이라 확신했고, 그 확신을 바탕으로 죄책감을 이겨냈다. 정말로 훌륭한 통찰이 아닐 수 없다. 나는 이 점에서 존 버니언이야말로 강박장애를 위한 인지·행동 치료의 아버지라고 생각한다.

공정한 관찰자

어깨를 으쓱하며 "이건 내가 아니라 강박장애일 뿐이야"라고 기계적으로 말할 수 있게 되었다고 해서 재명명 단계를 충분히 배웠다고는 할 수 없다. 주의 깊은 알아차림이 꼭 필요하다. 알아차림은 불편한 느낌을 의식적으로 인지하고 주의 깊게 관찰한 다음, '뇌가 보낸 잘못된 메시지가 유발한 강박장애 증상'이라고 거기에 정확한 이름을 붙인다. 이런 점에서 알아차림은 단순하고 피상적인 자각과 다르다. 불편한 느낌이 엄습할 때는 자신에게 이렇게 말해야 한다. "나는 지금 내 손이 더럽다고 '생각'하거나 '느끼는' 게 아니야. 내 손이 더럽다는 '강박'이 있는 것뿐이야." "나는 지금 자물쇠를 확인할 '필요성'을 느끼는 게 아니야. 자물쇠를 확인하고 싶은 '강박충동'이 있는 것뿐이야." 물론, 이렇게 말한다고 해서 충동이 사라지지는 않는다. 하지만 강박사고와 강박충동에 능동적으로 맞설 발판은 마련할 수 있다.

18세기 스코틀랜드 철학자 애덤 스미스의 글에 우리가 배워야 할 내용이 있다. 애덤 스미스는 '어느 쪽으로도 치우치지 않고 충분한 정보를 갖춘 관찰자'라는 개념을 개발했다. 이는 다름 아닌 '내면의 인물'을 의미한다. 우리는 각자 우리 안에 있는 이 사람에게 다가갈 수 있다. 그는 우리의 기분과 상황을 아주 잘 안다. 그러면서도 공정한 관찰자의 역할을 할 수 있는 존재다. 사실 이것은 알아차림을 이해하는 또 다른 방법이기도 하다. 공정한 관찰자는 "이건 그냥 강박장애일 뿐이야"라는 말을 우리가 마음에 새길 수 있게 도와준다.

재명명 단계에서는 애덤 스미스가 《도덕감정론》이라는 책에서 핵심 주제로 다룬 바로 이 '공정한 관찰자' 개념을 활용한다. 스미스는 공정한 관찰자를 '자신의 바깥에 서서 행동하는 자신을 지켜보는 능력'으로 정의했다. 이는 본질상 고대 불교의 '알아차림mindful awareness' 개념과 동일한 정신 활동이다. (저자가 이 책에서 사용한 'mindful awareness'라는 용어는 '정념'을 뜻하는 팔리어 'sammā-sati'를 영어식으로 옮긴 것으로 짐작된다. 불교 초기 경전에 나오는 개념인 'sati'를 현대 심리학 및 인지 치료에 접목하면서 등장한 'mindfulness' 'awareness' 'bare attention' 등의 용어는 대개 '마음챙김' '알아차림' '주의집중'으로 번역된다. 현재는 마음챙김이 가장 보편적으로 쓰이지만, 저자는 'mindfulness'가 아니라 'awareness'를 강조하여 'mindful awareness'라는 표현을 사용하고 있고, 사고 흐름을 관찰하여 의식적으로 알아채는 정신 활동을 강조하므로 '주의 깊은 알아차림' 혹은 줄여서 '알아차림'으로 번역했다.—옮긴이) 강박장애가 있는 사람들도 한 걸음 뒤로 물러나서 "이건 뇌가 보내는 잘못된 메시지일 뿐이야. 행동을 바꾸면, 뇌가 작동하는 방식도 실제로 바뀔 거야"라고 자신에게 말할 때 이 공정한 관찰자를 활용한다. 자신의 병을 피상적으로 이해하던 강박장애 환자들이 알아차림을 통해 두려움과 불안을 극복하고, 자신의 반응을 스스로 정리하고, 기어를 바꾸고, 행동을 고쳐나가는 모습을 지켜보노라면 정말 감동적이다. 이 과정은 강박장애를 극복하는 기본 토대가 된다.

강박장애가 있는 사람이 행동 치료를 익힌 뒤 고통스러운 침습적 사고에 대응하는 방식을 바꾸어 병적인 행동을 수행하지 않기로 마음먹으면, 의식적인 다짐을 하기 시작한다. "손을 씻지 않을 거야. 그 대신 바이올린 연습을 할 거야." 하지만 처음에는 불안감과 공포심에 휩싸이기 쉽다. 그래서 "그런데 바이올린이 오염될지도 모르는데……" 같은 대단히 불길한 생각을 하게 될 수도 있다.

애덤 스미스는 고통스러운 상황에서 '공정한 관찰자'의 관점을 유지하기가 무척 힘들다는 것을 제대로 이해하고 있었다. 스미스의 표현을 빌리자면, 이는 "심신이 지칠 만큼 극도의 노력"이 필요한 일이다. 왜냐고? 뇌가 의심과 오해를 퍼부어 마음과 머리를 어지럽힐 때 쓸모 있는 행동에 집중하려면 있는 힘을 다해야 하기 때문이다.

물론, 강박행동을 반복하는 것도 질리고 지치기는 마찬가지다. 더구나 이 피곤함에는 긍정적인 보상이 뒤따르지도 않는다. 공정한 관찰자가 주의를 기울이고, 마음을 기울여 행동하면, 뇌가 작동하는 방식에 중대한 변화가 생긴다. 이것이 바로 '브레인 락'을 극복하는 열쇠다. UCLA에서 진행한 연구를 통해 우리는 이를 과학적으로 증명해냈다.

여기 책임자가 누구인가

고통이 너무 심하고, 온 힘을 다해 애쓰다 지치는 순간이 온다. 그러면 우리는 굴복하고 강박행동을 하고 만다. 그럴 때는 아주 살짝 뒤로 물러난다고 생각해보자. 다음번에는 꼭 이길 거라고 자신을 다독여라. 제러미라는 강박장애 환자가 말한 대로다. "비록 지금은 실패하더라도, 인내하는 한 성공할 겁니다. 알아차림의 자세로 강박장애라는 적을 상대하기만 하면 됩니다."

철학과 학생인 애나는 현재의 남편인 과거 남자친구가 바람을 피운다는 강박사고와 싸울 때 자신이 재명명 단계를 어떻게 활용했는지 설명해주었다. 사실, 애나는 자기가 느끼는 두려움에 아무런 근거가 없다는 걸 잘 알고 있었다. 그런데도 예전 여자친구와 연애할 때는 어땠는지, 포르노 잡지를 본 적은 없는지, 무슨 술을 얼마나 마셨는지, 무얼 먹었는지, 그래서 지금 있는 곳은 어디인지 매 순간 질문을 퍼부었다. 심문하듯 쏟아내는 끈질긴 질문 공세에 관계가 깨지기 직전이었다. 애나는 그 당시를 이렇게 회상했다. "강박장애를 물리치는 첫 번째 단계는 내 생각과 충동에 정확한 이름을 붙이는 법을 배우는 거였어요. 두 번째는 그런 생각과 충동이 생기는 원인이 강박장애에 있다는 걸 기억하는 거였고요. 저의 경우에는 이 둘이 함께 이루어졌어요. 강박장애가 뇌의 화학적인 문제이고, 이 문제가 만들어내는 느낌이 화학적 문제의 무의미한 부작용에 불과하다는 사실을 머리로는 이해했어요. 하지만 머리로 이해하는 건 이해하는 거고, '강박장애가 공격을 퍼부을 때 생기는 느낌 자체는 중요하지 않다'고 말할 수 있느냐는 전혀 다른 문제예요. 정말 짜증 나는 게 뭔지 아세요? 강박장애가 있으면 내 머릿속 걱정과 충동, 강박사고가 세상에서 가장 중요한 일처럼 보인다는 거예요. 그것들이 강박장애가 유발한 부산물이라는 사실을 알아챌 수 있을 만큼 뒤로 물러나서 지켜본다는 건 정말 보통 일이 아니에요."

처음 재명명하는 법을 배우던 시기에 애나가 강박사고에 사로잡히면 남자친구 가이는 "그건 그냥 강박장애일 뿐이야"라고 계속 상기시켜주었다. 하지만 그 말로 애나를 늘 설득하지는 못했다. 시간이 흐르고 연습을 거듭하면서 애나는 "무엇이 강박장애이고 무엇이 '진짜' 걱정과 불안인지 꽤 잘 알아보게" 되었다. "그 결과, 강박장애가 공격할 때 거기 넘어가지 않을 수 있었어요. 이제는 강박적인 생각이 떠오를 때마다 괴로워하지 않게 되었죠. 더러는 강박사고를 예견하고 이렇게 나를 타이르기도 해요. '알잖아, 이 생각에 짜증 내봤자 좋을 거 하나 없단 걸. 전에 다 겪어본 거야. 강박장애의 속임수에 넘어가면 어떤 일도 해낼 수 없어.' 이렇게 하면 마음이 조금 차분해져서 한 걸음 물러나서 볼 수 있어요." 애나는 침습적 사고와 이를 둘러싼 극심한 불안이 보통 15분에서 30분 사이에 사라진다는 사실을 알게 되었다.

아들이 시력을 잃을지 모른다는 강박사고에 시달리던 도티는 "이건 내가 아니라 강박장애일 뿐이야"라는 구호를 만들어낸 사람이다. 강박증에 맞서 싸울 때 도티에게 가장 큰 도움이 되었던 도구가 바로 '재명명'이다. "생각이 떠오를 때 곱씹지 않고, 그것의 실체를 알아채고, 이렇게 말하는 거예요. '괜찮아, 이건 그냥 생각일 뿐이야. 그게 다야.' 대개는 효과가 있어요. 물론, 힘든 날도 있죠. 나는 강박장애가 있는 사람들에게 말해요. 마법의 약이 나오지 않는 한, 평생 강박장애와 함께 살아가게 될 거라고요." 그러나 이 책에 실린 이야기를 읽으면서 실감하게 될 테지만, 강박장애와 싸우면서 얻는 정신력은 그 어떤 '마법의 약'으로도 얻을 수 없는 것이다.

끊임없이 손을 씻던 잭도 마법의 약을 찾아다녔다. "그게 미국이잖아요. 약만 먹으면 인생이 근사해질 거야. 완전히 다른 사람이 될 거야. 더 의욕적이고, 더 멋지고, 더 날씬한 사람이 될 거야, 뭐 그런 거요." 그러나 약물 요법으로도 강박장애 증상은 완화되지 않았고, 무시하기 힘들 정도로 부작용이 심해지자 인지·행동 치료로 눈을 돌렸다. 첫 번째 재명명 단계에서 잭은 손을 씻고 또 씻는 행동이 터무니없다는 사실을 인식하고, 그 행동이 논리적이지 않다는 점을 이해해야 했다. 집에 있을 때는 거의 쉬지 않고 손을 씻었지만, 밖에 있을 때는 손 씻는 일이 별로 중요해 보이지 않았다. "행동 치료를 하면서 이렇게 생각했어요. '잠깐만, 패스트푸드 가게에 갔고, 손을 씻지 않았어. 점원에게 돈을 건네고 거스름돈을 받았지. 하지만 아직 나쁜 일은 생기지 않았어. 손을 씻으러 화장실에 가더라도 손잡이를 만지지 않고는 문을 열고 나오기 어려워.'" 잭은 손이 더러운 게 아니었다. 단지 강박장애가 있을 뿐이었다. 그래서 그는 강박장애를 극복하기 위해 이성적인 머리를 사용하기 시작했다.

'미스터 커피'에 대한 강박사고에 시달리던 바버라는 주의 깊은 알아차림이 재명명에 도움이 되었다고 말한다. "플러그를 뽑았는지 확인할 때 '깨어 있음' 또는 '알아차림' 상태를 유지함으로써 강박행동에서 벗어날 수 있었어요. 커피 머신을 껐다는 확신까지는 아니더라도 확인 작업을 수행했다는 실제적이고 확고한 의식을 바탕으로요. 가스레인지를 끄지 않은 것 같은 끔찍한 불안감이 밀려올 때 자신을 타이르는 법도 배웠죠. '이건 내가 아니라 강박장애일 뿐이야. 이 병이 나를 불안하게 만드는 거야. 가스레인지를 끄지 않은 것만 같은 느낌이 들지만, 주의를 기울여서 확인했어. 그러니까 이제 그만 나가야 해. 불안감은 결국 줄어들 거고, 15분쯤 지나면 가스레인지를 껐다는 확신이 더 강해질 거야.'" 혹시 당신에게 확인 강박과 관련된 문제가 있다면, 바버라의 이야기에 더더욱 귀 기울여라. 어떤 방식으로 확인하는 행동을 하면 강박충동에 대비할 수 있는지 아주 훌륭하게 조언하고 있다.

칼에 대한 끔찍한 강박사고에 시달리던 라라는 다음과 같이 자신을 타이르는 법을 배웠다. "이건 그냥 강박사고일 뿐이야. 현실이 아니야. 너무 끔찍하고 믿기 힘든 일이라서 무서운 거야. 이건 병이야. 다른 병이랑 똑같은 병이라고." 강박장애는 하나의 질병이고, 강박사고는 실질적인 힘이나 의미가 전혀 없는 잘못된 메시지라는 사실을 이해하면, "강박사고의 위력과 공격력도 한풀 꺾인다"는 사실을 라라는 알게 되었다. 강박사고는 우리 의지를 찬탈하지 못한다. 우리는 언제든 강박사고에 대한 반응을 통제하거나 최소한 수정할 수 있다.

제니는 구소련에서 일하는 동안 방사선 피폭에 대한 강박사고가 생겼다. 그런데 뇌의 생화학적 문제가 원인이라는 사실을 알고 안도했다. "나에게 늘 화가 나 있었어요. '인생의 많은 영역에서 성공을 거둔 네가, 이토록 강인한 네가 어떻게 아직도 이 문제에서 벗어나질 못하니?' 내 정신을 스스로 분석할 수가 없으니, 항상 전적으로 내 잘못이라고 여겼어요. 내 머릿속에 들어가서 나를 괴롭히는 게 무엇인지 찾아낼 수가 없었죠. 올바른 주문도, 제대로 된 정신과 의사나 심리학자도 찾을 수가 없었어요." 이제는 강박장애가 공격해오면, "음, 이게 뭔지 잘 알아"라고 자신을 타이른다. 그러면 대개는 별문제 없이 지나간다.

운전하다가 누군가를 쳤다는 강박사고에 시달리던 로버타는 이렇게 말했다. "원치 않는데도 여전히 어떤 생각이 떠올라요. 하지만 이제는 어느 정도 통제할 수 있어요. 운전하다 요철을 지날 때 '이건 요철일 뿐이야. 누군가를 쳤다는 생각은 잘못된 메시지야. 이건 내가 아니라 강박장애일 뿐이야!'라고 스스로에게 말해요. 뒤를 돌아보거나 왔던 길을 되짚어가지 않으려고 노력하죠. 계속 앞으로 가려고 애써요. 이제는 운전하는 게 두렵지 않아요. 강박사고가 생겨도 충분히 대처할 수 있다는 걸 아니까요. 절망감이 엄습할 때는 '이건 내가 아니라 강박장애야' 하고 크게 소리치기도 해요. 그런 다음, 이렇게 말하죠. '좋아, 로버타. 계속 직진해.'"

시나리오 작가 지망생인 제러미는 행동 치료를 한 지 8개월 만에 강박장애에서 거의 벗어났다. 요즘 그의 상태는 이렇다. "아직도 자유가 불안하긴 해요. 고통스럽지만, 자유인이 되기 위해 치러야 할 대가죠." 제러미는 어렸을 때부터 만지고 확인하는 강박에 시달려왔다. 의식을 어김없이 수행하지 않으면 가족 중 누군가가 죽을 것이고 그 일로 신이 나를 지옥에 보낼 것이라는 두려움에 휩싸였다. 집은 의식을 치르는 고문실이 되어버렸다. 십대가 되자 술과 마약을 도피처로 삼았다. 성인이 된 뒤 알코올중독자 모임에 나가면서 술을 끊는 데 성공했지만, 그때부터 자기가 먹은 모든 음식에 알코올이 들어가 있다는 강박사고가 시작되었다. 방금 먹은 쌀과자에도, 그와 비슷한 무언가에도 알코올이 들어가 있다는 얼토당토않은 생각이 그를 괴롭혔다. 일단 강박사고가 시작되면, 논리는 통하지 않았다.

헬스클럽에서는 마약을 했거나 술을 마신 사람이 사용한 운동기구를 만졌다가 마약이나 알코올 성분이 자기 몸에 흡수되는 모습을 상상했다. 공중화장실에서는 자기가 들어가기 직전에 술 취한 사람이 토를 했고 마법과도 같은 전이 과정을 통해 알코올이 자기 몸에 들어올 거라는 생각에 사로잡혔다. 강박사고와 강박행동에 시달리느라 정신적으로나 감정적으로나 지쳐 있었다. 도움을 받으러 처음 UCLA에 왔을 때 제러미는 이렇게 말했다. "베트

남 정글 속을 지나는 기분이에요.”

제러미는 행동 치료를 하는 내내 ‘꼬리핵’이라고 쓴 수첩을 가지고 다녔다. 뇌의 한 부분인 꼬리핵에 문제가 생기면 강박사고를 제대로 걸러내지 못한다. 그래서 꼬리핵이라는 글자가 적힌 수첩은 제러미에게 뇌의 배선 문제, 즉 강박장애가 있다는 점을 끊임없이 상기시키는 역할을 했다. 정신력으로 강박사고를 걸러내야 한다는 점을 기억하는 일에도 수첩이 도움이 되었다. “고통에 이름을 붙이면, 고통이 훨씬 덜합니다”라고 제러미는 말한다. 메모하듯 마음에 새겨두면, 뇌의 여과 장치도 조금 더 효과적으로 작동하기 시작한다.

재명명의 하위 단계인 ‘예상하기’에 대해 앞서 언급한 바 있다. ‘받아들이기’는 재명명의 또 다른 하위 단계다. 제러미는 예상하기와 받아들이기에 모두 능숙해졌다. 행동 치료를 하기 전에는 어떤 상황에 휘말려 비열한 행동을 해 야간 경비직에서 해고당하는 무서운 상상에 시달렸다. 그런데 행동 치료를 하면서는 이렇게 말할 수 있게 되었다. “그게 무슨 대수라고. 그 누구도 완벽하지 않아. 해고할 테면 하라지. 다른 일 구하면 돼. 최악의 시나리오? 무료 급식소 가서 먹으면 돼. 봐, 조지 오웰도 그랬어. 그리고 그에 관한 걸작을 썼다니까.”《파리와 런던의 따라지 인생》이라는 책이다. 무심코 먹은 음식에 알코올이 들어 있었다면, 제러미는 이렇게 말할 것이다. “조금인데 뭐. 일부러 먹은 것도 아니고.” 자책하지도 않고, 비난하지도 않는다.

강박장애 증상이 사라졌을 때 제러미가 보인 반응은 비범하지 않았다. "수년간 강박장애가 내 삶을 좌지우지했어요. 다른 생각은 거의 하지도 못했죠. 사실 나는 내 강박장애를 애도했어요." 하지만 애도 기간은 짧았고, 제러미는 긍정적이고 건전한 활동으로 곧 그 공백을 채우기 시작했다.

처방전: 행동하기

강박장애를 극복하는 법을 배우는 건 자전거 타는 법을 배우는 것과 비슷하다. 한번 배우면 절대 잊어버리지 않지만, 능숙해지려면 연습이 필요하다. 넘어질 테지만, 다시 일어나야 한다. 포기하면 절대 배울 수 없다. 환자들 대부분이 처음에는 연습용 바퀴의 도움을 받는다. 약물 요법 이야기다. 행동 치료와 병행했을 때 약물 요법의 성공률은 80퍼센트에 이르는 것으로 나타났다.

행동 치료와 약물 요법을 병행해도 실패하는 사람들 대다수는 의기소침해져서 중도에 포기한 경우다. 강박행동을 하면서 자신에게 이렇게 말해서는 안 된다. "도저히 안 할 수가 없어. 강박장애가 나보다 훨씬 힘이 세." 강박충동에 압도당하는 느낌이 들어도 괜찮다. 부득이한 경우 강박행동을 해도 괜찮다. "이건 강박행동이야. 다음번에는 꼭 맞서 싸울 거야"라고 스스로 마음을 다잡기만 한다면 말이다.

수동성이 우리의 적이라면, 능동성은 우리의 친구다. 권태야 말로 가장 큰 적이다. 정말로 해야 할 일이 있어야, 터무니없는 의식보다 훨씬 더 중요한 일이 있어야 강박충동을 뿌리칠 의욕이 생긴다. 할 일이 없는 사람들은 뇌의 기어를 바꾸어 긍정적인 행동에 나설 정신적·정서적 힘을 키우기 어렵다. 자물쇠를 한 번 더 확인하러 집에 돌아가는 행동을 반복했다가는 직장을 잃을 가능성이 크므로, 직장이 있는 사람은 충동을 뿌리치려는 의욕이 훨씬 더 강할 수밖에 없다. 충동을 뿌리치는 순간 강박장애는 치료되기 시작한다. 게으른 뇌야말로 악마가 계략을 꾸미는 작업장이다. 지금 하는 일이 없다면, 자원봉사를 하는 것도 방법이다. 중요한 것은 **바쁘게 지내는 것**이다. 지금 유용한 일을 하고 있는지 스스로 확인해보라. 유용한 존재가 되면 자신감이 올라가고, 다른 사람들이 당신을 필요로 하는 만큼 더 나은 사람이 되고 싶은 의욕도 강해진다. 이는 재초점 단계에도 엄청난 도움이 된다.

더러는 우울증이 심해서 일을 할 수 없는 이들도 있다. 반드시 그런 것은 아니지만, 우울증이 강박장애와 함께 오기도 한다. 수면 패턴이 급격히 바뀌어서 밤에 자다 깨기를 반복한다면, 식사를 제대로 못하고 체중이 줄고 있다면, 에너지가 부족하고 자살 충동이 크다면, 우울증이 심각한 상태일 수 있다. 이런 경우에는 반드시 의사에게 진찰을 받아야 한다.

앞서 배웠듯이, 강박충동에 따라 행동하면 일시적으로 안도감이 찾아오지만, 곧이어 침습적 사고나 충동은 훨씬 더 강해진다. 진짜 악순환에 빠지는 것이다.

강박장애 환자 수천 명을 진료하면서 가장 놀란 점은 정말 많은 사람이 가스레인지를 끄지 않았다든가 하는 식으로 무언가 끔찍한 일이 벌어지고 있다는 느낌에 계속해서 충격을 받는다는 것이었다. 하루에 몇 번이든 그런 생각이 침습할 때마다 똑같이 충격에 빠진다는 점이 내게는 놀라웠다. 심지어 전기 충격도 계속받다 보면 어느 정도 익숙해지게 마련인데, 강박장애의 공포와 충동에는 도무지 익숙해지지 않는 듯 보였다. 주의 깊은 알아차림이 중요한 이유가 바로 여기에 있다. 첫 번째 단계인 재명명은 우리의 통찰력을 높여준다. 강박사고는 '강박사고'로, 강박행동은 '강박행동'으로 부를 수 있게 해준다.

굳건하게 버티기

재명명을 무사히 해낸 뒤, 많은 환자가 이렇게 묻는다. "이 망할 놈이 왜 아직도 나를 괴롭히죠?" 뇌 배선상의 문제 때문이다. 우리가 맞붙어 싸우는 이유는 그 괴로운 느낌을 사라지게 하기 위해서가 아니다. 그 느낌에 굴복하지 않기 위해서다. 감정적으로 이해한다고 해서 강박장애 증상이 마법처럼 사라지지는 않는다. 하지만 인지·행동 치료는 우리가 두려움을 관리할 수 있게 도와준다. 처음 몇 주간 자기 주도 치료를 잘 버텨내면, 필요한 도구를 얻게 된다. 그러면 강박장애보다 더 힘이 세진다. 이런 치료 기술을 익히는 것은 머릿속에 운동 장비를 갖추는 것과 같다. 그 치료 기술이 우리를 강하게 만들어줄 것이다. 강박장애는 만성 질환이다. 강박장애로부터 도망칠 수도 벗어날 수도 없지만, 반격할 수는 있다.

환자들은 가끔 내게 이런 말을 한다. "하, 옷을 빨아야 한다는 느낌이 들 때마다 몇 번이고 나 대신 빨래해줄 사람만 있다면……." 그렇게 하면 강박장애를 관리할 수 있다고 생각한다. 완전히 잘못된 생각이다. 앞서 나온 하워드 휴스를 기억하는가? 하워드 휴스가 한 일이 정확히 그거다. 그런데 결국 어떻게 되었던가? 강박장애는 만족하는 법을 모른다. 스스로 강박행동을 아무리 반복해도, 혹은 누군가를 시켜 나 대신 그 일을 수없이 반복하게 해도, "이만하면 됐어"라는 느낌은 절대 들지 않는다. 하면 할수록 충동은 더 격렬해질 뿐이다. 직접 하든, 대신할 누군가를 고용하든 그것은 중요하지 않다. 어느 쪽이든 강박장애에 굴복하는 것일 뿐이다. 굴복하면 상황은 더 나빠진다.

피터 브라운과 팻 브로에스키는 《하워드 휴스: 알려지지 않은 이야기》에서 휴스가 비이성적으로 행동한 이유가 세균과 오염에 대한 강박 때문이었다는 증거를 여럿 제시한다. 이제 우리는 휴스가 한 행동이 증상을 악화시키기만 했다는 사실을 잘 안다. 한동안 휴스는 친구이자 암흑가 인물인 럭키 루치아노와 벅시 시걸을 매주 저녁 식사에 초대했다. 그런데 휴스는 폭력배들에게 세균이 있다는 생각에 사로잡혀 있었다. 그래서 그들에게 음식을 대접해야 할 때를 대비해 그릇 세트를 따로 찬장에 보관했다. 그리고 그 그릇은 딱 한 번만 사용하고 폐기했다. 한때 휴스는 로스앤젤레스에 있는 집을 배우인 캐서린 헵번, 캐리 그랜트와 함께 썼다. 어느 날 저녁, 가정부가 정찬용 접시를 박살 내는 모습을 보고 헵번이 휴스를 말렸다. "이건 바보 같은 짓이에요! 세균은 그런 식으로 옮는 게 아니에요." 하지만 휴스를 설득하지는 못했다. 오히려 휴스는 이렇게 맞받아쳤다. "하루에 샤워를 열여덟 번이나 하는 여자가 할 소리는 아니지."

어쩌면 헵번도 강박장애를 앓았는지 모른다. 강박장애가 있는 사람들이 서로에게 끌리는 건 드문 일이 아니다. 내가 겪는 괴로움을 이해하는 사람, "나는 왜 이런 이상한 짓을 하는 걸까?" 하고 묻는 내면의 소리를 듣는 또 다른 사람을 발견하면 위로가 되기 때문이다. 강박장애 환자들은 자기가 하는 행동이 조금 이상하다는 사실을 잘 안다. 그래서 이상한 짓을 하는 사람이 나 말고도 더 있다는 사실에 위안을 얻는다. 우리는 UCLA에서 미국 최초로 강박장애 그룹 행동 치료를 시작했다. 이 모임은 지금도 매주 열린다. 이 자리에서 강박장애 환자들은 기괴한 생각과 행동을 허심탄회하게 이야기하고 스스로 개발한 자가 치료법을 공유한다. (4단계 자가 치료법은 개개인이 창의력을 발휘할 여지가 많다.) 처음에는 이 모임이 역효과를 낳을 수도 있다는 우려도 더러 있었다. 좋은 의도로 시작한 피해자 지원 모임에서 참가자들이 누가 가장 힘든지를 두고 경쟁 아닌 경쟁을 벌이는 일이 발생하기도 하기 때문이다. 또한, 혹시라도 모임에서 들은 이야기가 연상 작용을 일으켜 기존 증상에 덧붙여 새로운 증상까지 나타나지는 않을까 겁난다고 토로하는 환자도 여럿 있었다. 그러나 10년 가까이 모임이 계속되는 와중에 그런 두려움이 현실로 증명된 적은 한 번도 없었다.

이 강박장애 행동 치료 그룹에서 성공 사례가 많이 나왔다. 도밍고도 그중 하나다. 한때 배관공이었던 그는 독학으로 미술상이 되었다. 고향인 멕시코에서 강박장애를 진단받은 도밍고가 치료를 위해 UCLA로 왔을 때는 이미 '나빠질 대로 나빠진' 상태였다. 15년 동안 강박장애를 앓으면서 증상은 하나둘 늘어갔다. 하루에 샤워를 다섯 번 넘게 했다. 또한, 샤워하고 확인하고 음식을 먹을 때마다 일정한 의식을 치르지 않으면 끔찍한 일이 벌어질 거라는 공포에 사로잡혔다. 그중 가장 기괴한 것은 손톱에 면도날이 달려 있다는 강박사고였다. 이 강박사고 때문에 가장 좋아하는 빈티지 오토바이 재킷을 비롯해 특정한 옷을 입기를 꺼렸다. 손톱에 달린 상상 속의 면도날에 아끼는 옷이 찢길까봐 두려웠기 때문이다. "아기도 만질 수가 없어요." 도밍고가 당시에 한 말이다. "아기들은 너무 연약하잖아요. 반려견과 같이 놀 수는 있지만, 얼굴이랑 눈은 만질 수 없어요. 손톱에 달린 면도날에 베일까봐 겁이 나서." 아내와 사랑을 나눌 때는 아내를 만지려고 손을 뻗다가 멈칫거리며 몸을 뺐다. 특히 가슴을 만지기가 겁이 났다. "제가 아내를 벨 것 같았어요. 손가락 끝에 면도날이 달려 있다는 생각이 떠나지 않았어요. 그러니까 손도 떨리고 근육도 딱딱해져서 뒤로 물러날 수밖에요. 면도날이 없는 걸 제 눈으로 똑똑히 확인하는데도, 머리로는 그 사실을 믿을 수가 없었어요. 그래서 아내에게 계속 확인해야만 했어요.. '괜찮아? 안 다쳤어?'라고요."

도밍고는 치료를 통해 기본 원칙을 배웠다. "신체적으로도 정신적으로도 강박장애보다 강해져야 해요. 그렇지 않으면, 강박장애가 나를 산 채로 잡아먹고 말 겁니다. 침대에 가만히 누워서 식물인간처럼 썩어가고 말 거예요." 이제 도밍고는 씻거나 확인하고 싶은 충동에 사로잡힐 때 대부분 이렇게 자신을 다독일 수 있게 되었다. "이건 진짜가 아니야. 멈춰야 해. 내게는 해야 할 일이 있어."

도밍고는 '강박장애가 하는 말을 듣고 있을지, 아니면 가서 빨래를 할지' 스스로 선택한다. "나에게 이야기해요. '정말 심하게 아플 거야. 하지만 계속해야 해.' 눈을 감고, 심호흡하고, 견뎌요. 있는 힘을 다해서 밀어붙이죠." 이제 도밍고는 정상 행동과 강박장애가 시키는 행동을 아주 확실하게 구분할 줄 안다. 그래서 현실에 초점을 맞춤으로써 자신을 설득할 수 있게 되었다. 아름다운 여인이 자신의 아내가 되기로 했다는 사실, 자기 안에 있는 특별한 무언가를 아내가 알아보았다는 사실을 스스로 상기한다. "네가 해낸 일들을 봐." 도밍고는 자신에게 이렇게 이야기한다. "이게 네가 붙잡아야 할 현실이야. 그 생각을 당장 멈춰야 해. 그래야 해. 멈추지 않으면, 그 생각이 널 집어삼킬 거야. 그럼 어떻게 될까?" 도밍고는 강박충동이나 강박사고에 굴복하면, 그것들이 계속 뇌

속을 휘젓고 다니면서 에너지를 고갈시키고 시간을 낭비하게 할 거라는 사실을 잘 알고 있었다. 도밍고는 이를 '브레인 루프brain loop'라고 부른다.

도밍고는 설사 강박장애가 완치되지 않는다고 하더라도, 이제는 자신이 우위에 있다는 점도 잘 알고 있다. "전에는 강박충동을 셀 수도 없었어요. 하나가 왔다 가면, 또 하나가 와서 그 자리를 차지했죠. 지금은 내가 싸우는 상대가 몇인지 알고 있어요. 전에는 좌우에서 동시에 공격해 들어왔어요. 짓눌려서 옴짝달싹 못했죠. 하지만 이제는 어느 쪽에서 다가올지 알아요. 싸울 준비가 되어 있어요. 이제는 강박장애가 하는 말에 귀 기울이지 않아요. 가짜란 걸 아니까요. 빨리 지나가게 놔두죠."

녹음기 활용하기

크리스토퍼도 강박장애 그룹 치료에 정기적으로 참석하던 사람 중 한 명이다. 독실한 가톨릭 신자인 크리스토퍼는 강박장애로 인한 신성모독적인 생각과 5년 넘게 씨름하고 있었다. 성모 마리아가 수차례 현신한 곳으로 유명한 유럽의 성지를 순례하던 중 강박사고가 극에 달했다. 영적으로 더 깊어지기 위해 성지 순례를 왔는데, 어느 날 조그만 교회당에서 자신도 모르게 "동정녀 마리아는 음탕한 계집이야"라는 생각을 하고 있었다. 너무도 비통하고 부끄러워서 그대로 무너져 울음을 터뜨렸다. 집에 돌아온 뒤, 신성모독적인 생각은 하나둘 계속 쌓여갔다. 성수는 '똥물'이고, 성경은 '똥 싸는 소리'이고, 교회는 '똥통'이라는 생각까지 하게 되었다. 미사 중에는 성상聖像이 벌거벗은 모습을 상상했다. 강박장애가 침입한 뇌 속에서 신부들은 '무뢰한'이 되었다. 교회를 보기만 해도 겁이 나서 몸이 움츠러들었다.

절망한 크리스토퍼는 제 발로 정신병원에 가서 진찰을 받았다. 병원에서는 편집증이라고 진단했고, '악마에 씐' 것은 아닌가하는 의심까지 받았다. 강박장애라는 정확한 진단을 받은 것은 그로부터 2년이 흐른 뒤였다.

크리스토퍼는 녹음기 사용이 첫 번째 단계인 재명명을 수행하는 데 도움이 된다는 사실을 증명한 환자 중 한 명이다. 단순하면서도 효과적인 이 기법을 개발한 사람은 영국의 폴 살코브스키스 박사와 아이작 마크스 박사다. 이 기법은 누구나 집에서 실천할 수 있다. 같은 내용을 반복해서 녹음한 (30초, 60초, 3분짜리) 자동응답기용 테이프와 카세트 플레이어, 헤드폰만 있으면 된다. 강박사고를 녹음한 뒤, 그 녹음을 반복 재생해 들으면 된다. 보통은 한 번에 45분 정도 반복해서 듣는다. 테이프가 자동으로 반복 재생되므로 되감을 필요도 없다.

크리스토퍼는 녹음하기 전에 복잡한 강박사고를 짧은 이야기 형식으로 정리해서 끔찍한 결과가 실제로 일어나는 시나리오를 만들라고 권한다. 예를 들면 이런 식이다. "만약 꼼꼼한 성격에, 종교에 관한 강박사고가 있다면, 하느님이 당신을 죽여서 불구덩이에 던져버리는 이야기를 쓰는 거예요. 범죄를 저지르는 강박사고에 시달린다면, 경찰에게 체포되어 남은 생을 교도소에서 보내는 이야기를 쓰고요. 먼지와 세균에 대한 공포가 있으면, 진흙 구덩이에 빠지거나 치명적인 세균에 감염되어 죽는 이야기를 쓰세요. 중요한 건 강박사고가 최대한 우스꽝스럽고 바보 같아 보여야 한다는 거예요." 불안의 강도를 1점부터 10점까지 점수로 매긴다면, 45분간 들을 녹음테이프를 처음 재생할 때 5점이나 6점에 해당하는 불안이 유발되어야 한다.

크리스토퍼는 다른 비법도 알려주었다. "저는 대형 카세트 플레이어를 선호하는 편이에요. 소형 카세트 플레이어를 쓰면, 일어나서 무언가를 하고 싶어지더라고요. 가지고 돌아다니기 편하니까요. 행동 치료에는 별로 효과적이지 않은 방법이죠. 대형 카세트 플레이어를 쓰면 그 자리에 앉아서 들을 수밖에 없어요." 사생활을 지키고 싶으면, 헤드폰을 사용하면 된다.

정점을 찍고 서서히 사그라질 불안을 생성하는 것이 녹음테이프 요법의 기본 원칙이다. 며칠, 길게는 일주일에 걸쳐 하루에 두 번 녹음테이프를 듣는다. 크리스토퍼는 이렇게 장담한다. "마침내, 더는 들을 수 없는 때가 와요. 너무 불안해져서가 아니라 너무 지루해서요. 그래서 효과가 있는 거예요." 10분이나 15분 간격으로 불안의 강도를 기록하는 것도 도움이 된다고 크리스토퍼는 믿는다. 며칠이 지나고 불안의 강도가 0이 되면, 이번에는 좀 더 불안감을 조성하는 표현을 써서 테이프를 다시 녹음해야 한다. 그렇게 불안의 강도를 차츰 올리다가 불안을 최고조로 높이는 수준까지 끌어올려서 테이프를 다시 녹음한다. "이 과정을 모두 마친 뒤에 더 이상 강박사고가 떠오르지 않을 거라고 기대하지 마세요"라고 크리스토퍼는 경고한다. "사라지진 않아요. 전보다 더 쉽게 떨쳐낼 수 있을 뿐이죠. 그러다 결국에는 줄어들어요."

행동 치료를 시작하기 전에 크리스토퍼는 칼이 난무하는 폭력적인 생각을 비롯하여 말 그대로 수십 가지 강박사고에 시달렸다. "무시무시하고 사나운 생각이 치솟을 때면 베개를 들고 얼굴을 세게 때렸어요. 주먹으로 베개나 소파를 내려치면서 목청껏 소리를 지르기도 했죠. 강박장애가 너무 심했어요. 정말 끔찍했어요." 녹음테이프로 불안을 유발하는 일도 처음에는 쉽지 않았다. "내 몸에 불안이 가득 찰 때는 정말 너무 힘들었어요. 출산의 고통에 견줄 만큼…… 그만큼 고통스러웠어요. 땀이 나고, 팔과 손이 저렸죠. 이제는 더 이상 그러지 않아요."

일기 쓰기

나는 인지·생물행동 치료의 일환으로 환자들에게 치료 과정을 기록하라고 권한다. 꼬박꼬박 일기를 쓰는 크리스토퍼는 이렇게 말한다. "강박장애 증상에서 회복될 때마다 깨닫는 게 있어요.

어떤 증상에서 벗어나면, 자연스럽게 그 증상을 뒷전으로 밀어두거나 아예 잊어버린다는 거예요. 물론, 그게 우리 목표이긴 하죠. 하지만 각각의 증상을 잊어버리면, 그 증상에서 어떻게 벗어났는지도 잊어버리더라고요." 기록을 남기지 않으면, 회복의 길은 "마치 사막을 건너면서 손으로 발자국을 지우며 뒤로만 걷는 것과 같다. 늘 출발점에 서 있는 기분이다"라고 크리스토퍼는 말한다. 진행 과정을 기록하는 것이 중요하다. 행동 치료를 위해 어떤 노력을 기울였는지 기록해야 한다. 짧고 간단해도 된다. 화려하거나 복잡할 필요가 없다.

크리스토퍼는 재명명 단계에서 '공정한 관찰자'도 활용한다. 그는 이것을 '내 이성적인 생각'이라고 부르길 좋아한다. "내 이성적인 생각이 '이건 사실이 아니야'라고 말해줘요. '이게 사실이고 저건 아니야'라고요. 그럼 나는 내 이성적인 생각이 조언하는 대로 따라가요." 완벽하게 적합하고 정확한 대체어다. 정신의 관찰 과정을 뭐라고 부르든 그건 중요하지 않다. 알아차리고 마음에 새기는 행동이 중요하다.

'공정한 관찰자'를 강박장애와 의지 사이에 거리를 두는 수단으로 여겨라. 달리 말하면, 내면의 정신과 원치 않는 강박충동 사이에 안전지대를 만드는 것이다. 생각 없이 기계적으로 충동에 반응하지 말고, 스스로 대안을 마련하라. 나중에 배울 테지만, 몇 가지 대안 행동을 마련해놓는 것이 좋다. 그래야 극심한 통증이 찾아올 때 제대로 대처할 수 있다. 도밍고가 말한 대로, "강박장애란 놈은 우라지게 영리하다. 그놈과 싸워 이기려면 정신을 바짝 차려야 한다."

환자들은 한 가지 증상이 사라지자 다른 증상이 그 자리를 메우는 상황에 자주 부닥친다. 하지만 오래 들러붙어 있던 증상보다는 새로운 증상을 제어하기가 훨씬 더 쉬운 법이다. 치료하지 않고 놔두면, 결국 강박장애에 굴복하고 만다. 예측하면, 다시 말해 초장부터 맞설 채비를 하면, 고통이 훨씬 덜하다.

휴스, 기괴함 저 너머에

강박장애라는 이 질병은 '기괴한bizarre'이라는 단어에 새로운 의미를 부여하는 방식으로 자신을 드러낸다. 다시 하워드 휴스를 떠올려보자. 휴스는 '세균 환류'라는 이론까지 생각해냈다. 친한 친구가 간염 합병증으로 죽었을 때 휴스는 강박장애에 점령된 마음속 두려움 때문에 장례식장에 화환조차 보내지 못했다. 화환에 붙은 간염 세균이 어떻게든 왔던 길을 되짚어 자기에게 돌아오고 말 거라고 생각했다. 또한, 휴스는 변기에 강박적으로 오래 앉아 있었다. 심할 때는 42시간 동안 앉아 있은 적도 있었다. 일이 끝났다는 확신이 들지 않았기 때문이다. 이는 그리 드물지 않은 강박장애 증상 중 하나다. 내가 진료한 환자들 가운데도 이런 사례가 꽤 많았다. 나아질 준비가 되면, 그들은 이렇게 말한다. "1분 더 앉아 있으니 차라리 바지를 더럽히고 말죠." 물론, 실제로 옷을 더럽힌 사람은 아무도 없었다.

휴스는 무의미하게 같은 행동을 반복하기도 했다. 이것 역시 강박장애의 흔한 증상 중 하나다. 직접 비행기를 조종하며 국토 횡단을 즐기던 휴스는 이륙하기 전에 조수에게 캔자스시티 기상 상황표를 가져오라고 전화했다. 하지만 기상 상황표를 가져오라는 전화는 한 번으로 끝나지 않았다. 처음 전화했을 때 비행에 필요한 정보를 다 얻었는데도 33번이나 전화해서 같은 요청을 반복했다. 그러고는 자신이 그랬다는 사실을 부인했다.

피터 브라운은 휴스의 전기를 쓰기 위해 나를 찾아와서 이렇게 물었다. "왜 멈추지 못한 걸까요? 아니, 그렇게 명석한 사람이 대체 왜 그런 거죠?" 명석함과는 아무 상관이 없다. 휴스는 그 질문을 33번 반복하지 않으면 정말로 뭔가 나쁜 일이 생길 거라고 느꼈을 것이다. 그때 휴스가 겁내던 재앙은 아마도 비행기 추락이었을 것이다. 어쩌면 처음에는 강박장애가 주입한 불안을 가라앉히기 위해 그 질문을 세 번만 할 계획이었는데, 세 번 반복할 때 정확한 음절에 악센트를 주지 못했거나 그와 비슷하게 터무니없는 실수가 있어서 같은 질문을 33번 해야 한다고 느꼈을 수도 있다. 만약 그때도 제대로 해내지 못했다면, 같은 질문을 333번 했을지도 모른다. 이것도 중증 강박장애에서 흔하게 볼 수 있는 증상이다. 같은 질문을 반복한 사실을 부인한 것은 휴스가 본인이 한 강박행동에 스스로 굴욕감을 느꼈다는 뜻이다.

수륙양용 비행기를 시험할 때 휴스는 그 비행기가 오래전에 내항성耐航性이 증명된 기종인데도 파도가 일렁이는 바다에 5116번 착륙 시험을 해야 한다고 우겼다. 휴스는 착륙 시험을 계속 반복했고, 아무도 그를 말리지 못했다. 휴스의 초기 전기는 이 사건을 언급하면서 상황을 통제하려는 욕구가 강해져서 벌어진 일이라고 설명한다. 재산 관리를 포함하여 당시에 다른 일들이 모두 통제 불능 상태여서 그 일만이라도 본인이 통제하려 했다는 이야기다. 그렇게 설명할 수도 있겠지만, 여기에는 심오한 정서적 요인과 연관성이 부족하다. 만약 휴스에게 강박장애가 없었다면, 절대 그런 식으로 행동하지 않았을 것이라고 나는 믿는다.

날아다니는 클립

조시는 기괴한 강박장애 증상이란 증상은 다 겪고 있었다. 그 중 하나는 사무실에서 누군가의 책상을 살짝 스칠 때 클립이 그 운 나쁜 사람의 커피잔에 빠질지 모른다는 두려움이었다. 최악의 시나리오는 그 사람이 커피를 마시다가 클립이 목에 걸려 질식하는 것이었다. 사실, 조시는 클립이 누군가의 커피잔에 빠질 확률은 100만 분의 1에 불과하다는 사실을 잘 알고 있었다. 그런데도 그 생각을 머릿속에서 지울 수가 없었다.

그 뒤 조시는 운전하다가 주차된 차를 살짝 스쳤는데 그때 후드 장식이나 크롬 스트립이 헐거워진 것 같다는 강박사고에 시달 렸다. 그러다 이런 상상을 하기에 이르렀다. "그 사람이 고속도로 를 달리는 도중에 헐거워진 부품이 도로에 떨어져서 여섯 명이 죽 는 거예요." 결국 조시는 자기가 사는 동네 길가에 정기적으로 주 차하는 모든 차량의 번호판을 외우기 시작했다. 그래야 그 차들 이 제자리에 있는지, 손상된 곳은 없는지, 다 괜찮은지 매일 확인 할 수 있었다. 그래도 걱정은 가시지 않았다. 낮 동안에 스쳤을지 도 모르는 차들에 대해서는 확인할 길이 없었기 때문이다. 자기가 (상상 속에서) 손상을 입힌 차를 추적하느라고 두 시간을 허비한 적도 있었다.

한번은 세인트루이스로 출장을 다녀왔는데, 비행기를 타고 로스앤젤레스에 있는 집으로 돌아왔다가 곧바로 세인트루이스로 되돌아가기도 했다. 자기가 (상상 속에서) 살짝 스쳐서 후드 장식이 헐거워진 차를 찾으려고 말이다.

조시는 자신의 행동이 말이 안 된다는 사실을 잘 알고 있었 다. 그런데 업무상 유난히 성가신 문제를 다룰 때는 일부러 그렇 게 불쾌한 강박행동을 하면서 신경을 다른 데로 돌린다고 말했다. 여기에는 강박장애에 대한 깊은 통찰이 담겨 있다. 실제로 조시는 스트레스가 아주 심할 때면 직장에서 처리해야 할 일을 생각하는 것보다 강박행동을 하는 쪽을 더 좋아했다. 같은 방식으로 하워 드 휴스도 어쩌면 강박행동을 탈출구로 이용했는지도 모른다. 처 음에 수륙양용 비행기를 착륙시키다가 전율을 느껴서 곧바로 강박행동을 키웠을 수 있다. 이런 충동에 저항하는 법을 가르쳐주는 행동 치료를 하지 않으면, 이 충동은 멈출 수 없는 악순환에 빠진다. **감정이 강박행동에 집착하도록 놔두면, 강박행동은 통제 불능 상태에 빠지기 쉽다.** 이것이 조시의 사례에서 우리가 잊지 말아야 할 교훈이다.

비슷한 원리로 조시는 치료 도중에 재발하는 경향을 보였다. 스스로 인정했듯이, 강박장애 증상이 80퍼센트 정도 사라졌을 때 경계를 늦추었기 때문이다. 그 결과, 조시는 수년 동안 같은 증상에 시달리고 있다. 딱 숨 쉬고 살 만한 수준까지만 4단계 치료법을 활용하면서 이 몹쓸 강박장애를 단 한 번도 확실하게 처치하지 않았다. 스트레스가 심해지면 강박장애도 갑자기 심해진다. 조시는 마음이 느슨해지면 뇌는 항상 무언가 해로운 짓을 벌이려고 기웃댄다는 사실을 깨달을 만큼 통찰력이 있었다. 그런데도 강박장애가 매복하고 있게 놔두었고, 강박장애를 쓰러뜨릴 만큼 힘껏 공격하려 하지도 않았다.

조시는 지금 이 강박행동을 하면 또 다른 강박행동이 뒤따를 뿐이라고, 그러면 효과적으로 업무를 처리하는 능력은 떨어지고 스트레스는 치솟을 거라고 자신에게 말해야 했다. 강박장애에 맞서고 끝내 극복해내기 위해 용기를 내야 했다. 조시에게 딱 맞는 격언이 하나 있다. 겁쟁이는 진짜로 죽기 전에 1000번 죽지만, 용맹한 사람은 지금 당장 강박장애와 싸운다!

제니가 설명한 강박사고는 하워드 휴스의 세균 환류 이론과 비슷하다. 제니는 생태 및 환경 문제에 오랫동안 관여해온 삼십대 초반의 전문직 여성이다. 제니는 모스크바에 있는 미 정부 기관에서 근무하는 동안 방사선이 퍼져서 물건에 달라붙을지 모른다는 강박사고에 시달렸다. 체르노빌 원전 사고가 일어나고 불과 몇 년 지나지 않은 때라 많은 강박사고가 그렇듯 논리적인 면이 전혀 없지는 않았다. 그러나 제니가 전개한 추론은 완전히 비논리적이었다. "키예프나 체르노빌에서 사람들이 들어올 때 그 사람들 몸에서 방사선이 떨어져 나와 내 물건이 오염되지는 않을까 걱정이 됐어요. 방사선에 관한 물리학 이론을 들이대며 나 스스로를 설득하려고 했지만, 어떤 논리도 통하지 않았죠. 기본적인 오염에 대한 공포였어요."

사실, 제니가 정말로 걱정했던 일은 따로 있었다. 자기가 방사선에 오염되어 다른 사람들까지 오염시킬지 모른다는 걱정이었다. 그래서 친구들을 만날 때 입어도 되는 옷을 옷장에 따로 보관하기 시작했다. 체르노빌 근처에 있던 이와 같은 공간에 있을 때 한 번도 입은 적이 없는 옷만 따로 구분해두었다. 어떤 책과 서류는 내다 버려야 했다. "아주 멀쩡한 것들을 내다 버렸어요. 오염됐다고 생각했거든요. 내가 버린 물건을 사람들이 쓰레기통에서 주워 가는 일이 없길 바랐어요. 그래서 다시 사용할 수 없게 갈기갈기 찢어서 버렸죠." 제니는 방사선이 어떤 식으로든 전화선을 타고 이동할지 모른다는 공포 때문에 집에 전화하는 것마저 두려워했다.

저장 강박, 세척 강박

강박장애의 '형태'와 '내용'에 관해서는 그 사람의 인생 경험이 어떤 역할을 할 가능성이 크다. 특히, 비이성적인 두려움을 품는 대상, 즉 강박장애의 내용을 결정하는 데 중요한 역할을 할 수 있다. 내가 진료한 환자 중 많은 이가 그렇게 믿고 있다. 실제로, 제니는 열두 살 때 텔레비전에서 히로시마 폭격을 다룬 영화를 보았는데, 그 영화가 잠재의식 속에 남아서 영향을 끼친 것은 아닌지 궁금해했다. 그때 본 장면을 제니는 지금도 생생히 기억한다. "잠이 안 왔어요. 불에 탄 손이 베개 밑에서 튀어나오는 생각이 머릿속을 떠나지 않았거든요. 화상을 입고 피부가 늘어진 사람들, 나를 빤히 보던 그 얼굴들이 자꾸 생각났어요."

제니에게 강박사고가 처음 생긴 건 아주 어렸을 때였다. 사람들에게 부적절한 말을 해야 할 것만 같은 강박충동을 느꼈다. 십대 무렵에는 강박장애가 정말로 제니의 목을 조르는 괴물로 변했다. 아래에 나오는 가슴 아픈 일기는 제니가 열여덟 살 때 쓴 것이다.

넌 정말 끔찍해…… 끔찍하다고. 너무 심해. 어떤 메시지도 어떤 영감도 없어. 오로지 고통뿐이야. 그렇게 좋았던 모든 게 다 따분해졌어. 넌 정말 따분하고 끔찍해…… 내가 대체 뭘 잘못했어? 네가 나한테 이런 짓을 하게 내버려둔 거? 아니야, 나도 어쩔 수가 없었어. 네가 날 짓눌렀잖아. 공포심으로 날 휘감았잖

아. 내게서 네 그 끔찍한 손가락 좀 치워…… 넌 끔찍해. 하늘나라에서 저주나 받아. 지옥에 떨어지면 더 좋고. 난 네가 싫어. 싫어. 정말 싫어. 자유로워지고 싶어.

4단계 자기 주도 치료법과 항우울제 복용을 병행하면 치료 과정이 조금 더 수월해진다. 덕분에 제니는 지금 강박장애를 제어할 수 있게 되었다. 예전에는 편지가 오염되었다는 터무니없는 생각 때문에 편지 부치는 것도 두려워했지만, 이제는 그러지 않는다. 옷장에 있는 옷을 구분하지 않고 입으려고 애쓴다. 이제는 차를 몰고 원자력 발전소 옆을 지나가거나 원자로 근처에서 일해도 꺼림칙하지 않을 거라고 말한다. 최근에는 의료 산업 단지에 있는 자신의 사무실을 청소하다가 실험용 슬라이드를 덮는 오래된 판지가 보관되어 있는 상자를 발견했다. "거기에 병균이 있다는 생각이 들었어요. 그래서 꺼내서 책상 위에 올려놓고 판지 덮개를 만지면서 말했죠. '말도 안 돼. 병원균은 몇 초 안에 죽어. 이건 내가 아니라 강박장애일 뿐이야.'" 그렇게 제니는 터무니없는 생각을 떨쳐낼 수 있었다.

UCLA에서 우리는 강박장애가 뇌의 화학적 불균형과 관련이 있고, 강박장애 환자들은 뇌 회로가 고장 난 탓에 뇌의 중요한 영역이 에너지를 너무 많이 쓰고 있다는 과학적 증거를 제시했다. 중증이든 경증이든 강박장애 환자 모두에게 해당하는 이야기다. 그러나 강박장애는 아주 다양한 방식으로 나타난다. 아주 충격적인 사례도 있고, 아주 우스꽝스러운 사례도 있다. 그룹 행동 치료 때는 환자들도 가끔 자기 모습이 어처구니없어 웃음을 터뜨린다. 하지만 강박장애는 매우 고통스러운 질병이다. 그래서 나는 어떤 증상도 가볍게 여겨서는 안 된다는 교훈을 오래전에 배웠다.

UCLA에서 진료했던 환자들의 사례를 몇 가지 더 나누고자 한다.

올리비아

중년에 이른 가정주부 올리비아는 1994년 로스앤젤레스 지진 이후 세탁기 물이 오염되었다는 강박사고에 시달렸다. 심지어 변기에 있던 물이 세탁기 안으로 쏟아지는 상상까지 했다.

리사

엑스레이 촬영 기사인 리사는 비이성적인 납 공포에 시달렸다. 주위에 납이 있는 직장에서 일했기에 이는 곧 심각한 문제가 되었다. 처음에는 손이 오염되었다고 생각했고, 다음에는 신발이 오염되었다고 생각했다. 그다음에는 자기가 발을 디딘 모든 곳이 오염되었다고 생각했다. 결국, 리사는 집 안에 '깨끗한 구역'을 지정하기 시작했다. 납 주변에서 일할 때는 자기한테서 멀리 떨어질 수 있게 사람들에게 미리 경고했다. 씻는 행위는 시간을 많이 잡아먹는 강박행동이 되었다.

린

매력적인 대학생 린은 가상의 결함을 없애기 위해 얼굴을 잡아 뜯는 데 집착했다. 이른바 신체추형장애(신체적 결함이나 외모에 지나치게 집착하고 강박적인 행동을 보이는 강박장애의 하위 유형으로, 1886년 엔리코 모르셀리가 외모의 특정 부분에 대한 병적인 집착을 의미하는 추형공포증dysmorphophobia이라는 용어를 사용한 데서 유래했다—옮긴이)를 앓고 있었다. 이는 강박장애와 관련 있는 정신장애다. 급기야 린은 집 안에 있는 모든 조명을 최대한 낮추고, 거울이 보이지 않게 종이를 붙여 가려두었다. (강박적으로 머리카락을 쥐어뜯는 발모광도 이와 비슷한 질병으로 강박장애와 관련이 있다.)

캐런

전에 치과에서 조무사로 일한 바 있는 오십대 초반의 주부 캐런은 위에 언급한 사람들보다 훨씬 더 전형적인 사례다. 캐런에게는 저장 강박이 있다. 신혼 초에 즐기던 해롭지 않은 취미 생활에서 문제가 시작되었다. 캐런은 남편 롭과 함께 비싸지 않은 보물들을 찾아 중고 물품 파는 곳을 돌아다녔다. 오래지 않아 캐런은 길가에 버려진 쓸모없는 물건을 집에 들고 왔다. 어느새 문을 열지도 못할 정도로 방마다 쓰레기로 가득 찼다. 욕조 안에까지 쓰레기가 산처럼 쌓였다. 가스레인지 위에도 물건이 너무 많이 쌓여서 사용할 수 있는 화구는 하나뿐이었다. 거실을 지나려면 수많은 쓰레기봉투와 넘칠 정도로 꽉 찬 상자들 사이를 비집고 다녀야 했다. 고양이 열여섯 마리와 개 네 마리가 쓰레기 더미 뒤에서 볼일을 보는 탓에 악취가 코를 찔렀다.

"창피해서 누구도 집에 초대하지 않았어요." 캐런은 그때를 회상했다. 마루 난로를 켜면 불이 날까 두려워서 난방을 아예 못 했다. 집을 통틀어 앉을 수 있는 의자는 고작 두 개뿐이었다. 캐런과 롭은 가전제품이 고장 나도 고칠 엄두를 내지 못했다. 혹시나 수리공이 보건복지부에 신고할까봐 무서웠기 때문이다. 밖에서 안을 들여다볼 수 없게 창문마다 덧문을 달고 떨기나무가 무성해지도록 놔두었다. 롭은 난장판 속에서 너무 오래 살아서 이 상황이 몹시 기괴하다는 생각조차 하지 못했다. "우리 집은 더 이상 피난처가 아니었어요"라고 캐런은 말했다. "감옥이 되어버렸죠. 우리는 불지 않는 바람을 기다리는 돛단배처럼 침몰하고 있었어요."

도움의 손길은 우연히 찾아왔다. 예정에 없이 옛 직장 동료가 집에 찾아온 것이다. 캐런은 너무 창피해서 중고 물품을 찾는 짓을 그만두었다. 대신에 헌책방을 찾아다녔다. 이제 롭은 캐런이 가져오는 책을 집에 쌓아두기 위해 서재를 만들어야 했다. 그때까지도 캐런은 도움을 청하지 않았다. 정신병원에 입원시킬까봐 두려웠기 때문이다. 마침내, 절망에 빠진 캐런은 정신과 의사를 찾아갔다. 의사는 캐런에게 진입로에 대형 쓰레기통을 설치하고 집에 있는 물건을 치우라고 말했다. 캐런은 그럴 생각이 없었다. "마당에 뛰쳐나가 비명을 지르며 쓰레기통에 몸을 던지다가 정신병원에 끌려가는 내 모습이 눈에 선했거든요. 이웃 사람들이 다 보는 앞에서요."

10년 동안 저장 강박에 시달린 끝에, 캐런은 알코올중독자 12단계 재활 프로그램에 바탕을 둔 강박장애 재활 모임에 가입했다. 여기서 만난 사람이 수년에 걸친 길고 힘든 청소를 시작하라고 캐런을 설득했다.

"문제를 스스로 해결해야 한다고 생각했던 게 가장 큰 실수였어요. 어리석은 자존심이었죠. 부끄러운 모습을 누구에게도 보이고 싶지 않았거든요." 캐런의 말이다.

UCLA에서 우리는 캐런에게 4단계 자가 치료법을 욕실 거울에 붙여두라고 가르쳤다. 그리고 중고 물품 할인 전단이 눈에 보이거나 쓰레기통에 삐죽 튀어나온 매력적인 물건이 눈에 들어올 때마다 의식적으로 4단계 치료법을 떠올리라고 가르쳤다. 강박사고를 재명명하고 "그만 놔!"라고 자신을 타이르면서 캐런은 강박사고와 함께 또 다른 쓰레기에 매달리고 싶은 덧없는 마음도 함께 내보냈다. "옳은 선택을 하면, 그런 내가 좋아져요. 쓰레기 없고 혼란스럽지 않은 환경에 훨씬 더 가까워지죠. 건강해지고 친구들이 생겨요. 이제 내게도 삶이란 게 생겼어요!" 자신의 삶을 어떻게 망가뜨렸는지 떠올리면서 물건을 향해 화를 내는 것도 캐런이 활용한 기법 가운데 하나다. "물건들을 그냥 쓰레기통에 던지지 않아요. 죽일 듯이, 복수하는 심정으로 내던지죠. 우리 인생이 여기 달린 것처럼…… 그게 사실이거든요."

유전자를 탓해야 할까?

자기 이야기를 하다가 캐런은 완벽주의를 추구하는 엄격한 가정에서 자랐다고 털어놓았다. 아버지는 또 낭비한다며 끊임없이 고함을 지르는 별난 사람이었다. 캐런은 이 경험이 자기가 겪는 강박장애의 '내용'을 결정한 것은 아닌지 궁금해했다. 가능성은 있다. 왜 어떤 사람은 씻는 데 집착하고 어떤 사람은 물건을 쌓아두는 데 집착하는지를 생물학적으로는 설명할 길이 없다는 점을 고려하면, 특히 더 가능성 있는 추론이다.

어떤 환자들은 자기에게 강박장애가 생긴 원인을 찾으려고 어린 시절과 가족력을 돌아보기도 한다. 유전이 어느 정도 작용하는 것은 분명해 보인다. 환자들은 이 질병에 강박장애라는 이름이 생기기 훨씬 전부터 확실한 강박장애 성향을 보인 자기 어머니나 형제, 조부모 이야기를 내게 하고 또 했다. 공식 연구 결과도 같은 이야기를 한다. 강박장애는 유전되는 경향이 있다. 흔히, 강박장애가 있는 사람들의 부모는 완고하고, 융통성이 없고, 특정한 방식으로 일을 처리하지 않으면 몹시 언짢아한다. 예를 들어, 하워드 휴스의 조부모는 매일 5시 정각에 별장 현관에 나왔다. 하워드 휴스도 어렸을 때 정확히 5시가 되면 현관에 나와야 했다. 그러지 않으면 뒤탈이 생겼다. 이런 경직성은 가벼운 강박장애의 특성으로 볼 수 있다. 외과 의사나 회계사라면 이런 특성이 매우 유리하게 작용할 수 있지만, 심해지면 병적인 수준으로 발전할 수 있다. 따라서 훨씬 덜 파괴적인 습관을 뇌의 생화학적 불균형으로 생기는 강박장애의 전조로 보는 것은 그리 놀라운 일이 아니다.

어렸을 때 앓았던 질병도 강박장애와 관련이 있다. 수전 스웨도 박사가 이끄는 미 국립보건원 연구진은 강박장애와 소무도병이 연관이 있다고 밝혔다. 소무도병은 면역체계가 뇌를 공격하는 류머티즘열의 변종이다. 연구 결과에 따르면, 소무도병은 강박장애가 시작되는 요인이자 강박장애를 악화시키는 요인으로 작용한다. 운동성 틱 질환인 투렛증후군과 강박장애 사이에 강력한 연관성이 있다는 점도 흥미롭다. 유년기의 심리적 경험, 특히 정신적 외상을 입힌 사건과 전형적인 강박장애의 연관성은 명확하지 않지만, 내가 진료한 몇몇 환자는 둘 사이에 연관성이 있다고 굳게 믿었다.

속기사인 마이클은 사소한 일에 며칠씩 매달리는 아버지와 그의 표현에 따르면 '항문애 성격'에 청소 강박이 있던 어머니 밑에서 자란 탓에 강박장애가 생겼다는 생각이 확고했다. 마이클은 어린 시절을 이렇게 회상했다. "어머니는 지나치게 소유욕이 강한 편이었어요. 그 때문에 나를 숨 막히게 했는데, 정작 다른 방면으로 저를 잘 돌봐주지는 않았어요. 강박장애가 나한테 하는 짓이 딱 그래요. 내 목을 조를 가능성이 농후하죠. 다른 아이들은 피아노 교습을 받았던 게 기억나요. 하지만 어머니는 내가 그런 걸 배우게 허락해주지 않았어요. 과도한 소유욕으로 숨 막히게만 했죠. 강박장애가 딱 그렇잖아요. 숨 막히게 하고, 자기 손아귀에서 벗어나는 걸 허락하지 않죠."

마이클은 '지킬 박사와 하이드 씨의 뇌'를 가진 사람, 좋은 면과 나쁜 면이 있는 사람으로 자신을 묘사했다. 나쁜 면은 강박장애를 말한다. 마이클에게는 숫자를 세는 강박과 만지는 강박이 있었다. '행운'의 숫자와 '불운'의 숫자에 대한 강박도 있었고, 머릿속에 문장을 계속 반복해서 떠올리는 강박도 있었다. 가장 기괴한 강박은 5학년 때 시작되었는데, 지금도 이 강박과 씨름하고 있다. "교실에 앉아 있는데 갑자기 바지가 꽉 조이는 느낌이 들었어요." 학교생활은 행복하지 않았다. 강박장애 때문에 집중하기 힘들었던 것도 그 이유 중 하나였다. 지금 마이클은 바지가 조여서 섬뜩해지는 느낌이 정신을 산만하게 만드는 잠재의식의 기술은 아니었을까 생각한다.

다른 강박사고는 대부분 극복했지만, 마이클은 강박장애가 "이것을 최대한 써먹고 마지막 전투에서 승리하려고 작정한 것 같다"고 말한다. 꽉 조이는 바지 얘기다. 마이클은 그 두려움을 이런 식으로 적나라하게 표현했다. "바지가 궁둥짝을 타고 올라가 내 목구멍으로 나올 심산인지, 너무 심하게 조여와요." 행동 치료를 하기 전에는 섬뜩한 느낌을 떨쳐내려고 옷을 벗어버리곤 했다. 하지만 이제는 터무니없는 생각에 굴복하는 것이야말로 최악의 행동이라는 사실을 깨달았다.

마이클에게는 살충제 오염에 대한 강박사고도 있었는데, 이것은 결국 극복해냈다. 그전에는 강박사고가 너무 심해서 슈퍼마

켓에서 살충제 통만 봐도 엄청난 충격을 받았다. "계산대에 물건을 올려놓다가 앞에 있는 사람이 살충제 통을 들고 있으면, 음식이든 뭐든 장 본 물건을 전부 챙겨서 원래 있던 선반에 돌려놓고 장바구니를 다시 채워야 했어요. 전부 다 오염되었다고 생각했거든요. 컨베이어 벨트도 오염되었을지 모르니까, 당연히 계산대도 다른 곳을 이용해야 했죠. 가끔은 그러느라 시간을 너무 많이 써서 음식 사는 걸 잊어버린 적도 있어요." 길에서 해충 구제업자 트럭이라도 보게 되면, 집에 돌아가서 옷을 빨고 샤워를 해야 했다. "내 몸이 유독 가스에 뒤덮인 것 같은 느낌이 들었어요"라고 마이클은 늘 말했다.

그러다 진실을 마주해야 하는 순간이 찾아왔다. 그가 사는 집이 팔렸고, 흰개미 박멸을 위해 건물 전체에 천막을 칠 거라는 통보를 들었다. 마이클은 극심한 공포에 휩싸였다. 시청에 가서 항의해야 하나? 정신과 의사한테 가서 정신병을 앓고 있으니 해충 구제업자가 건물에 들어오게 하면 안 된다는 소견서를 써달라고 할까? 그러다 문득 정신을 차렸다. "생각했어요. '잠깐만, 그냥 놔두자. 좋아질지도 모르니까.' 이 일은 해야만 하는 일이고, 그런다고 내가 죽지는 않을 거라고 마음을 다독였죠. 그게 저한테는 정말 엄청난 일이었어요." 20년간 강박사고에 시달린 끝에, 한순간에 생각이 명료해졌다. 강박사고의 실체를 파악하기 위해 실천했던 알아차림 훈련이 큰 성과를 거두기 시작한 것이다. 그러자 마이클은 거기서 한 걸음 더 나아갔다. 해충 구제업자가 오자 마이클은 그에게 명함을 달라고 했다. 그리고 그런 일이 있었어도 자기가 죽지 않았다는 사실을 상기하기 위해 그 명함을 가지고 다녔다. 공포심을 유발하는 대상에 자신을 의도적으로 노출함으로써 마이클은 자신이 나아지고 있음을 깨달았다.

4단계 치료법을 실천하면서 마이클은 강박장애를 '이제 더는 나를 속일 수 없는, 내 뇌 속의 악당'으로 여기는 법을 배웠다. "살충제 때문에 죽거나 하지 않는다는 걸 이제 알아요. 탁자를 꼭 세 번 만지지 않고 두 번만 만져도 재앙이 일어나지 않는다는 것도 이제 잘 알고 있어요." 하지만 몸을 조이는 섬뜩한 바지는 여전히 그를 괴롭힌다. "이건 내 몸의 일부 같아요. 내 살갗에 딱 붙어 있죠. 항상 그 자리에 있으니 도망칠 길이 없어요." 강박장애 증상이 아직 조금 남아 있지만, 마이클은 자신이 얼마나 많이 좋아졌는지, 일상생활에 필요한 능력을 얼마나 많이 회복했는지 아주 잘 알고 있다.

강박장애에 맞서 싸우면서 마이클은 다음과 같은 사실을 배웠다. "충동에 굴복하려는 자신을 방해하기 위해 할 수 있는 일은 전부 다 하면 돼요. 강박장애에 저항하려면 엄청난 투지와 온 힘을 다 쏟는 노력이 필요해요. 육체적인 고통도 고통이지만, 정신적인 고통이 극심해요." 마이클은 마음을 오롯이 쏟지 않고 로봇처럼 4단계 치료법을 기계적으로 실천하면 효과가 없다는 사실도 깨달았다. 마이클은 자기 주도 노출 요법을 실천하면서 있는 힘껏 강박장애와 싸우던 자신의 모습을 이렇게 묘사했다. "이렇게 생각하죠. '음, 내가 이걸 만지면, 아버지가 돌아가실 거야. 그래도 나는 만질 거야.' 그래서 그걸 만지면 여전히 아버지가 돌아가실 것 같은 기분이 들어요. 그럴 때는 자신에게 이렇게 말해야 해요. '그래, 무슨 일이 일어나든, 이런 식으로 사는 것보다는 나아.' 4단계 치료법을 실천하세요. 그리고 믿으세요." 이 얼마나 깊이 있는 통찰인가! 요즘 마이클은 "강박장애의 손을 잡고 진흙탕으로 들어가요"라고 말한다. 똑똑한 사람이라면, 이렇게 전투적으로 싸우는 사람 반대편에 돈을 걸지는 않을 것이다.

UCLA에서 우리는 강박장애와 연관된 오염 공포 사례를 많이 만났다. 임시직 노동자인 잭은 강박적으로 손을 씻다가 신체적 고통이 너무 심해져서 도움을 청하러 왔다. 빨개지고 까지고 갈라진 손으로 또다시 겨울을 맞을 엄두가 나지 않았기 때문이다. 손을 얼마나 자주 씻었던지 어린 딸은 아빠 손을 가리켜 '비누 맛 아이스바'라고 불렀다. 아무리 많이 헹궈도 비누 냄새가 가시지 않았고 얼음처럼 차가웠기 때문이다. 행동 치료를 하면서 잭은 손을 씻고 싶은 충동에 굴복하지 않아도 재앙은 일어나지 않는다는 사실을 배웠다. "손을 씻지 않는다고 해서 세상이 끝나는 건 아니란 사실을 저도 알아요." 전에는 늘 '재앙이 임박한 것 같은' 느낌이 들었다. "강박행동을 하지 않으면, 내 차와 내 집처럼 내가 안전하다고 느끼는 장소가 모두 침범당할 것 같다"고 느꼈다.

잭이나 다른 환자들이 강박행동을 하고 싶은 충동이 생길 때마다 재명명에 반드시 성공해야만 하는 건 아니다. 충동에 굴복해서 강박행동을 하더라도, 그것이 강박행동이고 이번에는 저항하지 못하고 있다는 사실을 마음 깊이 인식하는 것이 더 중요하다. 이렇게 하는 편이 아무 생각 없이 무의식적으로 재명명을 하는 것보다 훨씬 더 유용하다. 재명명을 무의식적으로 수행하면, 재명명 자체가 하나의 의식이 되어버려 아무 의미가 없어진다. "아, 이건 강박사고야"라는 말을 입 밖으로 내뱉는다고 해서 마법 같은 일이 일어나지는 않는다. 지금 무얼 하고 있는지 생각하지 않고 기계적으로 의사의 지시를 따르는 건 아무런 도움이 되지 않는다. 마음을 쏟아야 한다. 이렇게 해보자. "느낌이 너무 강해. 이번에는 맞서 싸울 힘이 없어. 그러니까 문을 잠갔는지 살펴볼 거야." 그런 다음, 문을 확인할 때는 마음을 다해 주의 깊게 확인하라. 그러면 다음번 충동에 맞설 수 있는 채비를 할 수 있다. "문이 잠겼는지 확인해볼게"라고 말하지 마라. 이런 대응은 끝없는 확인 강박을 불러올 뿐이다.

단호하게 재명명하기

UCLA에서는 환자들에게 겪고 있는 증상이 무엇이고 그 증상에 어떻게 반응하고 있는지를 글로 쓰라고 요청한다. 또 다른 유형의 자기 주도 치료법이다. 또한, 이 글은 강박장애를 이해하게 도와주는 놀라운 지식의 보고 역할도 한다. 강박장애 환자들은 밝고 창의적인 이들이 많아서 그들이 병과 싸우면서 겪은 일을 풀어 쓴 글도 대단히 흥미롭다.

조앤은 고장 난 레코드판처럼 부정적인 생각을 계속 반복하는 작은 목소리에 몇 년 동안 시달리다가 자기계발서에서 치료법을 찾으려 한 적이 있다고 고백했다. 책의 저자는 강박장애가 속임수를 쓰기 시작할 때마다 손목에 고무줄을 차라고 제안했다. 일종의 관심 돌리기 기법이었다. "첫날 내게 남은 거라고는 아픈 손목이 다였다." 결국 조앤의 상태를 호전시킨 것은 고무줄이 아니라 4단계 치료법이었다. 처음으로 삶을 어느 정도 통제할 수 있게 되었다고 느끼기 시작했을 때 조앤은 자신에게 이렇게 말했다. "기차(부정적인 강박사고)에 치이고 싶지 않으면, 선로에서 나와 기차가 지나가게 해야 해." 조앤은 우리가 '강박행동을 피해서 다른 행동하기'라고 부르는 기법을 실천하고 있었다. 행동 치료와 약물 요법을 병행하면서 조앤은 이렇게 말할 수 있게 되었다. "해가 내 영혼을 비추고 있어요."

젊은 예술가 마크는 공포 영화의 예고편 같은 강박장애 경험담을 글로 썼다. 그의 강박장애는 어린 시절에 기도 의식과 함께 시작되었다. 그러다 이십대 초반에 청소 강박으로 바뀌었다. 마크는 집을 12번(12는 '행운'의 숫자였다) 청소한 다음, '우주의 기운을 올바른 방향으로 되돌리기 위해 여자를 찾아 섹스를 해야' 했다. 그래야 가족 중 누군가가 죽지 않는다고 생각했다. 그런데 그런 식으로 여자를 이용하면 기분이 좋지 않았다. 그래서 일종의 정화

의식으로 청소를 한 번 더 했다. 그러던 어느 날, 집을 13번 청소하고 외출해서 길을 걷는데 "비둘기가 말 그대로 하늘에서 뚝 떨어지더니 내 발치에서 죽었어요. 부리에서 피를 철철 흘리면서요." 그것은 분명히 나쁜 징조였다. 역시 13은 재수 없는 숫자였다. 그러니 청소를 몇 번 더 해야 했다. 청소를 마치고 점심을 먹으러 커피숍에 갔다. 운이 좋은 건지, 옆자리에 앉은 남자가 신문을 읽고 있었는데, 머리기사 제목이 "비둘기는 어디에서 죽는가"였다. '그래, 청소를 몇 번 더 하자'라고 마크는 생각했다. 결국 집을 21번 청소한 뒤에야 맘 편히 쉴 수 있었다.

한동안 마크는 판을 뒤집으면 강박장애를 속일 수 있다고 생각했다. 자기가 강박행동을 하면 가족 중 누군가가 죽는다고 거꾸로 말하는 식이었다. "오케이, 잘난 척 대마왕. 내가 해결했어. 자, 봐." 그러나 효과는 없었고, 새로운 강박행동이 자리를 잡았다. "지름길을 이용해서는 결승선에 도달할 수 없다는 교훈을 얻었죠. 지름길은 효과도 없을뿐더러 늘 역효과를 내요." 마크가 청소 강박에서 벗어나려면 몇 년이 걸릴 것이다. "실제로 집을 144번이나 청소해야 했던 적도 있어요. 몇 달이 걸렸죠."

행동 치료를 하다가 마크에게 돌파구가 찾아왔다. 원하던 집을 찾았는데 강박장애가 그의 내면에서 "아니, 거기로 이사하면 안 돼"라고 경고했을 때였다. 주소에 들어간 숫자가 '행운'의 숫자가 아니라는 게 그 이유였다. 마크는 태도를 정했다. "젠장, 인생의 중대한 결정을 강박장애가 좌우하게 둔다니, 정말 믿을 수가 없네." 아주 단호한 태도로 재명명을 한 것이다. 이사 온 직후에 '재수 없는 숫자'에 대한 생각은 사라졌다. 마크는 강박사고가 침습하면 늘 그렇듯 자신에게 이렇게 이야기한다. "할 필요 없어. 아무것도 안 해도 돼."

강박장애는 회전초다

전형적인 강박장애와 투렛증후군을 함께 앓고 있는 라라는 칼에 대한 폭력적인 생각부터 강박적인 쇼핑 충동까지 자신이 경험한 다양한 증상을 자세히 들려주었다. 한번은 도움이 될까 해서 쇼핑 중독자 모임에도 나가봤다. 하지만 자신은 쇼핑 중독이 아니라 강박장애라는 사실을 금방 깨달았다. 강박적으로 쇼핑에 몰두하는 사람들은 쇼핑할 때 흥분과 황홀감을 느낀다고 고백했다. 하지만 라라는 쇼핑몰을 반복해서 오가는 행위에서 어떠한 즐거움도 얻지 못했다. "강박사고는 고통스러워요. 하나도 즐겁지 않아요. 나는 필요 없는 물건을 사고, 다시 가서 그걸 반품하죠. 물건을 살 때보다 반품할 때가 오히려 더 흥분돼요." 강박장애와 충동조절장애의 중요한 차이점을 명확히 이해하게 하는 말이다. 강박장애로 말미암은 행동은 본질상 전혀 즐겁지 않다.

또한 라라는 자신이나 타인을 해칠 것만 같은 두려움, 부끄러운 짓을 저지를 것만 같은 두려움, 비행기가 자기 집에 추락할 것만 같은 공포, 고속도로 다리가 무너져 자신을 덮칠 것 같은 공포 등 여러 강박사고에 시달렸다. "한 가지 강박사고가 다른 강박사고를 불러오고 그게 또 다른 강박사고를 불러오는 것 같아요. 쳇바퀴 돌리는 다람쥐를 본 적 있나요? 강박사고가 딱 그래요. 사정없이 빠르게 돌아가는 디즈니랜드 놀이기구하고도 비슷하죠."

실제로 폭력적인 생각을 행동으로 옮긴 적은 한 번도 없다. 강박장애가 있는 사람들이 보통 다 그렇다. 라라는 행동 치료를 통해 자기가 하는 생각이 '비이성적'이라고 재명명하고, 자신에게 이렇게 말하는 법을 배웠다. "이건 현실이 아니야. 너무 끔찍하고 믿기 힘든 일이라서 무서운 거야." 라라는 이제 강박사고와 강박충동이 아무리 강하고 파괴적이어도 스스로 제어할 수 있다는 사실을 안다. 그리고 지금도 그 강박사고와 싸우고 있다. 라라는 강박사고를 가리켜 두고 올 수 없어서 어디든 지고 다녀야 하는 '덧짐'이라 칭한다.

미용사인 카를라는 자기가 젖먹이 딸을 해칠 거라는 생각에 사로잡혀 오랫동안 간절히 원했던 아이를 포기하려고까지 생각했다. (카를라는 당시 마흔 살이었고, 결혼한 지 14년 만에 딸을 낳았다.) 처음에는 심각한 산후우울증이라는 잘못된 진단을 받았다. 카를라는 자기가 아이를 죽일 거라는 생각에 공황 발작을 일으켰다. 얼마나 심했던지 칼이나 가위를 쳐다보지도 못할 정도였다. "마치 영화를 보는 것 같았어요. 영화에 푹 빠져서 생각하는 거죠. '오, 맙소사, 내가 그런 행동을 할 수 있다고?' 매일 온종일을 그 생각과 싸우는 거예요." 오직 아기를 돌보겠다는 결심 하나로 버텼다. 라라는 말 그대로 네발로 기어서 아기방에 가서 기저귀를 갈았다.

딸아이는 이제 여섯 살이 되었고, 카를라는 딸이 자라는 모습을 옆에서 지켜보게 해준 신에게 매일 감사한다. 오래된 일이지만, 강박사고가 너무 심해서 스스로 목숨을 끊고 싶었던 때도 있었다. 딸이 살려면 자기가 죽어야 한다고 생각했다. 카를라는 강박장애를 바람에 굴러다니면서 터무니없는 생각들을 그러모아 몸집을 점점 불리는 회전초(가을이 되면 줄기 밑동에서 떨어져 나와 둥근 실뭉치처럼 바람에 굴러다니는 식물로, 뿌리가 없어도 식물의 기능을 완전하게 수행한다. 바람에 굴러다니다가 비를 맞거나 물이 있는 곳에 가면 땅에 뿌리를 내리고 줄기를 뻗으며 번식한다—옮긴이)에 비유한다. 하지만 행동 치료를 하면서 그런 생각들로부터 자신을 분리하는 법을 배웠다. 강박사고가 침습하면, 카를라는 스스로에게 이렇게 말한다. "첫째, 내 이름은 카를라야. 둘째, 내게는 강박장애가 있어. 하지만 내 인생이 강박장애는 아니야." 이제는 마치 이름을 쓰거나 물을 마시는 것처럼 자동으로 이 말이 흘러나온다. '딸깍!' 하고 머릿속에서 전구가 꺼진다. 방어할 준비가 되어 있다. 준비된 사람에게는 알아차림과 재명명 능력이 순식간에 솟아난다.

강박장애가 있는 사람들은 대부분 자기에게 이런 문제가 있다는 사실을 다른 사람에게 이야기하길 꺼린다. 창피해서일 수도 있고, 직장을 잃을까봐 겁나서일 수도 있다. 경험상 사람들이 그런 이야기를 듣고 싶어하지 않는다는 걸 알아서일 수도 있다. 하지만 카를라는 사람들에게 자신의 비밀을 털어놓고 나서 안도감을 느꼈다. 카를라는 자원봉사 활동을 많이 한다. 카를라가 만나는 사람 중에는 신체적으로 문제가 있는 이들도 있다. "사람들에게 이렇게 말해요. '안녕하세요, 저는 강박장애가 있어요. 제가 어떻게 도와드리면 될까요?' 그렇게 제 문제를 먼저 털어놓는 거죠." "내가 어떻게 도와줄까?" 이렇게 생각하도록 훈련하는 것, 이것이야말로 진정한 행동 치료다. 카를라의 말을 더 들어보자. "물론, 병원에 입원해서 수술받으면 다시 건강해지는 특별한 치료법 같은 게 있으면 좋죠. 하지만 그런 치료법은 존재하지 않아요." 어찌 보면 행동 치료는 차선책이라 할 수 있다. 그러나 행동 치료를 통해 '알아차림' 습관을 계발할 수 있다면, 어떤 면에서는 최선책보다 더 좋은 차선책이 아닐까 싶다.

이제 강박장애를 '강박장애'라는 제 이름으로 부르는 재명명을 충분히 이해했을 테니, 두 번째 단계인 재귀인을 소개하려 한다. 재귀인은 강박장애 증상의 원인이 어디에 있는지를 분명히 밝히는 것이다. 작동이 잘 안 되는 뇌가 문제의 원흉이다.

재귀인은 **"이게 왜 날 이렇게 괴롭힐까? 대체 왜 사라지지 않을까?"** 라는 끈질긴 질문에 답한다.

강박장애가 사라지지 않는 건 이것이 질병이기 때문이다. 이렇게 마음을 가다듬어야 한다. "왜냐하면, 병에 걸렸으니까. 이제 이 병에 적응해야 해." 강박장애라고 부르는 이 병에 적응하고 기능을 극대화해야 한다. 우리는 피해자가 아니다. 지금 문제를 해결해나가는 중이다.

기억해야 할 요점

- 첫 번째는 재명명 단계다.
- 재명명은 원치 않는데도 자꾸 떠오르는 생각과 행동을 있는 그대로 '강박사고'와 '강박행동'이라고 부르는 것이다.
- 재명명을 한다고 해서 원치 않는 생각과 충동이 즉시 사라지지는 않지만, 행동 반응을 바꿀 채비를 할 수 있다.
- 행동을 바꾸는 것이 뇌를 바꾸는 길이다.
- 공정한 관찰자를 키우는 것, 내 바깥에 서서 마음을 다해 주의 깊게 자신의 행동을 관찰하는 능력을 강화하는 것이 성공의 열쇠다.

2장

뇌의 잠금을 풀어라

두 번째 단계: 재귀인

첫 번째 단계: 재명명

두 번째 단계: 재귀인

세 번째 단계: 재초점

네 번째 단계: 재평가

두 번째 단계인 재귀인은 "이 성가신 생각과 충동과 행동은 왜 사라지지 않을까?" "이것들이 나를 계속 괴롭히는 이유가 뭘까?" "나는 대체 무엇을 탓해야 하나?" 등의 질문에 답한다.

성가신 생각, 충동, 행동이 집요하게 계속되는 이유는 그것들이 강박장애 증상이기 때문이다. 강박장애는 뇌에 오류를 일으키는 생화학적 불균형과 관련이 있는 질병임이 과학적으로 입증되었다. 강박장애 환자들의 경우, 자동차 기어 자동 전환 장치처럼 작동하는 뇌 영역이 제대로 작동하지 않는다는 강력한 과학적 증거가 있다. 강박장애가 있는 사람의 뇌는 '기어가 뻑뻑해서' 잘 작동하지 않는다. 그 결과, 행동을 전환하기가 어렵다. 재귀인 단계에서의 목표는 자꾸만 들러붙는 생각과 충동이 좀체 말을 안 듣는 뇌 때문이라는 사실을 깨닫는 것이다.

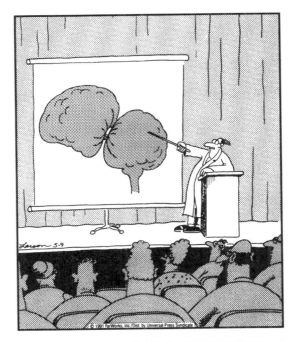

강박적 사고를 하는 사람들에 관한 세미나에서 룬드크비스트 교수가 뇌 스테이플링 기법을 설명하고 있다.

이번 장에서는 강박장애 증상을 극복하기 위한 '뇌 스테이플링 기법'에 관해 배울 것이다.

미리 밝혀두자면, 우리가 쓰는 방법은 작은 금속 클립과는 아무런 관련이 없다. UCLA에서 우리는 자기 주도 행동 치료에 뇌 스테이플링 기법을 활용한다. 다시 말하면, 마음의 힘을 이용하여 실제로 뇌 화학을 바꾸는 것이다. 뇌에 들러붙어 사라지지 않는 침습적 사고를 처리하면, 실제로 이런 결과가 나온다. 우리가 사용하는 도구는 재명명, 재귀인, 재초점, 재평가로 구성된 4단계 치료법이다. 이 치료법을 끈기 있게 실천하다 보면, 활동 항진 상태의 안와피질에 '스테이플을 박을' 수 있게 될 것이다. 뇌 수술은 필요 없다. 마음을 사용하면 된다.

이 책에서 말하는 '자기 주도 행동 치료'는 강박장애 증상에 대한 능동적 반응을 가리킨다. 다시 말해, 이 침입자의 실체가 무엇인지 파악하고, 잘 움직이지 않는 뇌 속 기어를 전환하기 위해 4단계 치료법으로 반격하는 것을 뜻한다.

첫 번째 재명명을 통해서 우리는 강박사고를 강박사고라 부르고, 강박행동을 강박행동이라 부르는 것의 중요성을 배웠다. 그러나 재명명만으로는 이 고통스러운 생각과 충동이 사라지지 않는다. 그러면 당연히 궁금해질 것이다. "빌어먹을, 대체 왜 계속 나를 괴롭히는 거야?" 강박적 사고와 충동이 우리를 계속 괴롭히는 이유는 우리 뇌에 결함이 있기 때문이다. 서론에서 이야기했듯이, 뇌의 자동 전환 장치가 말을 듣지 않아서 생긴 문제다.

이제 두 번째 단계인 재귀인을 실행할 차례다. 우리는 이미 문제가 강박장애임을 확인했다. 재귀인을 통해서 우리는 정확하게 뇌에서 원인을 찾는 법을 배운다. "뇌가 내게 잘못된 메시지를 보내서 그런 거야. 나는 병을 앓고 있어. 내 뇌는 생각과 경험을 적절히 걸러내지 못해. 그래서 내가 말도 안 되는 생각과 충동에 부적절하게 반응하는 거야. 잘못된 메시지에 반응하는 방식을 바꾸면, 뇌가 더 잘 작동해서 나쁜 생각과 느낌도 개선될 거야." 이렇게 말이다.

"내가 아니라 내 뇌가 문제야"

강박적인 생각과 충동은 삶을 견디기 어렵게 만든다. 따라서 그것들을 피해 다른 행동을 할 능동적이고 긍정적인 전략을 고안해야 한다. 강박장애라는 질병에 적응하고, "내가 아니라 내 뇌가 문제야"라고 자신에게 계속해서 말해야 한다.

파킨슨병 환자에게 "떨지 마세요! 떨림이 멈출 때까지 움직이지 마세요"라고 말할 수는 없다. 강박장애 환자가 뇌가 쏟아붓는 잘못된 메시지가 사라지길 기대할 수 없듯이, 파킨슨병 환자도 떨림이 사라지길 기대할 수 없다. 둘 다 적응해야 할 질병이다. (파킨슨병과 강박장애 모두 '선조체'라고 부르는 뇌 영역의 이상으로 발생한다는 점이 흥미롭다.) 파킨슨병에 걸린 사람이 "아, 진짜 쓸모없는 몸

뚱이야. 왜 다른 사람들과 같은 속도로 움직일 수 없는 거야?"라고 한탄해봐야 아무 소용없고 비생산적이듯, 강박장애 환자가 충동에 굴복하고 "이놈은 정말 괴물 같아. 힘이 너무 세. 맞서 싸울 수 없어. 그냥 시키는 대로 할래"라고 말하는 것 역시 비생산적이다.

앞에서 '공정한 관찰자'와 '주의 깊은 알아차림'이라는 개념을 소개한 바 있다. 공정한 관찰자를 활용하면 강박장애와 나 사이에 거리를 둘 수 있다. 의지(오롯이 내적인 정신)와 원치 않는 침습적 충동 사이에 틈 또는 안전지대를 만드는 것이다. 기계적으로 충동에 반응하지 말고 스스로에게 대안을 제시해보자. 치료 초기에는 강박장애의 고통이 엄습할 때를 대비해 몇 가지 대안 행동을 생각해두는 것이 좋다. 즐겁고 건설적인 활동이라면 무엇이든 괜찮다. 특히 꾸준히 할 수 있는 취미를 만들면 큰 도움이 된다.

재귀인 단계에서는 '알아차림' 심화 과정에 들어간다. 우리를 괴롭히는 놈의 실체가 강박장애라는 사실을 깨달았으면, 그다음에는 왜 이것이 이다지도 괴롭고 대체 왜 사라지지 않는지를 더 깊이 이해해야 한다. 이제 우리는 이것이 뇌의 생화학적 불균형으로 말미암은 질병이라서 사라지지 않는다는 사실을 확실히 알고 있다. 이 질병에 고통의 책임을 지움으로써 우리는 이 질병이 내 의지가 아니고, 나 자신은 더더욱 아니라는 확신, 또한 이 질병이 내 정신을 장악할 수 없다는 확신을 강화할 수 있다. 우리는 여전히 건재하고, 깨어 있는 정신으로 신중하게 고통에 대응할 수 있다.

허위 경보!

강박장애 주간 그룹 치료에 참여한 한 여성은 이렇게 말했다. "행동 치료는 불안이 하는 거짓말을 깨부숴요." 바꾸어 말하면, 강박사고나 강박충동이 아주 심하고 만연하다고 해서 그것이 곧 그 사람이 나약하고 심리적으로 문제가 있다는 뜻은 아니라는 말이다. 이는 뇌 회로 합선으로 발생한 허위 경보일 뿐이다. 이런 비유가 강박충동에 적절히 반응하는 방식을 이해하는 데 도움이 될 것 같다. 한밤중에 자동차 경보기가 울린다. 그 소리에 잠이 깬 당신은 불안해지고 짜증이 난다. 그러나 경보음을 그치게 하려고 애쓰며 침대에 누워 몸을 뒤척이는 건 바보 같은 짓이다. 그런다고 경보음이 멈추지는 않는다. 자동차 경보음은 합선으로 발생한 잘못된 메시지일 확률이 아주 높다. 따라서 지각 있는 사람이라면 경보음을 무시하고 다른 생각을 하면서 다시 잠을 자려고 애쓸 것이다. 강박장애로 인해 뇌가 잘못된 메시지를 보낼 때, 메시지를 사라지게 만들 수는 없다. 그렇다고 그 메시지에 따라 행동할 필요도 없다. 우선, 그것에 정확한 이름을 붙인 다음, 책임을 지우면 된다. "하지 않을 거야. 하고 싶지 않아. 이건 진짜 내가 아니라, 강박장애일 뿐이야."

강박충동과 싸울 때 우리는 15분 규칙을 활용해 성공을 거두었다. 강박행동을 하고 싶은 충동에 사로잡힐 때 15분 동안 기다리려고 노력하는 것이다. 손 놓고 수동적으로 기다리는 게 아니다.

능동적으로 자신에게 "이건 진짜 생각이 아니야. 뇌가 보내는 잘 못된 메시지야"라고 계속 말하면서 15분을 기다리는 것이다. 15분 안에 충동이 가라앉기 시작하고, 또 그런 경험이 쌓이다 보면 스스로 강박장애를 제어할 수 있다는 사실을 깨닫게 된다. 우리는 더 이상 수동적인 피해자가 아니다.

무시무시하고 폭력적인 강박사고에 따라 행동하면 인생이 얼마나 끔찍해질지 가만히 앉아서 생각에 잠기는 것은 아무런 의미가 없다. 우리는 그런 짓을 실제 행동으로 옮기지 않을 것이다. 왜냐고? 진짜 우리는 그런 짓을 하고 싶어하지 않기 때문이다. 건강을 위해 담배를 끊어야 하는 골초를 떠올려보자. 담배를 피우고 싶은 충동은 절대 사라지지 않을지 몰라도, 그 충동에 반응하는 방식을 바꾸면 담배를 끊을 수 있다. 시간이 지나면, 담배를 피우고 싶은 충동도 서서히 가라앉는다.

기억하라. 강박장애는 감춰둔 욕구를 이루는 것이 아니다. 그냥 망가진 기계일 뿐이다. **강박장애가 현실의 느낌을 흉내 낼 수는 있지만, 현실은 절대로 강박장애의 느낌을 흉내 내지 않는다.** 이 사실에서 매우 중요한 원리가 나온다. 강박장애가 아닐까 하는 느낌이 든다면, 그게 바로 강박장애다! 현실은 강박장애가 아닐까 하는 느낌조차 들지 않는다.

이것은 전쟁이다

재명명과 재귀인은 서로를 강화하므로 함께 이루어지는 경우가 많다. 즉 알아차림(공정한 관찰자)과 이것이 뇌에서 나온 잘못된 정보임을 알아채는 '인지적 이해'가 함께 작용한다. 이 기법은 강박장애라는 적에 맞서서 강력한 방어 체계를 구축하는 토대가 된다. 강박장애의 우스꽝스러운 본성을 주시하고 반격을 도모할 발판을 마련하는 것으로 생각해도 좋다. 느낌이 아무리 불편해도 그 발판에 올라서면 당신이 대장이 된다. 진실은 당신의 편이다.

확인하고 잠그는 행동에 집착하던 바버라는 강박사고 때문에 스트레스가 너무 심해서 매일 퇴근하고 집에 오면 바로 침대에 드러눕던 시절이 있었다. "운전하다가 누군가를 쳤나?" "계약서를 엉뚱한 봉투에 잘못 넣었나?" "우체통에 넣은 편지가 사라진 건 아니겠지?" 그러나 침대에 누워서도 잠을 자려고는 하지 않았다. "잠을 자고 일어나면, 이튿날 강박장애를 그만큼 빨리 만나야 하니까요. 요양 중인 사람처럼 침대에 가만히 누워서 긴장을 풀었어요. 하루를 간신히 버텨낸 뒤 침대에 누워 기력을 조금 되찾는 삶을 반복했죠. 밝아올 날을 두려워하면서요."

강박장애를 앓은 지 10년, 자기 주도 행동 치료를 시작한 지 6년이 된 지금, 바버라는 아직 조금 남아 있는 강박장애 의식을 가리켜 이렇게 말할 수 있게 되었다. "매일 치실을 사용해야 하는 것과 비슷한 사소한 골칫거리예요."

강박장애에 시달린 지 4년이 되었을 무렵 바버라는 이 싸움에서 지고 있다고 느꼈다. 패배감에 빠지게 만든 일이 몇 가지 있었다. 한번은 주말에 도심을 벗어나 외곽으로 나갔다. 당연히 아파트 문을 잠그고 왔는데도 문을 안 잠갔다는 두려움에 사로잡혔다. 그래서 집주인에게 전화해서 문을 안 잠그고 왔다며 문을 대신 좀 잠가달라고 부탁했다. 문을 잠갔는지 안 잠갔는지 확신이 들지 않는다는 말은 당연히 하지 않았다. "집주인이 나를 괴상하거나 불안정한 사람이라 여기는 게 싫었거든요." 그 결과, 불가피한 일이 벌어졌다. 집주인이 문을 잠근답시고 거꾸로 열어둔 것이다. 바버라는 집에 돌아와 문이 잠기지 않은 것을 알고, "결국 내가 나를 망치고 있으니 무심결에 사람들에게 도와달라고 요청할 수도 없다"는 사실을 깨달았다. 그때 처음으로 진짜 패배감을 맛봤다.

기억을 돕기 위해 사용하던 연상법도 그 무렵 참신함을 잃어가고 있었다. 처음에는 이런 식으로 말하는 게 도움이 되었다. "오케이, 지금 문을 잠그고 있어. 나는 오늘 파란색 셔츠를 입고 있어. 오늘은 화요일이야." 출근해서는 자신에게 이렇게 말했다. "오케이. 파란색 셔츠. 화요일. 당연히 문은 잠갔고." 그런데 그 방법도 더는 효과가 없었다. 얼마 안 가서 뇌가 바버라에게 이렇게 말하기 시작했다. "아하! 아마 '월요일'에도 파란색 셔츠 입었을걸."

강박장애에 굴복하고 커피 머신과 다리미를 가방에 넣고 출근하기 시작한 게 이 무렵이었다. 바버라는 굴욕감을 느꼈다. "강박장애, 또 직장에서 하는 일과 관련해서 자존감이 무너졌어요 (바버라는 몇 년 동안 업무 성과가 저조했다). 가방 속에 다리미가 들어 있다는 사실까지 들통나지 않아도 이미 자존감이 무너질 대로 무너진 상태였어요."

뇌에 생화학적 문제가 있다는 사실을 알게 되자, 또한 스스로 치료할 수 있다는 사실을 알게 되자 상태가 호전되기 시작했다. 예전 모습을 돌아보며 바버라는 이렇게 말했다. "뇌는 그런 나쁜 상황에 빠질 수 있어요. '가스레인지 껐나? 가스레인지 끈 거 맞지?' 하고 말하죠. 그러다 어느 순간 이렇게 말하게 돼요. '음, 어떻게 끄는 거지? 꺼짐 위치까지 손잡이를 돌렸다고? 그런데 그게 정말 그 위치인지 어떻게 알아?'"

상태가 정말 심각할 때는 휴가를 가서도 강박장애에서 벗어나지 못했다. 다른 사람 가스버너까지 확인하고 다녔다. 그렇게 하지 않으면 끔찍한 재앙이 벌어질 거라고, 뇌가 끊임없이 속삭였기 때문이다.

바버라는 무언가를 확인할 때마다 '주의 깊은 알아차림'을 활용함으로써 강박충동을 무시할 수 있게 되었다. 가스레인지를 껐고 문을 잠갔다는 사실을 의식적으로 마음에 잘 새겼다. 바버라는 자신에게 이렇게 말한다. "안심하지 못하게 만드는 게 이 병의 특징이야. 가스레인지를 안 끈 것 같아? 마음을 다해 주의 깊게 확인했어. 그러니까 이제 나가야 해." 여전히 강박장애를 안고 살아가지만, 이제는 심각한 지장을 받지는 않는다. "칭얼대는 아이처럼 집요하게 보채면서 여전히 내 삶에 실재하죠." 바버라는 아이가 울면 어떻게 해야 하는지 알고 있다. 그리고 강박장애가 소란을 일으킬 때 어떻게 해야 하는지도 알고 있다.

덧붙여 말하자면, 바버라는 행동 치료를 하던 중에 임신했는데 그 덕분에 치료가 훨씬 더 빠르게 이루어졌다. 알다시피 스트레스는 강박장애 증상을 악화시킨다. 바버라는 임신한 걸 알고 우선순위를 바꾸었다. "직장 일에는 신경을 덜 쓰고, 임신 기간에 스트레스 없이 살려고 노력했어요. '실수투성이 편지를 받는다고, 누가 신경이나 쓰겠어?'라고 생각하기로 했어요. 출산하고 복직하지 않을 줄 알았던 거죠. 마음을 바꿔 먹었더니 강박장애 증상도 크게 줄었어요." 그뿐만 아니라 실수하는 횟수도 줄어들었다.

강박장애가 있는 사람들은 충동이나 강박행동에 굴복하지 않기가 너무 힘들다고 입을 모은다. '고통스럽다'는 말을 가장 많이 한다.

아들의 눈에 뭔가 끔찍한 일이 벌어질 것만 같다는 근거 없는 두려움 때문에 온갖 기괴한 의식을 치르던 도티는 충동에 굴복하지 않고 강박행동을 하지 않는 것이 "마치 오래된 친구를 잃는 것 같다"고 말한다. "나는 늘 강박장애가 사이 좋은 적 같다고 말해요. 없애고 싶은 대상이기도 하지만, 포기하고 싶지 않은 내 일부이기도 하거든요." 성가신 느낌에 맞서 싸우는 것보다 의식을 치러서 위안을 얻는 편이 훨씬 쉽다. 사람들은 때로 상대하기 싫은 누군가 혹은 무언가를 피하려고 강박행동을 이용하기도 한다. 하지만 알다시피 그런 처방은 평생에 걸친 고통을 불러올 뿐이다.

한 환자는 강박장애에 맞서지 않는 사람들에게 일어날 일을 이렇게 설명했다. "나쁜 습관은 당신의 뇌에 홈을 팝니다." 그리고 무시무시한 침습적 사고가 그 홈에 스며들기 시작한다.

전부 머릿속에서 벌어지는 일이다

무게는 약 1.4킬로그램이고 크기는 두 주먹을 마주 대고 꽉 붙인 정도인 인간의 뇌는 가장 복잡하고 매혹적인 장기다. 약 1000억 개에 달하는 신경세포가 네트워크를 이루고 서로 연결되어 있다.

UCLA에서 강박장애 환자들을 연구한 결과, 우리는 강박장애가 의심할 여지 없이 뇌 회로의 오작동으로 생긴 신경정신과 질환이라는 사실을 알아냈다. 그러니 먼저 인간의 뇌를 들여다보고 수수께끼 같은 이름이 붙은 뇌 영역에 대해 조금 더 알아보자. 각 영역이 어떤 일을 하는지, 무엇이 잘못되어 강박장애가 침범하게 되는지 살펴보자.

아래 나오는 간단한 용어 사전이 도움이 될 것이다.

- 선조체striatum: 뇌 중앙, 중심부 깊은 곳에 나란히 자리한 피각과 꼬리핵으로 이루어져 있다. 피각은 운동, 즉 신체 움직임을 제어하는 뇌의 자동 전환 장치이고, 꼬리핵은 생각을 제

어하는 뇌 앞쪽의 자동 전환 장치이자 여과 장치다.

- 안와피질orbital cortex: 전두엽 아랫부분으로 강박장애 '위험 지역'이다. 뇌의 '오류 감지 회로'인 안와피질은 안와, 즉 눈구멍 바로 위에 있다. 여기서 생각과 감정이 결합한다. 안와피질은 무엇이 옳고 무엇이 그른지, 무엇에 가까이 다가가고 무엇을 피해야 하는지를 알려준다.

- 피질cortex: 뇌의 바깥쪽 표면이다. 특히 전두엽은 가장 발전된 형태의 생각과 계획이 이루어지는 곳이다.

- 기저핵basal ganglia: 본질상 선조체와 동일하다. 두 용어를 서로 바꾸어 써도 무방하다. 이 행동에서 저 행동으로 기어를 전환할 수 있게 해주는 꼬리핵은 기저핵의 일부다.

- 대상회cingulate gyrus: 뇌의 중심부, 피질 가장 깊숙한 곳에 있다. 소화관 및 심장 제어 센터와 연결되어 있다. 씻거나 확인하는 등의 강박행동을 하지 않으면 끔찍한 일이 일어날 것만 같은 느낌을 바로 여기서 전달한다.

- 시상thalamus: 신체의 감각 정보를 처리하는 중앙 중계소다.

UCLA에서 진료한 환자 벤저민의 뇌 사진이 163쪽 그림 3에 실려 있다. 강박장애 치료를 위해 인지·생물행동 치료를 하기 전과 후의 사진이다. 우리는 벤저민을 비롯해 UCLA 연구에 참여한 피실험자들에게 포도당과 유사한 화학적 표지 물질을 극소량 주사했다. 이 물질은 뇌 속에서 몇 시간 머물면서 우리가 사진을 촬

뇌 단면 위치

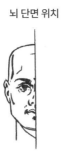

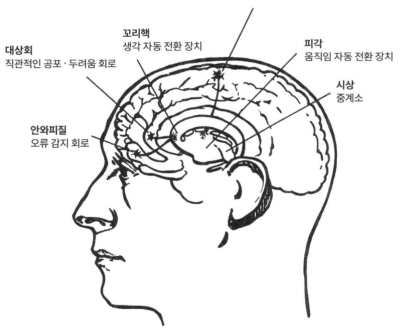

감각·운동피질
미세한 움직임 제어 장치

꼬리핵
생각 자동 전환 장치

피각
움직임 자동 전환 장치

대상회
직관적인 공포·두려움 회로

시상
중계소

안와피질
오류 감지 회로

그림 2. 강박장애와 관련된 주요 뇌 구조의 위치

영하고 뇌의 다양한 영역에서 대사 활동을 측정할 수 있게 해준다. 스캐너가 윙윙대는 소리 때문인지 많은 사람이 스캔하는 동안 편안해한다. 표지 물질을 주사하기 전에 우리는 환자들에게 이렇게 말한다. "앞으로 약 30분 안에 뇌가 하는 일을 모두 촬영할 겁니다. 지금 당신에게 강박사고가 있다면, 우리가 기록하려는 게 바로 그것이지만, 무슨 일이 벌어지든 다 기록됩니다." 편안히 휴식을 취하면 되고 힘든 건 전혀 없다. 행동 치료를 한 뒤에 뇌 스캔을 진행할 때는 환자들에게 강박사고나 강박충동이 생기면 배운 대로 4단계를 수행하라고 이야기한다. 우리는 환자들에게 뇌 스캔 사진을 보여주는 것이 대단히 도움이 된다는 사실을 알게 되었다. "내가 아니라 내 뇌가 문제다"라는 말을 이해하는 데 큰 도움이 된다. 무엇이 충동을 유발하는지 알면 병적인 행동을 건강한 행동으로 바꾸려는 의욕이 생기고, 그렇게 행동을 바꾸면 뇌 화학도 실제로 바뀐다.

양전자방출단층촬영PET 사진을 보면 강박장애 환자의 경우 전두엽 아랫부분에 있는 안와피질이 대사 항진 상태, 즉 과열되어 있음을 확실히 알 수 있다(65쪽 그림 1을 참고하라). PET 스캔 사진이 말해주는 사실이 또 하나 있는데, 행동이 자동으로 이루어질수록 피질이 그 행동을 수행하는 데 쓰는 에너지가 적다는 점이다. 일단, 중요한 사실 한 가지만 명심하자. 뇌 중심부 깊은 곳에 자리한 꼬리핵, 강박장애 환자들에게 나타나는 주된 문제의 원인으로 보이는 이 꼬리핵이 단독으로 시행하는 약물 요법, 행동 치료와 병행하는 약물 요법, 단독으로 시행하는 행동 치료에 반응하여 '식는다'는 사실이다. 특히 우뇌의 경우 이 효과가 더 도드라진다. 이제 우리는 행동을 바꿈으로써 뇌를 바꿀 수 있음을 과학적으로 증명했다고 말할 수 있다. 강박장애의 잘못된 메시지에 대한 행동 반응을 바꾸면, 강박장애를 유발하는 뇌 회로가 바뀌고, 그 결과 강박장애 증상이 호전된다.

10년 동안 동료들과 나는 UCLA에서 마음과 뇌의 상호작용에 대한 이해를 크게 끌어올리는 수많은 실험을 진행했다. 10년간 이어온 연구가 이토록 획기적인 발견으로 이어진 것이다.

UCLA 신경정신연구소 뇌지도화부서를 이끄는 존 마지오타 박사는 필기할 때 사용하는 손가락의 움직임을 모방하는 실험을 설계했다. 피실험자들은 엄지손가락을 회전시키는 간단한 운동을 배워야 했다. 단순하기는 하지만, 정해진 순서에 따라 정확하게 움직이라는 지시를 받았기 때문에 실제로 그렇게 하려면 의식적으로 생각을 해야 했다. 예상대로 손과 손가락 움직임을 제어하는 피질 부위의 대사 활동이 매우 활발해졌다. 바꿔 말하면, 에너지 사용량이 증가했고 뜨거워졌다. 그다음에 피실험자들은 자기 이름을 반복해서 쓰라는 요청을 받았다. 여행자 수표 40장에 서명해본 경험이 있다면, 네 번째나 다섯 번째 수표에 서명할 때쯤부터는 많이 생각하지 않고 같은 행동을 반복하게 된다는 걸 잘 알 것이다. 우리는 이 실험을 통해 운동 작업이 아주 친숙해지면 선조체가 그 일을 담당하게 된다는 사실을 알았다. 피질은 최소한의 에너지만 쓰는 데 반해 선조체에서 사용하는 에너지가 눈에 띄게 증가했다. 선조체의 자동 전환 장치가 매끄럽게 다시 작동하기 시작한 것이다.

피아노 연주자를 떠올려보자. 피아노를 처음 배울 때는 손가락 움직임에 관해 의식적으로 생각해야 한다. 손가락을 움직이는 피질 부위에 상당히 많은 에너지가 필요하다. 그러나 콘서트홀에서 공연할 수 있는 수준에 다다른 피아니스트는 손가락을 자동으로 움직인다. 그러면서 이제 미묘한 음조와 음색을 생각할 수 있다. 피질은 손가락 움직임을 생각하는 데 많은 에너지를 쓸 필요가 없다. 대신 선조체가 그 일을 맡는다. 덕분에 피질의 고등 영역이 음악의 미세한 부분을 생각할 수 있게 된다. 우리는 서명 실험을 통해 이 전체 과정을 꿰뚫는 통찰을 얻을 수 있었다.

그런데 마지오타 박사가 헌팅턴병이 있는 피실험자 그룹을 대상으로 이 서명 실험을 반복했을 때는 전혀 다른 결과가 나왔다. 헌팅턴병은 운동 제어 능력을 상실한 중년에게서 확인되는 유전병이다. 헌팅턴병 환자들의 경우 일반적으로 익숙하지 않은 작업을 할 때 자극받는 뇌 영역이 '서명'과 같이 익숙한 작업을 할 때 자극받았다. 퇴행성 질병의 영향으로 피실험자들의 꼬리핵과 피각이 제대로 작동하지 않았고, 일부는 이미 죽었거나 죽어가고 있었다. 자동 전환 장치와 여과 장치가 고장 난 까닭에 자기 이름을 어떻게 쓸지 전략을 짜기 위해 피질이 많은 양의 에너지를 사용해야 했다. 피실험자들은 서명 작업이 생각과 노력이 필요한 힘든 일이라고 이야기했다. 물론, 그들도 헌팅턴병이 발병하기 전에는 서명할 때 생각할 필요가 없었다. 하지만 이제는 신체적으로도 정신적으로도 실제로 손을 제어해야 했다. 일반적으로 선조체가 담당하는 기능을 수행하기 위해 피질이 나서야 했다. 헌팅턴병에 걸린 사람들의 경우 결국에는 선조체가 사실상 사라지고, 이 병의 특징인 유기적이지 못하고 비정상적인 움직임, 이를테면 비틀리고 뒤틀리는 움직임이 증가한다.

헌팅턴병 환자는 자동 전환 장치와 여과 장치가 고장 나서 원치 않는 움직임이 생기는 데 반해, 강박장애 환자는 강박사고와 강박충동이라 불리는 원치 않는 생각과 충동이 생긴다. 헌팅턴병이 있는 피실험자들이 자기 이름을 쓸 때 의식적으로 생각하고 노력해야 했던 것처럼, 강박장애가 있는 사람들은 침습적인 강박장애 증상을 해결하고자 행동 치료를 할 때 의식적으로 생각하고 노력해야 한다. 선조체의 자동 선별 시스템이 제대로 작동하지 않는 상황에서 불온한 생각과 충동이 여전히 존재할 때 행동을 바꾸려면 노력이 필요하다. (이 과정에 관해서는 다음 장에서 더 자세히 배울 것이다.) 그런데 한 가지 큰 차이가 있다. 강박장애는 대체로 고칠 수 있는 문제이지만, 안타깝게도 헌팅턴병은 그렇지 않다. 연구가 활발히 진행 중이고 희망도 보이지만, 현재로서는 고칠 방법이 없다.

헌팅턴병 환자들을 대상으로 진행한 이 실험은 강박장애 환자들의 뇌에 관해 우리에게 많은 것을 가르쳐주었다. 선조체가 제대로 작동할 때는 전송된 감각 정보를 '걸러내는' 필터 역할을 한다. 이는 뇌 행동 루프에 적절한 역할이다. 강박장애의 경우에는 십중팔구 꼬리핵에 생긴 문제 때문에 씻기와 확인하기 등에 관여하는 진화상 오래된 피질의 회로가 이 거름망을 뚫고 들어간다. 효율적인 거름망이 없으면, 침습적 충동에 짓눌려 부적절한 방식으로 행동할 수 있다. 이런 행동을 '고집증'이라고 부른다. 강박행동을 특이하게 일컫는 이름이다. 구체적으로 말하면, 강박행동은 부적절하다는 것을 알고 있고 진짜로 하고 싶지도 않은 행동을 고집스럽게 반복하는 것이다. 생각이 거름망을 뚫고 들어오고, 거름망이 뚫려 있으니 생각이 반복해서 계속 들어온다. 그렇게 되면 사람들은 터무니없다는 사실을 알면서도 손을 씻거나 가스레인지를 확인하는 행동을 고집스럽게 반복한다. 이런 행동들이 순간적으로 안도감을 줄 수는 있다. 하지만 뚫린 거름망으로 씻거나 확인하고 싶은 충동이 몇 번이고 다시 들어온다. 설상가상으로, 강박행동을 하면 할수록 거름망에 생긴 구멍은 점점 더 커진다.

원치 않는 생각과 충동은 훼방을 놓는 경향이 있으므로, 제대로 작동하는 선조체가 없으면 의식적인 노력이 필요한 일을 담당하는 피질이 나서야 한다. 강박장애 환자는 침습적 충동에 대한 반응을 조절하기 위해 노력해야 하는데, 행동 치료에서 하는 의식적인 노력이 바로 이런 종류다.

뇌의 '조기 경보 감지 시스템'인 안와피질의 회로가 부적절하게 발화하기 때문에 강박장애 환자들이 침습적 사고와 충동을 없애지 못한다고 생각하는 데는 합당한 이유가 있다. 꼬리핵이 필터 역할을 제대로 해내지 못하는 게 문제의 원인이다. 우리 조상들의 뇌 회로에 내장된 자동 행동에는 어떤 게 있었을지 생각해보자. 아마도 오염을 피하고 안전한지 확인하는 것과 관련이 있는 행동들이었을 것이다. 예를 들면 동굴이 더럽거나 위험하지 않은지 확인하는 행위 말이다.

기어가 작동하지 않을 때

행동 치료 때 우리는 환자들이 뇌 안에서 벌어지는 일을 이해할 수 있도록 설명하는 데 최선을 다한다. 그래야 부적절한 행동을 멈추기 위해 피질을 사용할 수 있다. 강박장애 환자들은 자동 전환 장치(자동차의 기어)가 망가져 있다. 따라서 강박행동을 멈추고 더 적절한 다른 행동으로 전환하려면 피질을 사용해야 한다. 나는 환자들에게 이렇게 말한다. "어쩔 수 없이 수동 기어를 써야 합니다. 사실, 수동 기어도 잘 작동하지 않아요. 뻑뻑하죠. 어렵긴 하지만, 노력하면 스스로 기어를 바꿀 수 있습니다." 쉽지 않다. 기어가 뻑뻑해서 힘이 많이 든다. 하지만 의식적으로 행동을 바꿈으로써 기어를 전환하는 작업을 반복하면, 실제로 선조체 대사가 바뀌어 전환 장치가 서서히 작동하기 시작한다. 피질을 이용하면, 피질이 선조체의 결함을 해결해나간다. 이 기법을 쓰면 전환 장치가 슬슬 다시 자동으로 작동하기 시작한다. 멋지지 않은가! 이 과정을 연습할수록 기어를 전환하고 행동을 바꾸기가 점점 더 쉬워진다. 그 이유를 알려주는 연구가 최근에 루 백스터 박사의 실험실에서 진행되었다. 백스터 박사는 4단계 치료법을 실천할 때 하는 생각처럼, 높은 수준의 사고를 할 때 사용되는 전두엽(전두피질)에서 기저핵으로 메시지를 보내는 경로를 조사했다. 전환 장치가 기어를 더 효과적으로 바꿀 수 있게 돕는 능력이 이 경로에 있는 것으로 보인다.

행동 치료를 하면, 대상회의 기능에도 변화가 생긴다. 대상회는 강박충동에 따라 행동하지 않으면 재앙이 닥칠 것만 같은 느낌이 들게 하는 피질 부위다. 치료를 시작하기 전에는 대상회가 안와피질에 딱 붙어 있다. 강박사고와 강박충동이 끔찍한 공포감을 동반하는 이유가 아마도 여기에 있을 것이다. 이것이 뇌를 꼼짝못하게 만드는 중요한 원인 중 하나다. 4단계 치료법을 따라 하면, 안와피질과 대상회가 분리되어 다시 자유롭게 작동하기 시작하고 공포와 두려움이 현저히 줄어든다.

기저핵 또는 선조체가 제대로 작동하지 않으면, 자동으로 되어야 할 운동 제어가 중단되어 피질의 도움을 받아야 한다는 사실이 수많은 신경학 연구를 통해 밝혀졌다. 어떤 행동을 하다가 다른 행동으로 전환하려면, 의식적으로 '생각'이란 걸 해야 한다. 파킨슨병 환자의 경우에는 선조체의 자동 전환 장치가 망가져서 근육 강직 및 온오프(약을 오래 쓰면 약효가 나타났다 사라졌다 하는 증상—옮긴이) 문제가 나타난다. 자동 전환 장치가 작동하지 않으면, 몸을 살짝 움직이거나 걸음을 뗄 때마다 하나하나 생각해야 한다.

유전적으로 강박장애와 관련이 있는 투렛증후군 환자에게서는 만성 다발성 틱이 발생한다. 느닷없이 신체 일부분을 아주 빠르게 반복적으로 움직이거나 이상한 소리를 내는 증상이 나타난다. 선조체가 피질을 제대로 조절하지 못하기 때문인데, 우리는 이 문제가 강박장애와 관련이 있다고 믿는다. 기저핵이나 전두엽이 손상된 사람들은 한 가지 행동을 반복한다. 심지어 그 행동이 더는 도움이 되지 않고 사실상 본인에게 해가 될 때도 멈추지 못한다. 강박장애가 있는 사람들은 강박사고에 반응하여 특정한 의식을 치른다. 그 의식이 터무니없다는 사실을 잘 알면서도 말이다.

전 세계 인구를 대상으로 보면 40명 중 1명이 강박장애를 앓는다. 그런데 투렛증후군 환자의 가족과 친척을 대상으로 하면 5명 중 1명, 투렛증후군 환자를 대상으로 조사하면 2명 중 1명 또는 4명 중 3명꼴로 강박장애를 앓는다. 두 질병의 유전적 연관성에 신빙성을 높이는 결과다. 운동 틱이 일으키는 격렬하고 갑작스러운 움직임 때문에 투렛증후군 환자들에게는 관절에 통증을 유발하는 관절염이나 건염이 자주 생긴다. 그래서 불편한 느낌에서 벗어나기 위해 신체 일부분을 움직이고 싶은 강렬한 침습적 충동을 느끼고 '틱'을 수행한다. 헛기침을 반복하고 싶은 충동에서 시작해서 깽깽 소리, 꽥 소리, 짖는 소리, 그 밖의 동물 소리로 발전하는 음성 틱 증상을 보인다. 혹은 음란하거나 인종차별적인 말이 자기도 모르게 튀어나와서 엄청난 스트레스를 받기도 한다. 강박장애와 마찬가지로, 스트레스는 이런 충동을 더 악화시킨다. UCLA에서 진행한 PET 스캔 자료에 따르면, 꼬리핵 옆에 위치하고 신체 움직임을 조절하는 선조체의 피각이 투렛증후군 환자의 대사 기능을 바꾸는 것으로 밝혀졌다. 강박장애 환자 가운데 많은 사람이 운동 틱 증상을 보이고, 투렛증후군 환자 가운데 많은 사람이 강박 증상을 보인다. 우리는 선조체의 적절한 부위가 피질(틱 장애의 경우 운동피질, 강박사고와 강박행동의 경우 안와피질)을 제대로 조절하지 못하는 게 두 질병의 공통점이라고 본다(피각에 생긴 문제는 틱 증상과 관련이 있고, 꼬리핵에 생긴 문제는 강박장애 증상과 관련이 있다). 움직임과 생각을 조절하고 걸러내는 역할을 하는, 밀접하게 연관된 뇌 부위 두 곳에 생긴 문제가 유전적으로 관련이 있는 두 질병, 즉 침습적 움직임에 어려움이 생기는 투렛증후군과 사고에 어려움이 생기는 강박장애의 기저를 이루는 것으로 보인다.

실용적인 영장류

전두엽은 정교한 정보를 처리하고 문제를 해결하는 곳이다. 전두엽 아랫부분(안와피질)으로 신호를 보내는 뇌 구조의 특성 탓에 감정과 관련된 문제도 이곳에서 해결할 가능성이 크다. 영국 옥스퍼드대학교 행동생리학자 에드먼드 롤스는 연구를 통해 강박장애 환자들에게 흔히 나타나는 증상들에 뇌가 어떤 역할을 하는지 이해하게 도와주는 흥미로운 데이터를 수집했다.

롤스는 부적절한 행동을 계속 반복하거나 고집할 때 뇌에서 실제로 무슨 일이 벌어지는지 알고 싶었다. 그래서 간단한 시각 작업을 수행하도록 붉은털원숭이를 훈련했다. 예를 들어, 원숭이들은 화면에 파란색 신호가 나타날 때 작은 튜브를 핥으면 까치밥나무 열매로 만든 주스를 상으로 받는다는 사실을 배웠다. 원숭이들은 주스를 매우 좋아하므로 상이 약속된 행동을 배우기 위해 열심히 노력할 게 분명했고, 실제로 빨리 배웠다. 화면에 파란색이 나타나면 튜브에서 주스가 나왔다. 원숭이들은 제때 튜브를 핥으면서 행복하게, 효율적으로 작업을 수행했다. 롤스가 원숭이들의 뇌에 삽입한 전극을 통해 관찰한 바에 따르면, 특정한 색깔이 화면에 뜨면 주스가 나온다는 사실을 원숭이들이 이해하게 되자 그 색깔이 화면에 나타나자마자 안와피질의 세포들이 발화했다. '주스 나옴'을 뜻하는 신호에 안와피질이 '입력'을 할 수 있었다.

롤스는 원숭이가 주스를 좋아하는 것만큼이나 소금물을 싫어한다는 사실도 알고 있었다. 소금물을 담은 주사기를 건네자 원숭이들은 주사기와 소금물을 연관 지었다. 그러자 곧 주사기를 보기만 해도 안와피질의 다른 인근 세포들이 발화해서 원숭이가 소금물을 피해 뒷걸음질 칠 수 있게 도왔다. 원하는 것이 있을 때나 피하고 싶은 것이 있을 때 이처럼 안와피질 세포들이 발화했다. 매우 분명한 사실은 원숭이들이 환경 자극을 인지하는 과정과 원숭이들에게 신호를 보내는 과정에 안와피질이 관여한다는 점이다. "이봐, 이거 네가 원하는 거야. 이건 네가 원하지 않는 거야" 하고 말이다.

다음으로 롤스는 원숭이들이 헛다리를 짚게 만들면 어떤 일이 벌어지는지 확인했다. 이제 원숭이들은 파란색 신호가 아니라 녹색 신호에 튜브를 핥아야 주스가 나온다는 사실을 배워야 했다. 첫 번째 시도에서 원숭이들이 파란색 신호에 튜브를 핥자 주스 대신 소금물이 나왔다. 그러자 안와피질의 다른 세포들이 기대했던 대로 일이 진행될 때 발화했던 세포들보다 훨씬 더 극심하고 훨씬 더 오래 발화했다.

원숭이들의 뇌세포가 실험실 밖에서는 소금물에 반응하여 그렇게 오래 격렬하게 발화하지 않았다는 사실에 주목해야 한다. 뇌세포는 원숭이들이 실수했다는 사실에 반응한 것이었다. 사실, 안와피질은 원숭이들이 주스를 기대했다가 아무것도 받지 못했을 때도 항상 발화했다. 한두 번 더 시도한 끝에 원숭이들은 파란색 신호에 튜브를 핥던 행동을 그만두었다. 파란색 신호가 더는 원하는 것을 주지 않는다는 사실과 자기가 원하는 것을 주는 건 녹색 신호라는 사실을 재빨리 배웠다. 원숭이들이 계속해서 녹색 신호에 튜브를 핥자, (원하는 것을 얻게 하는 색에 발화하는) 안와피질 세포들이 파란색 신호 대신 녹색 신호에 발화하기 시작했다.

자신들이 배신당했다는 사실과 그토록 원하는 주스를 마시려면 이제 행동을 바꿔야 한다는 사실을 깨닫자, 원하는 것을 주는 신호가 녹색이라는 사실을 재빨리 인지하도록 돕기 위해 안와피질이 변화를 일으킨 것이다. 안와피질은 정답과 오답을 모두 인지할 수 있다. 진정한 '오류 감지 시스템'이다. 그런데 안와피질을 오래 강렬하게 발화하게 만드는 것은 오답이다.

최근에 롤스는 안와피질의 '오류 감지' 반응이 좌절감을 불러일으키는 상황에 대한 감정 반응과 관련이 있을 수 있다고 추측했다. 무언가 잘못되었고 따라서 어떤 행동을 해서 잘못을 바로잡아야 한다는 느낌과 안와피질의 활동이 관련이 있을 수 있다는 추측은 타당해 보인다. 원숭이들은 행동을 바꾸어 반응했다. 그런데 강박장애 환자들은 이 오류 감지 회로가 만성적으로 부적절하게 활성화되어 있거나 비활성화되어 있다. 아마도 기저핵의 여과 시스템이 고장 난 탓일 것이다. 그 결과, 무언가 잘못되었다는 침습적 사고와 느낌에 끊임없이 사로잡힌다. 안와피질 및 꼬리핵과 밀접하게 상호작용하는 대상회는 이런 직관적인 공포감을 크게 증폭시킬 수 있다.

원숭이 실험은 안와피질이 손상된 사람들이 같은 행동을 고집스럽게 반복하는 이유를 이해하는 데 도움이 된다. 오류 감지 시스템이 망가지면, 사람들은 실수를 인지하는 데 어려움을 겪고, 오래된 습관을 계속 똑같이 반복하는 경향을 보인다. 그런데 롤스가 원숭이를 대상으로 진행한 이 실험은 강박장애 환자에게 무슨 일이 일어나지를 이해하는 데도 도움이 된다. 원숭이들이 원하지 않는 것을 보면, 안와피질이 다음과 같은 신호를 보내면서 발화했다. "그건 좋지 않아. 뭔가 잘못됐어." 그런데 안와피질이 정말로 격렬하게 발화한 건 파란색 신호가 더 이상 주스와 연관이 없어져서 원숭이들이 실수했을 때였다. 격렬하게 발화하는 안와피질은 "무언가 잘못되었다"는 강렬한 느낌을 안겨준다. 오류 감지 시스템이 계속해서 발화하면, "무언가 잘못되었다"는 강렬한 느낌을 만성적으로 유발한다. 그러면 그 느낌을 '바로잡기' 위해 어떤 행동을 필사적으로 반복하게 된다. 원인이 무엇일까? 우리는 안와피질의 오류 감지 시스템이 꼬리핵과 강하게 연결되어 있다는 점을 알고 있다. 꼬리핵은 오류 감지 시스템을 조절하고, 다른 행동으로 기어를 전환함으로써 오작동하는 오류 감지 시스템을 끌 수 있다. 기저핵 (꼬리핵은 기저핵의 일부다)이 손상되면 "무언가 잘못되었다"는 끔찍한 느낌, 사라지지 않는 이 느낌과 함께 강박장애를 유발할 수 있다는 확실한 증거가 다양한 과학 연구에서 나왔다.

꼬리핵에 문제가 생기면, 결국 오류 감지 시스템이 '켜짐'에 고정되어 무언가 잘못되었다는 느낌이 들고 이 느낌이 좀체 사라지지 않는다. "안와피질을 조절하는 것은 꼬리핵이다. 따라서 꼬리핵이 조절 기능을 제대로 하지 못하면, 안와피질의 오류 감지 시스템이 과도하게 활성화된다. 그러면 무언가 잘못되었다는 끔찍한 생각과 느낌이 생기고, 이 느낌을 없애려고 필사적으로 강박행동을 하게 된다." 이것이 우리 이론이다. 그러나 불행히도, 이런 반복적인 행동은 무언가 잘못되었다는 느낌을 한층 더 강렬하게 만든다. 악순환을 끊는 유일한 방법은 행동을 바꾸는 것뿐이다. 뒤에서 살펴볼 테지만, 이 과정에서 약물 요법이 도움이 되기도 한다.

강박장애 환자들이 겪는 끔찍한 충동과 강박행동에 안와피질이 중요한 역할을 한다는 연구 결과가 점점 더 많이 나오고 있다. 최근 매사추세츠 종합병원에서는 강박장애 환자들의 혈류 변화를 측정하기 위해 PET 스캔을 진행했다. 연구진은 사람들을 각각 더러운 장갑 또는 몹시 당황할 게 뻔한 물건과 함께 PET 기기에 넣었다. 환자는 오염될까 걱정하고 초조해하며 더러운 장갑과 함께 기기 안에 누워 있어야 했다. 연구진은 환자의 강박장애가 심해질 때 안와피질의 활동이 뚜렷하게 증가하는 모습을 관찰할 수 있었다. 특히, 왼쪽 안와피질의 활동이 눈에 띄게 증가했다.

이 결과가 특히 흥미로운 이유는 왼쪽 안와피질의 대사 변화와 강박장애 환자의 치료 반응 간 관계를 나타내는 데이터가 있기 때문이다. UCLA에서 우리는 약물 요법을 받지 않은 환자들을 대상으로 PET 스캔을 진행했다. 그리고 10주간 인지·행동 치료를 하게 한 뒤, PET 스캔을 다시 진행했다. 치료 후, 왼쪽 안와피질의 대사 활동 감소와 강박장애 증상 감소 사이에 매우 중요한 상관관계가 나타났다. 증상이 가장 크게 호전된 환자가 왼쪽 안와피질의 대사도 가장 뚜렷하게 감소했다. 이 책에서 가르치는 방법과 똑같은 방식으로, 약물 요법 없이 행동 치료만으로 이러한 변화를 일으킨 것이다.

뇌 잠금 풀기

우리는 연구를 통해 강박장애 환자들은 오른쪽 뇌에도 어느 정도의 '브레인 락'이 있다는 사실을 알게 되었다. 강박장애 환자에게 증상이 나타나면, 안와피질의 대사 활동률만 증가하는 것이 아니라 꼬리핵, 시상, 대상회의 활동도 함께 증가한다. 이 모든 영역이 함께 맞물려 있기에 안와피질의 변화는 다른 세 부위의 활동 변화와 밀접하게 연관되어 있다. 행동 치료는 맞물려 있는 것을 풀어서 이 부위들이 다시 자유롭게 작동하게 하는 열쇠다. 행동 치료를 하고, 뇌를 잠금 해제시켜라. 약물 요법을 추가하면, 반응률은 80퍼센트까지 올라간다.

우리는 말 그대로 새로운 뇌 습관을 만들 수 있음을 증명했다. 강박장애 환자들이 부적절하고 고집스러운 행동을 버리고, 강박장애가 주입한 충동과 생각에 긍정적이고 건강한 행동으로 반응하면서 스스로 행동 치료를 실행할 때 안와피질과 선조체에 변화가 생기는 것을 확인했다. '브레인 락'이 완화되고, 회로가 전환되는 모습도 확인했다. 다음 단계는 이 새로운 회로가 기능을 더 회복해서 자동으로 작동하게 만드는 것이다. 회로가 자동으로 작동하게 되면, 선조체는 기어를 바꾸고 회로를 제대로 운영하는 본래의 기능을 회복할 수 있다. 행동을 바꾸고 새로운 습관을 만들어라. 행동을 개선하고 시간이 지나면 뇌가 바뀌고 강박장애 증상이 완화될 것이다.

우리는 18명의 피실험자를 대상으로 연구를 진행했고, 10주 이내에 12명이 임상적으로 상당히 개선된 것을 확인했다. 모두 외래 진료를 받았고, 약물 요법을 병행한 사람은 한 명도 없었다. 연구 결과, 우리는 다음과 같은 세 가지 주요 특징을 관찰할 수 있었다.

- 행동 치료에 반응을 보인 환자들은 뇌 양쪽에 있는 꼬리핵의 대사가 현저히 감소했으나 오른쪽 꼬리핵의 대사 활동이 더 활발했다.
- 행동 치료 전에는 오른쪽 안와피질, 꼬리핵, 대상회, 시상의 활동에 상당한 상관관계가 있었으나('브레인 락' 상태), 치료 후에는 이 상관관계가 현저히 감소했다. 이 말은 브레인 락이 완화되었음을 의미한다.
- 왼쪽 안와피질의 대사량 변화와 환자 스스로 평가한 강박장애 증상 중증도 점수 변화 사이에 밀접한 상관관계가 있었다. 즉, 강박장애가 개선될수록 안와피질은 '식는' 경향이 있었다.

이 결과는 자기 주도 인지·행동 치료만으로 뇌 기능에 체계적인 변화를 일으킬 수 있다는 사실을 확실하게 증명한다.

우리는 강박장애 환자가 약물 없이 행동 치료만 잘 받아도 '걱정에 고정된' 뇌 회로를 분리해서 강박행동을 조금 더 쉽게 멈출 수 있다는 사실을 과학적으로 증명해냈다. 이 사실은 강박장애의 잘못된 메시지에 반응하는 방식을 바꾸기 위해 열심히 행동 치료를 하고 있는 사람들의 의욕을 북돋는 데 큰 역할을 했다. 강박장애는 정신 치료로 뇌 기능을 변화시키는 것에 성공한 최초의 정신과 질환이다.

강박장애 환자들이 약간의 평화를 얻기 위해 강박행동을 하는 건 정말로 쓸모없는 짓이다. 오히려 '브레인 락'만 심해질 뿐이다. 강박사고와 강박충동에 대한 행동 반응을 체계적으로 바꿔나가면, 본인이 느끼는 느낌에 부여하는 가치와 의미가 동시에 바뀐다. 행동 치료를 하기 전에는 침습적 사고가 이렇게 말할 것이다. "손을 씻어!" 그러면 환자들은 보통 반복적으로 손을 씻는다. 행동 치료를 한 뒤에는 똑같은 강박사고에 이렇게 반응할 수 있다. "어, 그래? 닥치고 꺼져!" 행동을 바꿈으로써 환자들은 뇌 기능을 변화시킨다. 시간이 지나면 측정 가능한 수준의 생물학적 변화와 함께 침습적 증상의 강도가 약해진다. 힘든 상황이 닥칠 때 환자와 치료사 둘 다 의욕을 잃지 않으려면 이런 사실에 집중하는 것이 중요하다.

앞서 말했듯이, 약물은 충동을 줄여서 치료에 집중할 수 있게 해주므로 때에 따라 약물 요법도 도움이 된다. (강박장애와 약물 요법에 관해서는 9장에서 다룰 것이다.) 강박장애 치료에 약물을 사용하는 것은 어린아이에게 수영을 가르치기 위해 튜브를 사용하는 것과 매우 비슷하다. 이를 착용하면 겁내지 않고 물에 떠 있을 수 있고 수영을 배우는 데도 도움이 된다. 그러다 혼자 물에 뜰 준

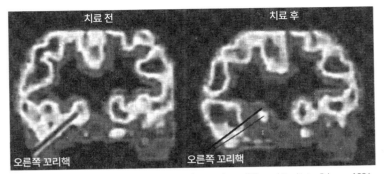

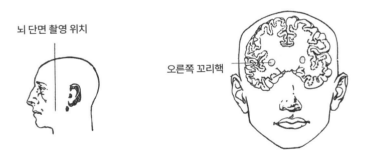

그림 3. 행동 치료를 잘 마친 뒤 강박장애 환자의 오른쪽 꼬리핵(사진상으로는 왼쪽)의
에너지 사용이 줄어든 것을 보여주는 PET 스캔 사진. 왼쪽은 행동 치료를 하기 전
뇌 스캔 사진이고, 오른쪽은 약물 요법 없이 10주간 행동 치료를 한 뒤의 뇌 스캔 사진이다.
4단계 행동 치료 후 오른쪽 꼬리핵의 크기가 감소한 것에 주목하라.
아래 그림은 머리 안에 있는 꼬리핵의 위치를 보여준다.

비가 되면, 튜브에서 서서히 공기를 뺀다. 우리 목표는 치료를 계속 진행하여 뇌에 화학적 변화를 가져오는 것이다. 이때 환자들의 불안감을 줄여서 침습적 충동을 억제하기 위해 약물을 사용한다. 그리고 튜브에서 공기를 천천히 빼내듯 복용량을 서서히 줄인다. 환자 수백 명을 진료한 경험에 따르면, 행동 치료가 끝날 때쯤에는 환자 대다수가 약을 거의 또는 전혀 사용하지 않고도 잘 지낸다.

믿음을 잃지 말 것

많은 사람이 강박장애 치료에서 믿음과 기도가 어떤 역할을 하는지 궁금해한다. 강박장애를 앓는 사람이라면 누구나 한 번쯤 이 질병이 몰고 오는 공포감에서 벗어나게 해달라고 기도해본 적이 있을 것이다. 어떤 초월적 존재에게 강박사고와 강박충동이 유발하는 극심한 통증에서 벗어나 평화를 누리게 해달라고 겸손하게 애원해봤을 것이다. 그러나 정말로 기도할 생각이라면, 강박장애가 사라지게 해달라고가 아니라(아마도 사라지지 않을 테니), 강박장애와 싸워서 물리칠 힘을 달라고 기도해야 한다. 강박장애 환자들은 의기소침해지기 쉽다. 심지어 죄책감과 무력감에 빠져 자신을 미워하기도 한다. 이해 못할 일도 아니다. 행동 치료가 성공했을 때 얻는 엄청난 보상 중 하나는 강박장애 환자들이 말도 안 되게 끔찍한 생각을 하는 자기 자신을 용서하는 법을 배운다는 것이다. 이 증상이 자신의 영혼이나 마음과는 아무 상관이 없고, 전적으로 질병일 뿐이라는 사실을 깨닫기 때문이다.

정신적 관점에서 자가 치료를 바라볼 때, 강박사고와 강박충동을 '상대하는' 싸움에서는 의지를 강화하고 자신감을 키우기 위해 이 지식을 활용하는 것이 대단히 중요하다. 강박장애 증상을 마음속에서 떨쳐내고 세면대 앞을 떠나거나 문을 나서는 등 증상을 유발하는 장소에서 벗어나려면, 자신의 능력에 대한 믿음이 아주 많이 필요하다. 고통스러운 강박사고를 없애는 건 내 능력 밖의 일이고, 지금 나를 괴롭히는 이 생각은 그저 강박장애의 증상일 뿐이라는 사실을 받아들이면, 자기 스스로를 원치 않는 침입자에 맞설 수 있는 존재로 바라볼 수 있게 된다. 다만, 두 가지 원칙을 항상 기억하자. 첫째, 신은 스스로 돕는 자를 돕는다. 둘째, 뿌린 대로 거둔다.

자기혐오에 빠져 있으면, 강박장애처럼 악랄한 적에 맞서 싸우는 게 거의 불가능하다. 정신이 맑아야 한다. 방향만 잘 잡으면 기도만큼 효과적인 도구도 없다. 하지만 알아차림에 이르는 데 필요한 내면의 힘과 믿음, 자신감을 키우는 일에 도움이 된다면 그것이 무엇이든 회복의 길을 따라 계속 전진하게 해줄 것이다. 그러면 강박행동을 하고 싶어하거나 터무니없는 강박사고를 꼼짝없이 가만히 앉아서 듣고 있으려 하는 충동과 맞서 싸우는 내적 투쟁을 공정한 관찰자가 올바른 길로 안내할 수 있다.

인지·생물행동 자가 치료는 진정한 영적 자기 정화의 한 형태라고 할 수 있다. 명심하라. "느낌이 어떤지가 아니라 어떻게 행동하는지가 중요하다." 자기 주도 치료를 실천하는 동안 우리는 올바른 일을 하고, 건전한 행동을 하고, 느낌이 어떻고 마음이 얼마나 편한지에 과도하게 신경 쓰지 않기 위해 노력에 집중하고 의지를 사용한다. 그렇게 뇌 화학을 변화시키고, 기능을 향상시키고, 강박장애 증상을 크게 완화시키는 자가 치료 기법을 실천하면서 아주 실제적이고 진정한 의미의 '신의 일'을 행하는 것이다.

정신과 의지를 건전하고 긍정적인 방식으로 발휘하는 능력을 키우면, 그 이점은 단순히 질병 하나를 치료 혹은 치유하는 데서 끝나지 않는다. 그보다 훨씬 더 중요하고 다양한 방면에 여러모로 이로운 결과를 가져올 것이다.

프로이트 없이 답 찾기

다음은 강박장애에 맞서 싸우는 환자들이 기록한 투쟁 일지의 일부다.

카일

주택 담보 대출 회사 직원인 카일은 수년 동안 자기 자신에게 총을 쏘거나, 창밖으로 뛰어내리거나, 팔다리를 절단하는 등의 폭력적인 생각에 시달려왔다. 자살로 이 모든 악몽을 끝내야 한다는 생각도 이따금 했다. 카일은 기도했다. "주변에 무기가 있고 내가 그 무기로 자살하더라도 제발 지옥에 보내지는 말아주세요." 강박사고는 "마치 머릿속에서 반복해서 재생되는 영화" 같았다. 카일은 자신을 괴롭히는 강박장애를 '괴물'로 묘사했다. 하지만 행동 치료를 통해 "그놈과 흥정이란 걸 할 수 있고 꼼짝 못하게 만들 수도 있다"는 걸 깨달았다. 이제는 맞아 죽을까봐 겁이 나서 길을 건널 때마다 일정한 횟수만큼 '보행' 버튼을 누르지 않아도 된다. "그래, 내년에 다시 누르면 돼"라고 자신을 다독이고 걸음을 옮긴다.

도밍고

손가락 끝에 면도날이 달린 것만 같은 끔찍한 느낌을 비롯해 수많은 강박사고에 시달렸던 도밍고는 이렇게 말했다. "매일, 강박사고는 여기 있어요. 어떤 날에는 바다처럼 밀려들죠. 어떤 날은 그래도 살 만하고, 어떤 날은 비참해요. 비참한 날에는 나에게 이렇게 말해요. '오늘 일진이 좀 사나운 것뿐이야.'" 도밍고는 거울이 달린 침실 옷장 문에 뇌 사진을 붙여두었다. 견디기 힘들어지면, 그 사진을 집중해서 쳐다본다. "나에게 이렇게 말해요. '그래, 이게 실제야. 지금 이런 느낌에 시달리는 이유가 바로 이것 때문이야.'" 그러면 대처할 힘도 생기고, 고통을 가라앉히는 데도 도움이 된다. "일단 무엇과 싸우고 있는지를 알면, 싸움이 더 수월해져요." 도밍고는 우리가 뇌 스캔 검사를 진행했던 환자 중 한 명이다. 자신의 뇌를 스캔한 사진을 보고 도밍고는 껄껄 웃으며 이렇게 말했다. "여기 이 부분이 꽤 바쁘네요."

로버타

누군가를 차로 쳤다는 확고부동한 생각 때문에 운전이 무서워진 로버타는 처음에 프로이트 이론을 신봉하는 치료사에게 진료를 받았다. 치료사는 과거에 겪은 어떤 일이 강박사고를 유발하는 것이라고 말했다. 그러나 과거를 들여다보는 건 아무런 도움이 되지 않았다. 도움이 된 건 행동 치료였다. 생화학적 문제가 원인이라는 사실을 이해한 뒤, 로버타는 이렇게 말했다. "마음이 놓였어요. 두렵지 않았어요. 처음에는 이놈이 나를 통제하는 것 같았죠. 이제는 달라요. 강박사고가 생기는 걸 막을 수는 없지만, 나에게 이렇게 말할 수 있으니까요. '이건 잘못된 메시지야. 이젠 내가 제어할 수 있어.'" 이제 로버타는 '어딘가를 가야 할 필요성'이나 '가고 싶은 욕구'와 '끔찍한 두려움'을 저울질하며 그래도 꼭 가야겠냐고 스스로에게 되묻지 않고, 원하는 곳은 어디든 운전해서 갈 수 있게 되었다. "이제 그냥 즐겁게 길을 나서요."

브라이언

배터리 액을 병적으로 두려워하던 자동차 판매원 브라이언도 프로이트 이론을 신봉하는 치료사를 만난 경험이 있다. 그 치료사는 브라이언에게 정신 이상이 있다고 진단했다. 온갖 정신병 이름을 다

갖다 붙였다. 강박장애만 빼고. 어떤 치료사는 기본 노출 요법으로 브라이언을 치료하려고 애썼다. 브라이언은 그때를 회상하며 너털웃음을 지었다. "진료실에 들어갔더니 책상 위에 황산이 두 컵 올려져 있더군요. 그래서 '안녕히 계세요! 전 이만 가겠습니다!'라고 말했죠. 제가 뭘 할 수 있었겠어요." 그러다 두려움과 강박행동이 점점 더 심해져서 브라이언을 완전히 압도했다. "불안하고 초조해서 죽을 것 같았어요. 너무 오싹해서 미칠 것 같았죠." 브라이언은 한 의사에게 이렇게 말했다. "총이 없는 게 다행이에요. 총이 있었으면 벌써 내 머리통을 날려버렸을 테니까요."

브라이언은 자기 주도 행동 치료 그룹에 참여하면서 4단계 치료법을 활용하기 시작했다. 그동안 자신이 겪은 일을 털어놓으면서 브라이언은 고개를 내저었다. "힘들었어요. 장담하건대, 정말 힘든 일이에요. 전쟁이죠." 진실을 마주하는 순간이 찾아온 건 한 자동차 영업소에서 일을 새로 시작했을 때였다. 사무실 바로 앞, 아슬아슬하게 닿을 듯 말 듯 한 거리에 배터리 여섯 개가 놓여 있었다. 치워야 한다는 생각이 본능적으로 들었다. 그러다 자신에게 이렇게 말했다. "아니야. 발을 내려놓고, 마음을 다잡고, 맞서 싸워." 브라이언은 배터리를 그대로 두었다. 일을 그만둔 날에도 배터리는 그곳에 그대로 있었다. 마음을 굳게 다잡지 않으면, 배터리 액에 대한 공포를 재명명하고 재귀인하지 않으면, "계속 도망만 다니게 될" 거라는 걸 브라이언은 알고 있었다. 지금도 그 배터리는 거기 있을 거라고, 농담도 할 수 있게 되었다. "제가 아직 안 먹었거든요. 하하하." 브라이언은 "이건 강박장애일 뿐이야. 말도 안 되는 헛소리에 불과해"라고 늘 스스로 상기하면서 4단계 치료법을 충실히 실천하려고 노력한다. 이따금 예전으로 되돌아갈 때도 있다. 하지만 강박장애가 주도권을 잡게 놔두면, "휴대전화부터 전자레인지까지 모든 것이 내 마음을 오염시키고 말 것"이라는 걸 브라이언은 잘 알고 있다.

애나

철학과 학생인 애나는 한 치료사로부터 남자친구를 향한 질투와 의심은 "프로이트가 말한 어머니의 젖가슴에 대한 집착일 뿐"이라는 말을 들었다. 애나는 그게 "진짜 바보 같은" 소리란 걸 알고 있었다. 하지만 우리에게 진단을 받기 전까지는 자신이 강박장애인 줄 몰랐다. 지금 애나와 가이는 결혼해서 행복하게 살고 있지만, 말도 안 되는 질문을 쉴 새 없이 쏟아붓는 애나 때문에 헤어질 뻔한 적이 한두 번이 아니었다. "그날 뭐 먹었어?" "십대 때 누구랑 사귀었어? 어떻게 생긴 애야? 그 애랑 어디 갔었어?" 그럴 이유가 전혀 없는데도 애나는 누드 잡지를 보진 않았는지, 술을 과하게 마시진 않았는지 남자친구 가이를 계속 추궁했다. 애나는 과거에 마약이나 음주 문제가 있는 남자랑 사귀어서 그런 불안감에 시달리는 것이라고 생각했다가, 강박장애가 있다는 걸 알고 나서야 스스로의 황당한 행동을 이해하기 시작했다.

고등학교 시절에 애나는 모델 셰릴 티그스에게 집착했다. 그때 사권 첫 남자친구는 열렬하게 애정을 표현하는 편이 아니었는데, 지나가는 말로 티그스가 멋지게 생겼다고 한 게 계기였다. "그 여자 때문에 미칠 지경이었어요." 애나는 당시를 이렇게 회상했다. "실제로 몸이 아프더라고요." 얼마 후, 애나는 남자친구가 동성애자라는 사실을 알게 되었다. 남자친구가 성관계에 관심을 보이지 않은 이유를 그제야 이해했다. 하지만 그 사실은 애나의 불안감을 심화시킬 뿐이었다. 몇 년 뒤, 애나는 가이와 침대에 누워서 불현듯 이런 생각을 했다. "만약 내 남편이 게이라면?" 당연히 애나는 불쌍한 가이에게 이에 관한 질문을 퍼붓기 시작했다.

점심 먹을 때 빵에 버터를 발랐는지 마가린을 발랐는지까지, 애나는 가이가 하는 모든 행동을 매일 꼬치꼬치 캐물었다. 답변에 조금만 빈틈이 보여도 넋이 나간 듯 같은 질문을 반복했다. "카드로 만든 집에 쓰러지기 쉬운 카드가 한 장 끼어 있어서" 애나의 온 세상이 무너져 내리는 꼴이었다. 애나는 자기가 하는 행동이 소름 끼칠 정도로 심술궂다는 걸 알고 있었다. 그런데도 질문을 멈출 수 없었다.

애나는 4단계 자기 주도 치료법을 통해 차츰 강박사고를 이겨낼 수 있었다. 빅토리아 시크릿 카탈로그가 우편으로 왔을 때 애나는 그것을 회복의 중요한 신호로 여기고, 가이 눈에 띄는 곳에 카탈로그를 놓아두었다. 이제는 강박사고가 침입하면, 자신에게 이렇게 말한다. "그래, 지금 이 생각을 하는 건 도움이 되지 않아. 만약 이게 실제라면, 현실성이 요만큼이라도 있다면, 강박장애가 침입하지 않을 때 더 명확해질 거야." 물론, 그것은 절대로 실제가 아니다. 이는 중요한 원칙을 보여주는 또 다른 예다. "지금 하는 생각이나 충동이 강박장애일 수도 있다는 생각이 들면, 그건 강박장애가 맞다."

애나는 '주의 깊은 알아차림'에 이르는 것이 불교의 "선禪과 비슷한 측면이 있다"고 본다. "정말로 강박장애를 받아들인다면, 그거야말로 심오한 받아들임이고, 거기에는 정말 마인드 컨트롤이 필요해요." 앞일을 예상하는 것이 도움이 되었다. "공포가 내 몸을 관통할 때 침착하기란 쉽지 않다"는 걸 애나는 잘 알고 있다. 하지만 "몸이 미친 짓을 할 수 있다"는 것도 알게 되었다. "이건 정말 싫어도 함께 살아야 하는 그런 거예요. 이게 내 인생이죠. 지금은 강박장애가 어떤 속임수를 쓰는지 잘 알아요. 그래서 예전처럼 그렇게 쉽게 넘어가지 않아요."

뇌 질환이 있다는 말을 처음 들었을 때 애나는 복잡한 감정이 들었다. "뇌에 결함이 있다는 말에 기분이 좋을 수야 없죠. 하지만 내가 아니라 병 때문이란 걸 알게 되어서 기뻤어요." 애나는 산산이 조각났던 자존감을 다시 회복하기 시작했다. 지금은 결혼해서 아이도 낳고 행복하게 살고 있다. 예전 모습을 돌아보며 이제는 이렇게 말할 수 있게 되었다. "성격 결함 때문에 강박장애가 생긴 건 아니지만, 강박장애에서 벗어나려면 잘 짜인 접근법(4단계 치료법)과 함께 인격과 체력도 꼭 필요해요."

질

사십대 중반의 부동산 중개업자 질은 25년간 오염 강박과 씨름했다. 오염 강박이 시작된 건 결혼한 지 얼마 안 된 열여덟 살 때였다. 차 사고로 죽은 남편 친구의 장례식에 갔을 때가 처음이었다. 열어둔 관 속에 누운 시신을 바라보다가 문득 자기가 만진 모든 것이 오염되었다는 느낌에 사로잡혔다. 그때부터 말도 안 되는 방식으로 계속 집을 청소했다. 싱크대에 쌓인 접시는 애써 무시하고, 완벽하게 깨끗한 벽과 바닥과 천장만 리졸(살균제)이나 소독용 알코올로 문질러 닦고 또 닦았다. 살균제 때문에 때때로 "숨을 들이쉬면 폐가 아플 지경이었어요"라고 질은 당시를 회상했다.

어떤 물건이 '왜' '어떻게' 오염된 건지 설명할 길이 없었다. 온종일 문질러 닦느라 시간을 다 쓰는 게 미친 짓이란 건 잘 알고 있었다. "앉아서 생각하곤 했어요. '이봐, 다른 사람들은 밖에 나가서 삶을 즐기고 뭔가를 하는데, 너는 여기서 가상의 오염을 닦아내고 있어!'" 그런데도 멈출 수가 없었다. 청소하는 게 더 쉬웠고, 그러면 잠시나마 끔찍한 느낌을 마음속에서 몰아낼 수 있었다.

한 해를 통틀어 집 밖으로 나온 건 식료품을 사러 갈 때뿐이었다. 그때도 본인이 깨끗하다고 정해둔 한 가게만 갔다. 질의 강박사고는 한 가게가 오염되거나 한 동네가 오염되는 것으로 시작되었다. "상태가 점점 심해지면 마을 전체, 주 전체가 오염되었다는 강박사고에 시달렸어요. 그러면 떠나야 했죠. 내 병 때문에 우리는 이사를 정말 많이 다녔어요." 어떤 식으로도 설명은 할 수 없었다. "부모님, 여동생, 남동생들이 오염되었다는 생각에 16년이나 가족을 만나지 못했어요." 가족 중 누군가가 전화라도 걸어오면, 전화기가 오염되었다고 생각했다. 그래서 온 집을 '알코올해야' 했다(질은 '알코올'이라는 단어를 동사처럼 썼다). 고양이까지 목욕시키고, 진공청소기를 하나하나 분해해서 알코올을 들이부었다. 그때가 크리스마스 시즌이면, 크리스마스트리에 달린 장식을 모두 떼서 알코올을 가득 채운 통에 담가야 했을 것이다. 질은 상상 속의 얼룩이 전화기를 든 손부터 시작해서 팔을 타고 기어오르는 느낌을 받았고, 그 느낌을 없애기 위해 샤워를 다섯 번 했다. 같은 시기에 질은 모든 공문서를 오염과 연관시키기 시작했고, 그것이 수년 전에 겪은 이혼 스트레스와 관련이 있다고 생각했다. 예를 들어, 교통 위반 딱지라도 받으면 집에 와서 온 집을 '알코올하고' 샤워해야 했다. 차 안에서 자동차 등록증을 만지거나 정부 건물에 들어가는 것도 힘들어했다.

질은 당시에 두 딸과 노스캐롤라이나에서 살고 있었는데, 강박장애는 점점 더 심해졌고 비가 자주 오는 날씨 탓에 기분도 자주 우울했다. 그래서 아직 오염되지 않은 곳을 찾아볼 요량으로 차를 몰고 플로리다로 가기로 했다. 두 딸을 친구 집에 잠시 맡기고 길을 나섰다. 하지만 이내 아이들이 잘 지내는지 걱정이 되었고, 전화를 해보기 위해 남쪽 길을 따라 규칙적으로 차를 세웠다. 통화하다가 질은 두 딸이 어디를 가고 무엇을 했는지 자신에게 거짓말을 했다는 걸 알게 되었다. 사실대로 이야기하면 해야만 하는 바보 같은 의식을 치르기 싫어서 엄마에게 거짓말한 거였다. 이제 두 딸까지 '오염되고' 말았다. 이건 무척 까다로운 문제였다. 질은 헬스클럽이 있는 큰 호텔에서만 아이들에게 전화를 걸기로 했다. 두 딸에게 전화할 때 '오염'을 피하는 절차를 만들었다. 먼저 헬스클럽으로 가서 옷을 사물함에 넣고, 깨끗한 수건으로 몸을 감싼 다음 공중전화가 있는 로비로 향했다. 질은 웃으며 말했다. "로비에서 사업상 미팅을 하던 사람들이 나를 뚫어지게 쳐다봤어요. 나는 수건 아래 수영복조차 안 입었다는 걸 아무도 눈치채지 못하길 바랐죠." 아이들과 통화한 뒤, 질은 전화기를 씻고, 샤워를 최소 네 번하고, 머리를 감고 옷을 입었다. 그렇게 해야 옷과 몸이 오염되지 않게 지킬 수 있고, 차에 있는 모든 소지품을 버리지 않을 수 있다고 생각했다.

질은 여전히 샤워를 과하게 많이 하고 싶은 충동에 시달린다. 하지만 오염에 대한 공포와 그것과 연관된 죽음에 대한 공포는 대부분 극복했다. 행동 치료에서 넘어야 하는 첫 번째 장애물은 "강박장애를 그냥 받아들이는 것, 나에게 강박장애가 있다고 해서 기분 나빠 하지 않는 것"이다. 질은 씻고 싶고 청소하고 싶은 격렬한 충동에 이따금 굴복한다. 불안감이 너무 커지면 질은 이렇게 생각한다. "그래, 강박행동을 하지 않으면, 강박장애에서 벗어날 수 있을 거야. 하지만 이런 스트레스를 계속 감당하다가는 심장마비가 올 수도 있어. 그래서 지금은 스스로 조금 여유를 가지려고 해. 그러다 기분이 정말로 나아지면, 조금 더 어려운 과제에 도전할 거야. 지금처럼 기분이 썩 나아지지 않을 때는 작은 일, 뭐가 되었든 내가 할 수 있는 일을 하려고 노력할 거야."

강박장애가 제멋대로 하게 놔둔다면, "그놈 말을 더 믿어주는 거나 마찬가지. 그건 곧 습관이 되고, 그 행동을 계속하게 된다. 그러면 상황은 점점 더 나빠진다"는 사실을 질은 깨달았다. 다섯 번 하던 샤워를 한 번 하는 것이 타협점이 될 수도 있다. 4단계 치료법의 도움을 받아 "아기가 걸음마를 떼듯 한 걸음씩 나아가세요"라고 질은 조언한다.

"이놈을 재명명할 수 있게 된 것만으로도 내 삶은 정말 많이 바뀌었어요. 강박사고에 굴복하면, 곧 눈덩이처럼 불어나요. 처음에는 한 사람이 오염되었다고 생각하다가 그다음에는 열 명, 그다음에는 열 개의 가게, 그다음에는 주 전체로 번지죠." 질의 경우에는 재명명만으로 충분할 때가 많다. 깊게 심호흡하고 긴장을 풀면, 침습적 충동이 사라진다. "강박사고가 떠오르면, 곧장 거기에 '강박장애'라는 이름을 붙여요. 그러면 강박사고를 처리하려고 하루에 몇 시간씩 끙끙거려야 하는 상황까지 가지 않을 거예요."

질은 자기 주도 치료를 시작하기 전에 약물 치료를 받았다. "약은 감기약이랑 비슷해요. 강박사고를 완화하는 데 도움이 되긴 하지만, 행동 치료가 그랬던 것처럼 실제로 나아지게 하지는 못했어요. 4단계 치료법을 몇 년 전에 알았더라면, 상태가 그렇게 심각해지지도 않았을 테고, 시간도 아낄 수 있었겠죠. 마음 아플 일도 훨씬 적었을 거예요."

기억해야 할 요점

- 두 번째는 재귀인 단계다.

- 재귀인은 "이런 생각과 충동이 나를 계속 괴롭히는 이유가 뭘까? 이것들은 대체 왜 사라지지 않을까?"라는 질문에 답하는 것이다. '강박장애'라고 부르는 질병 때문이라는 것이 그 답이다.

- 강박장애는 뇌의 생화학적 불균형과 관련이 있고, 이로 인해 뇌의 기어 전환 장치에 문제가 발생한다. 뇌의 '기어가 뻑뻑해서 작동하지 않게' 되는 것이다.

- 뇌의 기어가 작동하지 않으니, '오류 감지 회로'는 계속 부적절하게 발화한다. 그래서 매우 불편한 느낌이 생긴다.

- 불편한 느낌에 대한 행동 반응을 바꾸고 유용하고 건설적인 행동으로 전환하면, 시간이 지남에 따라 고장 났던 기어 전환 장치가 작동하기 시작한다.

- 기어가 제대로 전환되기 시작하면, 불편한 느낌이 잦아들면서 제어가 훨씬 쉬워진다.

3장

무작정 바란다고 이루어지지 않는다

세 번째 단계: 재초점

첫 번째 단계: 재명명

두 번째 단계: 재귀인

세 번째 단계: 재초점

네 번째 단계: 재평가

세 번째 단계인 '재초점'은 강박행동을 하고 싶은 충동을 극복하려고 애쓸 때 무엇을 해야 하는지 이야기해준다. 유용하고, 건설적이고, 즐거운 활동에 주의를 돌림으로써 끈질기게 계속되는 '성가신 생각을 피해 다른 행동을 하는 것'이다. 다른 행동을 하는 것이 재초점 단계의 핵심이다. 다른 행동을 하면, 뇌의 망가진 기어 전환장치를 고칠 수 있다. 뇌가 더 부드럽게 다른 행동으로 넘어가기 시작한다. 재초점 단계는 연습하면 할수록 더 쉬워진다. 연습을 거듭할수록 뇌가 더 효율적으로 작동하기 시작한다.

강박장애의 끈질긴 증상들을 떨쳐내려고 노력해봤자 아무 소용이 없다는 걸 설명하기 위해 카멜레온과 치료사 이야기를 들려주고 싶다. 한 치료사가 불행한 카멜레온에게 이렇게 말한다. "자, 진정해. 몸 색깔 바꾸는 걸 걱정하면 할수록 상황을 개선하기 힘들 거야. 그냥 녹색 배경으로 다시 가보지 않을래?"

강박장애 환자의 문제가 딱 이렇다. 바보 같고 성가신 생각을 머릿속에서 몰아내는 문제를 걱정하면 할수록 성공할 가능성은 줄어든다. 결국 포기하고 말 것이다. 강박장애가 이긴다는 말이다. 강박장애에 대한 자기 주도 인지·행동 치료의 핵심 원칙은 다음과 같다. **"느낌이 어떤지가 아니라 어떻게 행동하는지가 중요하다."**

강박장애가 공격할 때 우리가 해야 할 가장 중요한 일은 다른 활동에 집중하는 것이다. 이렇게 한번 생각해보자. 재초점은 무술을 배우는 것과 같다. 그 상대인 강박장애는 아주 강하다. 강박장애를 없애려는 우리의 정신력보다 훨씬 힘이 세다. 하지만 우리에게는 확실한 이점이 하나 있다. 보통은 강박장애가 아주 어리석다는 것이다. 강박장애가 가장 영리하게 굴 때는 우리 마음에 의심을 심을 때다. 머리는 나빠도 힘은 아주 센 상대와 대뜸 싸우겠다고 나서면, 곧바로 싸움에서 지고 만다. 이때는 상대의 어리석음을 이용해야 한다. 옆으로 비켜서서, 강박장애를 생각하는 것은 제쳐두고 다른 곳에 관심을 기울이고 다른 행동, 이를테면 더 즐겁고 더 실용적인 행동을 함으로써 이 문제에 대처해야 한다.

이것이 바로 '재초점'이다. 초점을 돌려 다른 행동에 집중하는 것이다. 산책, 자수, 농구와 같은 신체 활동도 좋다. 치료 초기에는 신체 활동이 특히 도움이 된다. 중요한 점은 **어떤 활동이든 즐겁게 할 수 있는 활동을 선택해야 한다**는 것이다. 음악을 들어도 되고, 요리나 뜨개질을 해도 되고, 컴퓨터 게임을 해도 되고, 제라늄에 물을 주는 것도 좋다. 뇌가 보낸 강박사고에 반응하여 바보 같은 의식을 치르는 대신 최소 15분 동안 다른 활동에 마음을 쏟는 것이 목표다. 이것이 바로 15분 규칙이다.

15분은 하나의 기준일 뿐이다. 처음에는 5분밖에 버티지 못할 수도 있다. 중요한 건 다만 몇 분 동안이라도 가만히 손 놓고 앉아서 머릿속을 침범한 성가신 생각과 충동이 휘젓고 다니게 놔두지 않고, 그런 생각과 충동에 따라 행동하지 않는 것이다. 그러는 대신에 의식적으로 그런 터무니없는 생각을 '강박장애'라는 정확한 이름으로 부르고, 뇌의 배선 문제가 원인임을 분명히 인지해야 한다. 재명명과 재귀인은 우리가 '중심'을 잡고 강박장애에서 벗어나 현실로 되돌아올 준비를 하는 데 도움이 된다. 이제 우리는 초점을 돌려 다른 행동, 더 건강한 행동에 집중함으로써 그러한 생각을 피할 준비가 되었다.

재초점 단계를 한 줄로 요약하면 다음과 같다. **다른 행동을 하라.** 강박충동에 따라 행동하지 않고 다른 행동을 하면, 강박충동에 변화가 생기고 충동도 서서히 줄어든다는 사실을 깨닫게 될 것이다. (이때 약물을 쓰면 15분 규칙을 따르는 동안 강박충동이 좀 더 빨리 잦아드는 것도 사실이다. 이에 관해서는 9장을 참조하라.)

한 번에 한 단계씩

어떤 활동에 푹 빠져서 쉬지 않고 계속함으로써 성가신 생각을 한 번에 모조리 없애버리려고 애쓰지 마라. (1장에서 만났던 그 옛날 갤러거 교수와 뱀, 높은 곳, 어둠에 대한 공포에 시달리던 그의 불쌍한 환자를 잊지 말자.) 오히려 서서히 해야 한다. 천천히 꾸준하게 하는 사람이 경주에서 이기는 법이다. 한 번에 다 이룰 수는 없다. 오염에 대한 강박사고가 있고 또다시 끔찍한 생각이 떠오른다고 치자. "손을 씻어야 해." 우선 재명명을 통해 이 생각에 정확한 이름을 붙인다. 그건 '강박사고'라고 말이다. 그다음에는 재귀인을 통해 정확한 원인을 찾아야 한다. 자신에게 이렇게 상기시켜라. "이건 내 잘못이 아니라 강박장애 잘못이야." 그다음에 할 일이 바로 '재초점'이다. 손을 씻지 않고 세면대 곁을 떠나서 행복해질 수 있는 가치 있는 일을 하라. 강박장애가 무엇인지 이해했다고 해서 마법처럼 한순간에 강박장애를 없애려고 해서는 안 된다. 그래봤자 아무 소용 없다. 정신적으로 흠씬 두들겨 맞고 사기만 떨어질 뿐이다.

초점을 돌려 다른 행동에 집중함으로써 우리는 뻑뻑해진 뇌의 기어를 전환하고 지능적으로 강박충동에 저항할 수 있다. 그렇게 하면 충동이 서서히 줄어들기 시작한다. 우리는 지금 뇌 화학을 바꾸는 중이다. 관심을 두지 않으면, 충동은 사라지기 시작한다. 행동 기어를 바꾸면, 뇌가 작동하는 방식이 개선된다. UCLA

에서 진행한 연구를 통해 우리는 이것을 이미 증명했다.

재초점 단계는 자기 주도 인지·생물행동 치료의 핵심이다. 재초점의 핵심은 강박장애가 주입한 생각이나 느낌이 아직 남아 있어도 다른 행동을 계속해야 한다는 사실을 깨닫는 것이다. 그런 생각이나 느낌이 우리가 할 일을 결정하게 내버려둬서는 안 된다. 강박장애와 싸울 때 우리가 외칠 구호는 "이 느낌을 없애야 해"가 아니다. 그렇게 하면 틀림없이 싸움에서 패하고 말 것이다. 짜증나는 자동차 도난 허위 경보를 끌 수 없듯이, 끔찍한 느낌을 빨리 없애기 위해 할 수 있는 일은 아무것도 없다. 그 느낌을 피해 다른 활동을 해야 한다. 인생이란 참 얄궂게도, 무언가를 갖든 못 갖든 크게 신경 쓰지 않을 때 오히려 그것을 손에 쥐여주는 경우가 많다. 강박장애 증상과 싸우는 과정에도 같은 원리가 적용된다. "야, 사라지든 말든 누가 신경이나 쓴대? 나는 건설적인 행동을 할 거야"라고 말할 때 실제로 증상이 사라질 가능성이 크다. 무엇보다 우리는 지금 고통을 안겨주는 일이 아니라 즐거움을 안겨주는 일을 하고 있다. '공정한 관찰자', 즉 내 안에서 관찰하는 이성의 목소리를 이용해 지금 이렇게 말하고 있다. "아, 그거? 그거 강박장애야. 나는 다른 일을 할 거야." 다른 행동을 함으로써 우리는 우리 뇌가 작동하는 방식도 개선하게 될 것이다.

UCLA에서 연구를 통해 증명했듯이, 강박장애를 피해 다른 일을 하는 능력은 강력한 무기다. 그렇게 하면서 실제로 뇌가 작동하는 방식이 달라진다. 약물이 뇌 화학을 변화시키는 방식과 본질적으로 같은 방식으로 말이다. 뇌의 고장 난 여과 장치를 고치고 꼬리핵의 자동 전환 장치를 다시 작동하게 만든다. 강박충동이 생기면, 충동에 따라 행동하지 않고 최소 15분간 기다리려고 노력한다. 15분이 지날 때쯤에는 이렇게 말할 수 있을 것이다. "음, 여전히 나를 성가시게 하지만, 그렇게 심하지는 않네. 뭔가 변화가 생겼어." 첫 번째 시도에서 그런 변화가 생기지 않아도 인내심을 가져라. 시간이 필요하다. 마음속 불안을 관리하는 법을 배우면, 관찰력도 향상될 것이다. 강인한 정신, 즉 미묘한 변화를 민감하게 알아차리고 그러한 변화의 의미를 간파할 줄 아는 정신을 계발하게 될 것이다. 공정한 관찰자를 응용하는 것이야말로 궁극의 정신력이다. 15분을 기다리는 데 성공한 뒤에는 상황을 평가하고 이렇게 말할 수 있을지도 모른다. "음…… 이제 나를 그리 심하게 괴롭히진 않네. 15분 더 기다려봐야겠어." 그렇게 할 수 있는 사람들은 틀림없이 나아진다. 정신적 결단력이 그 정도로 좋은 사람이 개선되지 않은 사례는 한 번도 본 적이 없다.

다른 행동을 하고 있다면, 이기는 중이다

그렇다면 '나아지고 있다'는 기준은 뭘까? 강박장애는 만성질환이므로 일상생활을 하는 데 영향을 덜 받는 수준에 이르면 나아졌다고 할 수 있다. 후회할 게 뻔한 방식으로 행동하지 않고,

직장에서 업무를 수행하거나 인간관계를 유지하는 데 더 이상 방해받지 않고, 더는 지속적인 관심을 끌지 않는 수준에 이르렀다면, 확실히 나아지고 있다고 말할 수 있다. 그리고 장담컨대, 스스로의 힘으로 가능하다. 여전히 강박장애가 몰래 끼어들어 삶을 비참하게 만들려고 할지라도, 우리는 이제 "느낌이 어떤지가 아니라 어떻게 행동하는지가 중요하다"는 사실을 잘 알고 있다. 연구를 통해 증명했듯이, 강박장애를 피해 다른 행동을 하는 데 집중하면, 뇌가 더 잘 작동하기 시작하고 마음도 더 편해지기 시작한다. 반면, 가만히 앉아서 "마음이 좀 편해졌으면 좋겠는데"라는 말만 되풀이하면, 행동은 바뀌지 않을 것이다. 그러면 뇌도 바뀌지 않을 것이고, 결국에는 나아지지 않을 것이다.

기어가 고장 난 안와피질이 보내는 메시지에 귀 기울일 필요는 없다. 이것은 마음과 뇌의 관계에 관한 중요한 발견이다. 4단계 프로그램은 이를 바탕으로 구성됐다. 많은 과학자와 철학자는 "안와피질이 그렇다고 하면 그런 거지"라고 말하는 경향이 있다. 그러나 당신이 그렇게 하지 않는 한, 그런 것이 아니다. 그 바보 같은 메시지를 듣고 그에 따라 행동할지 말지를 결정하는 주체는 우리 자신이지 안와피질이 아니다. 안와피질이 우리에게 "씻어!"라고 말할 수는 있지만 그렇다고 꼭 씻어야 하는 것은 아니다. 이미 살펴봤듯이, 그 명령에 굴복하지 않고 씻지 않으면 안와피질이 작동하는 방식도 긍정적으로 바뀌기 시작할 것이다. 안와피질은 이렇게 말할 것이다. "이걸 씻어! 저걸 확인해!" 그 말에 귀를 기울이면, 안와피질은 점점 더 과열되어 뜨거워질 것이다. 그러나 그 말에 귀 기울이지 않으면, 안와피질이 식는다는 사실을 우리는 이미 배워서 알고 있다.

강박사고에 따라 행동하는 걸 15분, 아니 5분이라도 미루는 법을 배움으로써 우리는 '반응 방지'(치료사가 적극적으로 개입하여 여러 의식적 행위를 저지하는 치료법. '반응 저지'라고도 하며 강박장애 치료에 특히 효과가 있는 것으로 알려져 있다—옮긴이)라는 기법을 스스로 터득할 수 있다. 의료 전문가에게 몇 시간 동안 치료받을 필요가 없다. (사실 예전에는 당연히 반드시 전문가에게 치료받아야 한다고 생각했다.) 우리가 우리 자신의 치료사라는 점에서 이것이야말로 진정한 자기 주도 치료다. 물론, 추가적인 도움과 지원은 언제든 받을 수 있다. 그러나 재명명, 재귀인, 재초점, 재평가 4단계를 실천해가면서 끔찍한 생각과 충동에 반응하여 강박적인 의식을 치르지 않고도 그런 생각과 충동에 스스로를 점점 더 오랫동안 노출할 수 있다는 사실을 알게 될 것이다. 처음에는 굴복하고 다시 손을 씻지 않기 위해 재빨리 세면대 앞을 떠나거나 자물쇠를 다시 확인하지 않기 위해 문에서 멀어져야 할 수도 있다. 처음에는 세면대나 자물쇠와 물리적으로 거리를 두는 것이 좋다. 하지만 절대로 자신에게 이렇게 말하지는 마라. "오, 맙소사. 굴복하고 말았어. 나는 진짜 형편없는 사람이야. 패배자라고. 절대로 나아지지 않을 거야." 만약 강박행동을 했다면, 이번에는 강박장애가 이겼다고 스스로에게 말해보라. 그리고 다음번에는 세면대나 문을 무시하고 초점을 돌려서 가치 있고 즐거운 행동을 하는 데 집중하겠노라고 맹세하라. 설사 강박행동을 했더라도 이것이 행동 치료의 한 형태라는 사실을 깨닫는 것만으로도 그 행동의 실체를 정확히 파악할 수 있고(지금 이건 '손을 씻는' 게 아니라 '강박행동을 하는' 거야), 공정한 관찰자가 계속 능동적으로 활동하게 할 수 있다.

강박장애가 있는 사람은 하루에도 몇 번씩 강박행동을 하고 싶은 충동을 느낀다. 충동을 느끼고 그 충동에 따라 행동하기까지 어느 정도 시간을 벌 수만 있다면, 그 시간이 1, 2분에 불과하더라도 일단 잘했다고 생각하자. 그 시간이 끝났을 때 성가신 충동을 재평가하고, 충동을 억제하는 시간 동안 강도가 어떻게 변했는지 주의 깊게 관찰하는 것이 중요하다. 설사 강도 변화를 거의 알아차릴 수 없다고 하더라도(자주 있는 일이다) 강박사고에 대한 행동 반응을 스스로 제어할 수 있다는 사실을 깨닫게 될 것이다.

성공 경험 기록하기

재초점 단계에서는 성공 경험을 기록하는 것이 중요하다. 주머니나 지갑에 넣을 수 있는 작은 수첩이라도 괜찮다. 기록이 중요한 데는 두 가지 이유가 있다. 첫째, 강박충동에 맞서 싸울 때 어떤 재초점 행동이 가장 효과적이었는지를 늘 쉽게 기억할 수 있는 건 아니다. 기록이 있으면 유익한 행동을 마음에 깊이 새기는 데 도움이 된다. 둘째, 성공 목록이 늘어나는 것을 보면서 자신감을 키울 수 있다. 강박장애를 극복하는 과정에서는 생물학적 측면과 더불어 정신적인 측면도 중요하게 작용한다. 신약성경 갈라디아서 6장 7절에 이런 말이 나온다. "자기를 속이지 마십시오. 하느님은 조롱을 받으실 분이 아닙니다. 사람은 무엇을 심든지, 심은 대로 거둘 것입니다." 자신의 느낌에 과도하게 집중하면, 강박장애를 극복하기 위해 해야 할 일을 하지 않게 된다. 신이 인간 시스템을 이런 식으로 연결한 것 같다. 우리는 우리 뇌를 바꿀 수 있다. 하지만 열매를 거두려면 씨를 뿌려야 한다. 누구도 나를 대신해 그 일을 해줄 수 없다.

강박장애를 연구하면서 우리는 '뇌가 작동하는 방식'과 '인간의 마음속에서 일어나는 일'의 관계에 관해 많은 것을 알게 되었다. 나는 강박장애의 원인과 치료법을 연구하는 일이 여전히 즐겁다. 강박장애가 있는 사람들과 함께 이 일을 헤쳐나가는 게 매우 보람 있다. 그들은 보통 정말 열심히 노력하고 도움받는 데 대해 무척 감사해할 뿐 아니라 창의적이고 성실하고 매우 열성적인 편이다. 강박장애 치료 그룹에 참여한 한 여성은 이렇게 말했다. "나는 무슨 일이든 진지하게 합니다. 설사 그 일이 아침에 먹을 시리얼을 고르는 일이라 하더라도요." 이런 열성은 4단계 치료법을 배울 때 중요한 자산이 된다. 그런데 강박장애 환자들은 극악한 질병에 맞서는 것을 가망 없는 투쟁으로 보고 지쳐서 활력을 잃어버리기도 한다. 재초점은 활력을 되찾는 데 도움이 된다.

가장 훌륭한 재초점 활동은 집중력과 전략을 필요로 하고, 사람들을 참여시킨다. 예를 들어, 당신이 하는 일이 당신에게 즐거움을 준다면, 혼자 하는 조깅보다는 여럿이 함께 브리지 게임이나 업무상 문제를 해결해나가는 활동이 강박사고와 강박충동에서 관심을 돌리게 하는 효과가 더 크다. (혼자 하는 조깅이 많은 사람에게 도움이 될 수 있다는 사실을 부정하는 것은 아니다.) 내가 진료한 환자들은 이런 면에서 매우 창의적이었다. 한 남자는 외설적인 강박사고에 휩쓸리는 것에 대한 벌로 스스로 자신을 해칠까 무서워서 면도하는 것도 두려워했다. 그런데 지금은 외설적인 강박사고가 떠오를 때 면도를 재초점 활동으로 활용하고 있다. 그 결과, 얼굴도 마음도 아주 깨끗해졌다!

마음과 뇌의 관계

강박장애를 연구하다 보면 지적 자극을 많이 받는다. 여타 정신 질환을 앓는 사람들과 달리, 강박장애 환자들은 자신이 느끼는 바와 자신을 괴롭히는 게 무엇인지 꽤 명확한 용어로 이야기할 줄 안다. 불길한 느낌과 침습적 충동, 그런 느낌과 충동이 유발하는 비참함과 괴로움을 아주 상세하게 묘사할 줄 안다. 그 결과, 우리는 씻고 싶거나 확인하고 싶은 여타의 충동을 느끼는 사람의 마음속에서 무슨 일이 벌어지는지 꽤 잘 알게 되었다. 게다가 이제는 강박장애 환자의 뇌에서 일어나는 일에 관해서도 꽤 많이 알고 있으므로, '뇌 안에서 일어나는 일'과 '마음이 느끼는 방식' 사이의 관계를 더 잘 이해할 수 있게 되었다. 뇌가 하는 일과 내면생활의 관계를 이해하는 일은 매우 중요하다. 의학적인 이유에서도 그렇고, 그 자체로도 매우 흥미로운 주제다. 여기에는 세 가지 요소가 작용한다. 첫째, 자신이 어떻게 느끼는지를 설명할 줄 아는 강박장애 환자들의 능력. 둘째, 강박장애를 유발하는 근본적인 뇌 문제에 관한 새로운 이해. 셋째, 모든 정신 질환을 통틀어 강박장애가 '속임약 효과'라고 부르는 위약 처치에 잘 반응하지 않는 몇 안 되는 질병 중 하나라는 흥미로운 사실. 심지어 조현병이나 우울증도, 자신에게 도움이 된다고 믿는다면 아무것도 안 든 알약을 먹고서 단기적으로 증상이 개선되는 사례가 많다. 그러나 강박장애 환자들의 경우 위약을 먹고 증상이 개선된 비율은 일반적으로 10퍼센트 미만이다. 따라서 증상에 맞서 싸우기 위해 능동적으로 무언가를 하지 않으면, 아무 일도 일어나지 않거나 상태는 더 나빠진다. 모든 결과를 종합해보면, 강박장애 연구를 통해 마음과 뇌의 관계가 잘 드러나는 이유를 알 수 있다. 강박장애 환자들의 증상이 나아질 때 뇌가 변한다는 강력한 증거(그리고 정말로 효과가 있는 치료에만 개선된다는 특징)와 강박장애 환자들이 치료 전과 후에 자신이 어떻게 생각하고 느끼는지 정확하게 연관 지을 수 있다는 사실 때문에 강박장애 연구는 뇌와 행동과 정신생활의 관계를 알려주는 강력한 정보원 역할을 한다.

계속 능동적으로 대응할 것

환자들이 수동적인 태도로 치료에 임하도록 놔두거나 부추기는 것이 현대 의학의 크나큰 문제라고 나는 굳게 믿는다. 환자가 의사를 찾아가면, 의사는 의사가 할 일을 하고, 환자는 낫기를 기다린다. UCLA에서 우리가 개발한 치료법은 스스로를 돕기 위해 할 수 있는 일이 무엇인지 사람들에게 가르친다. 스스로를 도울 수 있다면, 약물을 사용해도 괜찮다. 강박장애를 치료할 때 약물을 사용하면 보통 4단계를 실천하는 방법을 더 쉽게 배울 수 있다. 약물의 도움을 받으면 15분 규칙을 실천할 때 불쾌한 증상이 더 빨리 가라앉는다. 그러나 자기 주도 인지·생물행동 치료를 계속하다 보면, 복용량을 점점 줄여도 치료에 성공할 수 있다는 사실을 알게 된다. 이는 매우 좋은 일이다.

결론은 강박행동을 덜하고 강박사고를 피해 다른 일을 하면서 강박사고에 신경을 덜 쏠수록, 강박사고와 강박충동은 점점 더 빨리 사라진다는 것이다.

이제는 익숙해진 뇌 트리오, 즉 안와피질, 대상회, 꼬리핵이 한통속이 되어 우리를 속인다. 안와피질은 "무언가 잘못되었어"라고 잘못된 메시지를 보낸다. 심장과 소화관에 바로 연결된 대상회는 "~하지 않으면, 끔찍한 일이 벌어질 것 같다"는 느낌을 불러일으킨다. 꼬리핵은 기어 전환을 하지 못해서 터무니없는 반복 행동을 그만두고 다른 적절한 행동으로 전환하지 못하게 만든다. 그러나 4단계 치료법을 실천하기 시작하면, 더 이상 이런 잘못된 메시지에 생각 없이 반사적으로 반응하지 않게 된다. 우리는 뇌 안에서 무슨 일이 벌어지고 있는지 알고, 더는 꼭두각시처럼 반응하지 않게 될 것이다. 내면의 공정한 관찰자가 현실에 발을 단단히 딛고 서 있을 것이다. 그리고 당신의 혀가 당신에게 "이건 달아, 저건 셔"라고 말하듯, 당신의 눈이 "이건 빨간색이야, 저건 녹색이야"라고 말하듯, 공정한 관찰자는 "이건 좋아, 저건 나빠"라고 말할 것이다. 그러면 당신은 스스로를 돌아보며 "이 느낌은 뭐지?"라고 물을 수 있게 된다. 답하자면, 그게 바로 '브레인 락'이다. 그 느낌에 무슨 깊은 의미가 있는 게 아니라 잘못 울린 허위 경보에 불과하다는 사실을 깨닫고 나면, 경보를 무시하고 마땅히 해야 할 일을 할 수 있게 된다. 기어를 바꾸고 다른 행동을 하는 것이다. (증상이 나타나면 어떤 상황이 벌어질지 예상하고 그때 어떤 행동을 할지 미리 계획해두는 것이 바람직하다.)

아무 의미 없음

그러나 강박장애의 잘못된 메시지를 곧이곧대로 믿으면, 당신은 초조해하고 걱정하면서 시간을 허비하고 말 것이다. "저 사람이 나랑 접촉했나? 내가 안 볼 때 나랑 부딪혔을지도 몰라. 맙소사. 이게 무슨 뜻일까?" 솔직히, 그게 아무 의미도 없다는 사실을 우리는 이미 알고 있다. 길 가다 스친 사람과 몸이 '닿았다'고 해서 오염되지 않는다는 사실을 잘 안다. 그러나 우리를 안심시키는 4단계 같은 도구가 없으면, 께름칙한 그 느낌이 너무 강해서 곧이곧대로 믿어버린다.

"있잖아, 내가 하는 200가지 강박행동, 음, 그거 내일부터 그만둬야겠어." 우리는 당장 이런 말을 할 수 없다. 그러니 가장 쉬운 것부터 하자. 강박충동이 생기면, 바보 같은 명령에 따라 행동하기 전에 15분만 버텨보자. 스트레스를 가장 덜 받는 행동부터 시작하는 것이 현명하다. 도움이 된다면, 스트레스 지수를 재서 목록을 작성해도 좋다.

인류라는 종의 일원인 우리는 출발선에서부터 우위에 서 있다. 개도 발과 털, 피부를 강박적으로 핥아 자신을 해치는 병에 걸릴 수 있다. 미 국립보건원 주디스 라포포트 박사에 따르면, 강박장애를 치료하는 데 쓰는 약물로 이 병을 치료할 수 있다. 그러나 우리는 개에게 "네가 아니라 피부염일 뿐이야. 뇌가 보낸 충동 때문에 이런 증상이 생기는 거야. 초점을 돌려서 다른 행동을 해봐. 뒷마당을 파보는 건 어때?"라고 말할 수 없다. 하지만 인간인 우리에게는 자신의 행동을 관찰하고, '공정한 관찰자'를 활용하고, 알아차림을 수련하고, 뇌가 우리에게 보내는 신호를 평가하여 어떻게 대응할지 신중하게 결정할 수 있는 능력이 있다. UCLA에서 우리 환자들은 강박행동을 하지 않도록 주의를 돌리는 나름의 기술을 개발했다. 한 청년은 양손 손가락을 튕기는 방법을 썼다. 한 여성은 얼굴을 가볍게 몇 번 때리는 방법을 썼다. 효과만 있다면 어떤 방법이든 좋다.

'재초점'을 처음 시도할 때는 1분만 버텨도 진척이 있다고 본다. 하지만 몇 주간 그 상태에 머문다면, 한계에 도전해야 한다. 자신이 전투기 조종사라고 생각하자. 5분 또는 10분에 맞춰둔 마음속 타이머에만 매달릴 수 없다. 불편함을 참는 능력을 키워야 한다. 강박사고가 시키는 대로 곧바로 반응하지 않고 최소 15분을 버틸 수 있게 되었다면, 스스로에게 영화표를 선물하거나 아이스크림을 먹는 식으로 약간의 보상을 주는 것도 꽤 좋은 방법이다. 그리고 행동 치료 일지에 성공 경험을 기록한다. 사실 많은 사람이 이렇게 기록한 성공 경험을 가장 큰 보상으로 여긴다. 그룹 행동 치료에 참여한 환자 중에는 강박장애와 관련이 있는 질환인 신체추형장애에 수년 동안 시달려온 여성이 있었다. 이 여성은 상상 속 피부 결함을 없애려고 끊임없이 긁고 잡아 뜯는 것을 방지하고자 집 안에 있는 모든 조명을 최대한 낮추고 종이를 붙여 거울을 전부 가리고 살다가, 마침내 더는 그리 살지 않기로 마음먹었다. 그래서 잡아 뜯고 싶은 충동에 맞서 15분을 버틸 때마다 자신에게 보상으로 15센트를 주고 그 돈으로 새 옷을 사기로 했다. 그랬더니 확실히 효과가 있었다.

상황이 안 좋아져서 초점을 돌려 다른 행동을 하기가 너무 힘들 정도로 의지가 흔들릴 때는 보상을 생각하자. 시간이 지남에 따라, 4단계를 열심히 실천함으로써 훨씬 더 많은 이득을 얻게 될 것이다. 뇌가 작동하는 방식이 바뀐다. 재초점을 통해, 즉 강박장애를 피해 다른 행동을 함으로써(잘못된 메시지 대신 사실을 있는 그대로 받아들임으로써), 계속 침습하는 끔찍한 느낌을 통제하는 일이 인생 전체를 좌우하지는 않는다는 사실과 강박장애가 완전히 사라지지 않더라도 우리의 세계가 무너지지 않는다는 사실을 이해하게 될 것이다.

불안감 떨쳐내기

오롯이 전념해야 하는 활동을 수행하는 일은 강박장애 증상에서 주의를 돌리는 데 큰 도움이 된다. 하워드 휴스가 비행기를 조종한 이유도 아마 그래서였을 것이다. 오염되었다고 여긴 문손잡이를 만질 생각을 하면 두려움에 사로잡혔지만, 비행기를 조종하는 동안에는 아무 생각도 나지 않았다. 당시 친구들은 휴스의 행동을 보고 몹시 당황스러워했지만, 현재 우리가 강박장애에 관해 아는 지식을 바탕으로 분석하면 얼마든지 이해할 수 있는 일이다. 휴스는 문손잡이를 오염과 연관 지어 생각했지만, 비행기는 오염과 연관 짓지 않았다. 그래서 문손잡이를 생각하면 죽음에 대한 병적인 공포에 휩싸였지만, 비행하는 동안에는 공포감을 느끼지 않았다. 휴스에게 비행은 행동 치료의 한 형태였다. 강박장애에서 초점을 돌려 '비행기 조종'이라는 오롯이 집중해야만 할 수 있는 활동을 한 것이다. 비행기 안에서는 조종사가 모든 것을 통제한다. 강박장애 환자는 '더러운' 문손잡이를 만지는 평범한 행동을 하면서 곧 재앙이 닥칠 것만 같은 끔찍한 생각에 휩싸일 수 있다. 이 공포감은 단기간에 제어할 수 없다. 대상회가 잘못 발화해서 발생한 감정이기 때문이다. 하지만 이 감정을 피해 다른 활동을 함으로써 공포감을 어느 정도 제어할 수 있다.

시간이 흐르면 4단계가 거의 자동으로 착착 진행된다. 꽉 조이는 바지에 관한 강박사고에 시달리던 마이클은 4단계 치료법이 "나에게 필요했던 규율을 잡아주었어요"라고 말한다. "'오늘 이걸 하면 내일은 기분이 나아질 거야. 내일 이걸 하면 모레는 기분이 더 나아질 거야'라고 말하는 법을 배웠어요. 4단계는 초보자를 위한 지침이에요. 지금도 4단계를 실천하고 있지만, 한 단계 한 단계 일일이 생각하면서 하지는 않는 것 같아요. 대다수 사람이 자기에게 효과가 있는 것을 즉흥으로 한다고 생각해요. 그래도 기본 치료법은 계속 실천하고 있죠. 다만, '이제 첫 번째 단계를 수행해야 해……'라는 생각을 일일이 할 필요가 없는 거죠. '그래, 이건 생화학적 문제일 뿐이야'라고 일일이 생각할 필요가 없어요. 본인이 실천하는 치료법을 정확히 기억하기만 하면 돼요. 굳이 이름을 붙일 필요도 없어요. 기본적으로 다른 활동에 집중해야 한다는 사실을 알고 있으니까요. 즉흥이지만 더 나아지려고 늘 노력하는 거예요. 그러면서 스스로를 돕는 활동이 뭔지 알아내는 거죠." 행동 치료 중급 단계에 도달한 사람들에게 도움이 될 만한 훌륭한 조언이다.

마이클은 초점을 돌려 다른 활동에 집중하는 일을 이렇게 표현한다. "내 뇌에서 생각을 밀어내는 것과 같아요. 무언가가 뇌를 때리고 도망가는 듯한 느낌이 들어요. 강박장애가 안겨주는 느낌과는 전혀 다르죠. 왠지 기분이 좋아요." 마이클은 강박사고를 피해 다른 활동에 집중하는 데 운동이 무척 도움이 된다는 걸 알게 되었다. "하루 24시간 농구를 할 수 있다면 정말 좋을 텐데요. 그러면 불길한 느낌에 사로잡힐 일이 없을 것 같아요." 마이클의 경우 불안감이 낮을 때는 집중력이 매우 높아져서 속기 업무를 아주 훌륭하게 해낸다. "사람들은 말해요. '오, 다행이네요. 괜찮은 직업을 가지고 있고, 강박장애가 있어도 그 일을 할 수 있으니까요'라고. 그러면 나는 다행이긴 하지만, 이 일은 내가 하고 싶은 일이 아니라고 대꾸해요. 나는 내가 즐길 수 있는 일을 하고 싶어요." 강박장애가 호전될수록 원하는 직업을 갖게 될 가능성도 커질 것이다. 강박장애 증상이 나타나면 같은 페이지를 반복해서 읽고 또 읽어야 했기에 오랫동안 책을 아주 조금밖에 읽지 못했지만, 지금은 정말 열심히 읽으면서 새로운 것을 많이 배우고 있다. "근 1년 동안 읽은 책보다 최근 한 달 읽은 책이 더 많아요. 행동 치료를 하면서 강박장애의 정체에 관해 매일 더 많이 알아가고, 통찰력을 키워서 직업적으로 더 성공할 수 있었으면 좋겠어요."

마이클은 강박장애와 벌이는 싸움에서 약 70퍼센트 정도는 자신이 이긴다고 생각한다. "계속해야 해요. 그게 70퍼센트를 넘는 유일한 방법이에요. 생화학적 문제이든 유전적 결함이든, 내 안에 있는 문제 때문에 이 싸움에서 내가 100퍼센트 승리할 수는 없다는 걸 이제는 잘 알아요. 그래도 100퍼센트에 가까워지기 위해 노력하고 싶어요. 동시에, 현실적인 사람이 되려고 해요. 불가능한 목표를 세우기보다는 현실성 있는 목표에 도달하기 위해 열심히 노력하는 것, 마음속 불안 때문에 죽지는 않는다는 사실을 깨닫는 것이 중요해요."

마이클은 주간 그룹 치료에 꼬박꼬박 나온다. 그룹 치료에 참여하는 것은 자기 주도 행동 치료 과정에서 해야 하는 숙제와도 같다. 요컨대, 경계를 늦추지 않기 위해 노력하는 것이다. 하지만 이 모임에 참여하는 주요 임무가 아직 자기와 같은 수준에 도달하지 못한 다른 사람들을 돕는 거라는 생각은 버렸다. 전에 한번 몸에 지니고 다니던 해충 구제업자의 명함을 치료 모임에 가져간 적이 있다. 살충제 공포에 시달리는 다른 사람들에게 일종의 노출요법으로서 효과가 있으리라고 생각하고 좋은 의도에서 한 행동이었다. 그러나 그 명함은 마이클에게만 효과가 있었다. 마이클은 당시를 이렇게 회상했다. "몇몇 사람들이 기겁하더라고요. 내가 마더 테레사가 될 수는 없다는 걸 이제는 알아요."

자신을 스스로 치료하는 '치료사'로서 마이클의 경험에서 배워야 할 중요한 교훈이 있다. 사람들은 각자 자신의 상황과 속도에 맞춰 강박장애와 싸워야 한다는 것이다.

손 씻는 강박행동을 극복한 잭은 나에게 당길수록 조여드는 손가락 퍼즐을 받았던 걸 기억한다. 손가락을 빼려면, 마음을 차분히 가라앉히고 머리를 써야 한다. 강박장애가 우리를 사로잡을 때도 마찬가지다. 당황해서 잘못된 방향으로 밀고 당기는 경향을 보인다. 꼼짝 않는 뇌의 잠금을 해제하려면, 일단 마음을 가라앉히고 침착하게 4단계를 실천해야 한다. 잭에게는 마음을 차분히 가라앉히는 데만도 엄청난 인내가 필요했다. 잭도 그 사실을 인정했다. "내 성격이 원래 좀 그래요. 내 안에 어떤 큰 힘이 들어와서 나를 위해 무엇이든 해줬으면 하죠. 전에는 음주 문제도 있었어요. 술에 취하면 다른 사람이 되니까요. 그러면 내 현실을 직시할 필요도, 변화를 위해 노력할 필요도 없어요. 제 성격이랑 딱 맞죠." 행동 치료를 시작하기 전에 잭은 약물 치료를 받은 적이 있다. 그런데 끔찍한 부작용에 시달려야 했고, 강박장애와 싸워 이기는 데는 거의 도움이 되지 않았다. 그때를 돌아보며 잭은 의사가 "마치 내게서 바이러스를 빼내려는 것처럼" 행동했다고 말한다. 의사에게 전화를 걸어 약을 먹으면 머리가 깨질 듯이 아프다고 토로하자 의사는 잭에게 이렇게 조언했다. "참고 견디세요. 물이 조금 새어 들어온다고 배를 버리면 안 됩니다." 결국 잭은 자신에게 약물요법이 효과가 없다는 사실을 깨달았다. 그리고 스스로에게 이렇게 말했다. "바로 이거야. 이제 너에게 달렸어. 행동을 바꿔야 해. 화학 물질에 의존해서 인생을 바꿀 수는 없어." 몇 년 전, 잭에게는 알코올 과민증까지 생겼다.

잭은 현실을 직시했다. "선택의 여지가 없었어요. 약이 아니라 나 자신을 믿어야 했죠. 겨울이 다가오고 있었고, 건조해져서 손이 다시 쩍쩍 갈라질 걸 생각하니 참을 수 없었어요. 뭐든 해야 했어요. 그전까지만 해도 충동에 굴복하지 않고 손을 안 씻었을 때 뒤따를 불안감을 견디느니 차라리 손이 갈라지는 게 낫다고 생각했어요. 그런데 정말 그럴 가치가 있는지 의문이 들기 시작했죠."

"내 손이 더럽고, 오염이 사방으로 퍼질 거란 생각에 굴복하지 않으려고 노력했어요. 물론, 처음에는 손을 씻지 않으면 불안했죠. 하지만 충동에 굴복하지 않아도 아무 일도 일어나지 않는다는 사실을 알게 됐어요. 지금 굴복하지 않으면 다음번 싸움은 더 쉬워진다는 것도요. 강박사고를 무시해도 아무 일도 일어나지 않는다는 걸 경험으로 알게 되었고, 그 경험이 계속 쌓여갔죠. 그룹 치료에 계속 참여하면서도 전혀 호전되지 않는 모습을 보이기란 쉽지 않아요. 그런 의미에서 치료 모임에 나가는 것은 도움이 돼요. 조금이라도 호전되면, 모임에 나오는 다른 사람들을 실망시키지 않기 위해서라도 치료를 계속할 열의가 생기니까요.

불쾌한 침습적 사고를 무시하면, 강도가 약해진다는 사실을 알게 되었어요. 그 생각이 나를 괴롭히기 시작하는 건 내가 그 생각에 관심을 기울이는 순간이죠. 집을 나서거나 차에서 내릴 때마다 지나치게 여러 번 확인하는 행동도 덜 하려고 했어요. 무방비 상태의 집이나 자동차에서 벌어질 수 있는 일에 대한 두려움이 워낙 커서 쉽지 않았어요. 물론, 집이나 차를 깨끗하고 안전하게 유지하는 데는 누구나 신경을 쓰죠. 그런데 강박장애가 있으면, 언제 멈춰야 할지를 몰라요. 결국 집이나 자동차가 안전한지 확인하기 위해 합리적으로 할 수 있는 일은 모두 했다고 자신을 다독인 뒤에야 집을 나설 수 있고 차에서 내릴 수 있어요. 강박장애가 정말 심해지면, 현관문이 잠겨 있고 차창이 닫혀 있는 것을 눈으로 확인해도 안심이 되지 않아요. 모든 게 다 괜찮다는 걸 확인해야 하는 순간이 오죠."

잭은 확인에 쓰는 시간을 줄이기 시작하면서 깨달은 것이 있다. "상황을 완전히 통제할 수는 없어요. 최선을 다할 뿐이죠. 그리고 몇 번을 확인하면 충분한지 스스로 정해야 해요. 현재 겪고 있는 스트레스 수준에 따라 확인하는 횟수는 늘 수도 있고 줄 수도 있지만, 제어할 수 없는 수준까지 치닫게 놔두면 안 돼요. 조금이라도 호전되면, 자신을 대견하게 생각해야 해요. 그룹 치료 때 배운 대로, 행동을 바꿀수록 생각에도 더 많은 변화가 생겨요."

때때로 잭은 자신이 경험하는 증상이 정말 강박장애가 맞는지 구분하기 어려웠다. 쓸모없는 물건을 쌓아두는 행동은 강박장애 환자에게서 흔히 나타나는 증상 중 하나인데 때때로 잭은 정반대 문제와 씨름했다. 더는 필요하지 않을 것 같은 물건을 치우는 데 집착했다. 처음에는 물건을 없애면서 즐거웠다. 하지만 나중에는 그 일에 완전히 마음을 빼앗겨서 걷잡을 수 없는 상황이 되었다. 물건을 정리하고 분류하는 일을 언제 멈춰야 할지 몰랐다. 이게 강박장애 증상일지 모른다고 생각한 것도 바로 그때였다. 잭의 생각이 옳다. 강박장애라는 생각이 들면, 강박장애가 맞다! 현실이라면, 강박장애일지 모른다는 생각조차 들지 않는다.

잭은 3년간 그룹 치료에 참여했고, 자기 주도 행동 치료를 계속 실천하고 있다. 요즘 잭은 자신의 증상이 90퍼센트 정도 감소했다고 추정한다. 이제는 '사회적으로 용인할 수 있는' 횟수만큼만 손을 씻는다.

적을 정면으로 마주하기

신성모독적인 끔찍한 강박사고와 오염 강박에 시달리던 크리스토퍼는 간단명료한 자기 주도 치료법을 고안해냈다. 휴가를 떠날 때면 이웃들은 크리스토퍼에게 자기네 개를 산책시켜달라고 부탁하곤 했다. 오염을 무서워하는 사람이 '지저분한' 개를 데리고 '지저분한' 거리를 산책하는 것은 엄청난 도전이다. 하지만 크리스토퍼는 그 상황을 정면으로 마주했다. 걸음을 멈추고 흙을 집어 손과 팔에 문질렀다. 그러고 나서 개를 산책시키는 데 집중했다. 집에 돌아와서도 몸을 씻지 않고 출근하거나 잠자리에 들 때까지 버텼다. 세척 강박을 키우지 않았다. 크리스토퍼는 공정한 관찰자의 안내를 따른 덕분에 현실을 정확히 볼 수 있었다.

크리스토퍼는 주방에서 일하기 때문에 손을 자주 씻어야 한다. 한동안 그는 "손을 여러 번 씻으면 강박행동으로 굳어질 거라는 생각을 자꾸 했다. '그게 바로' 강박사고였다." 하지만 이 강박사고가 씻는 것을 막지는 못했다. 그래서 자기 주도 행동 치료가 중요하다. 또한, 현실은 강박장애가 주는 느낌과 전혀 비슷하지 않다. 따라서 정말 손을 씻어야 할 필요성을 느낄 때는 그것이 강박장애가 아니라는 걸 확신할 수 있었다. 이 사례에서 강박장애는 거꾸로 손을 씻지 못하게 했다. 식당에서 크리스토퍼가 담당하는 일 중에는 피자에 토마토소스를 바르는 작업도 있었다. 토마토소스가 사실은 '피'라는 강박사고에 사로잡혀 있던 크리스토퍼에게는 너무도 고통스럽고 힘든 일이었다. 하지만 선택의 여지가 없었다. 출근하면 매일 그 일을 반복해야 했다. 사실상 노출 치료를 계속 받는 것과 같았다. 이윽고 크리스토퍼는 토마토소스가 피라는 생각을 극복하고 어려움 없이 피자를 만들 수 있게 되었다.

펜이나 연필을 들면 외설적인 글을 쓸지도 모른다는 병적인 두려움에 사로잡혔던 에이미는 이 강박사고를 무찌른 순간을 똑똑히 기억한다. 생일에 가족과 함께 저녁을 먹으러 이탈리안 레스토랑에 갔을 때였다. 식당 직원은 에이미 일행을 펜과 연필과 노트가 아주 잘 보이는 대기실 바로 옆자리로 안내했고, 에이미는 겁에 질려 어쩔 줄 몰랐다. 도망치고 싶었지만 그러지 않았다. 에이미는 그 순간을 이렇게 기억했다. "그냥 의식적으로 말했어요. '버텨낼 거야!' 그리고 이렇게 나를 다독였죠. '이건 실제가 아니야. 자리에서 일어나지 않을 거고, 아무 짓도 하지 않을 거야. 보통 사람처럼 여기 앉아 있을 거야. 두려움이 시키는 대로 행동하지 않을 거야.'" 덕분에 에이미는 강박사고에서 초점을 돌려 생일 축하에 집중하면서 가족들과 어울릴 수 있었다. 에이미는 강박장애에 맞서 싸움으로써 스스로 자신에게 가장 멋진 생일 선물을 주고 있다는 사실을 깨달았다. 자기 주도 인지·생물행동 치료를 통해 에이미는 이제 펜과 연필을 꽤 편하게 생각하게 되었다. 흥미롭게도, 타자기가 고장 났을 때는 애써 고치지 않기로 마음먹었다. 억지로라도 펜과 연필을 사용하려고 애쓰면 회복을 앞당길 수 있다는 사실을 알고 있었기 때문이다.

배터리 액을 끔찍이 무서워하던 브라이언은 물리학자인 친구에게 도로에 쏟아진 배터리 액이 자동차 타이어에 얼마나 오래 붙어 있는지 물어보기에 이르렀고, 그제야 전문가를 만나 도움을 받아야 한다는 사실을 절감했다. (친구는 타이어가 네 바퀴 정도 돌면 배터리 액의 흔적이 말끔히 사라질 것으로 추정했다.) 이제 브라이언은 자기를 괴롭히는 강박사고가 "기괴하기 짝이 없다"는 사실을 이해하게 되었다. 그러나 경찰과 소방차를 따라가 도로에 쏟아진 실제 또는 가상의 배터리 액을 치우던, 괴로웠던 무수한 밤을 아직도 똑똑히 기억한다. 브라이언은 고개를 저으며 이렇게 말했다. "실제로 밖에 나가서 거리를 청소했어요. 진짜 기괴하죠. 양동이와 베이킹소다를 들고 있는 멍청이를 누군가는 지나가다 봤을 거예요."

강박장애를 앓는 많은 이들과 마찬가지로, 브라이언은 머릿속에서 들리는 터무니없는 소리에 신물이 났을 때에야 도움을 청했다. "너무 지쳤어요. 그 때문에 비롯된 우울증에도 진절머리가 났죠. 정상적으로 일을 할 수가 없었어요. 매일, 매분, 매초 마음이 온통 배터리 액에 쏠려 있었죠."

브라이언은 재빨리 이렇게 덧붙였다. 4단계 치료법은 "나 같은 사람들에게 도움이 되는 유일한 도구예요…… 마음먹기에 달렸다는 걸 깨달아야 해요. 자신에게 이렇게 말해야 해요. '이봐, 방법이 없어'라고요. 뭐가 힘든지 아세요? 솜이나 먼지 뭉치 따위를 두려워하는 사람의 경우에는 실제로 위험할 게 없어요. 그런데 황산은 애초에 위험한 물질이에요. 그래서 실제와 가상을 구별하는 게 정말 어려웠어요. 논리적으로 말이 되는 측면이 있죠. 하지만 그래도 선을 넘게 놔두면 안 돼요. 나는 항상 선을 넘으며 살고 있었어요. 산은 어디에나 있잖아요. 침실에도, 집 벽에도." 강박장애가 있으면, 브라이언이 황산을 두려워하듯 먼지 뭉치를 두려워할 수 있다. 강박장애 증상이 얼마나 기괴하고 우스꽝스러울 수 있는지에 대한 사례는 차고 넘친다.

4단계 치료법에 힘입어, 또 행동 치료를 마칠 수 있게 도와주는 약물의 도움을 조금 받아서 브라이언은 대부분의 강박사고를 피해 다른 일을 할 수 있게 되었다. 브라이언에게 최적의 장소는 바로 정원이다. "정원을 손질하는 주말에 재초점에 성공하는 경우가 많았어요. 정말 열심히 일하거든요. 아주 열정적인 정원사죠. 정원에 나가서 풀을 베고, 이랑을 만들고, 잡초를 뽑고, 땀을 흘려요. 그게 나한테는 아주 훌륭한 탈출구예요." 원리는 간단하다. 좋아하는 취미가 있다면, 최대한 재초점에 활용하라. 취미 생활도 하고 강박사고에서도 벗어날 수 있으니 일거양득이다.

주의를 돌리는 것의 힘

바람을 피울지도 모른다는 근거 없는 두려움 때문에 남자친구를 끈질기게 추궁하던 철학과 학생 애나는 이렇게 말했다. "세 번째 단계인 재초점은 회복 과정에 꼭 필요하지만, 배우는 게 쉽지는 않았어요. 강박행동을 하느냐 안 하느냐에 인생이 걸린 것처럼 보일 때는 제일 하기 싫은 일이 그냥 기다리는 일이거든요. 다른 활동을 하면서 주의를 돌리는 게 도움이 되었어요. 설사 다른 활동에 제대로 집중할 수 없더라도, 강박행동을 하지 않고 버티면서 시간을 버는 것만으로도 효과가 있으니까요. 보통 15분을 버텨내고 다시 15분을 버티려고 하면, 그 시간이 지났을 때 자신을 훨씬 더 잘 제어할 수 있었어요."

그 이후, 애나는 중요한 사실을 깨달았다. "강박충동이 있는 사람도 때때로 의식을 치르는 장소인 세면대나 현관문에서 몸을 떼어낼 수 있어요. 하지만 생각과 몸을 떼어놓을 수는 없죠." 실천하기는 너무 어렵지만 그럼에도 15분 규칙에 성공하면 "한 걸음 뒤로 물러서서, 강박사고의 내용이 무엇이든 그것이 강박장애가 주입한 것임을 올바로 알아차릴" 여유가 생긴다는 사실을 알게 되었다.

1분 또는 30초밖에 안 되는 짧은 시간을 버티는 것도 의미가 있다. 특히 처음 시작할 때는 그 정도로도 충분하다. 계속 최선을 다하는 것이 핵심이다. "이건 그냥 강박장애일 뿐이야. 무언가가 진짜로 잘못된 게 아니야." 의식적으로 생각을 다른 데로 돌리면서, 애나는 이러한 사실을 깨달았다. 행동 치료를 하기 전처럼 강박사고와 강박충동에 많은 에너지를 쏟는 대신, 사면초가에 빠진 가여운 남자친구에게 정신 나간 질문을 쏟아붓고 싶은 충동에 맞설 수 있고, 강박사고와 강박충동에서 벗어나 다른 활동에 집중할 수 있다는 사실을 말이다. 결과적으로, 강박장애의 공격력이 약해졌다. "몇 달 동안 이런 작은 이득이 하나둘 쌓이니까 정신 건강이 확실히 좋아졌어요."

강박사고와 강박충동은 아직 남아 있다. 스트레스가 많은 날은 더 심하고 스트레스가 적은 날은 조금 낫지만, 그래도 예전과는 다르다. "강박사고가 머릿속을 점령해 사고 과정 전체를 감염시키게 놔두지 않으니까, 스쳐 갈 가능성이 더 커요. 예를 들어, 날카로운 칼을 보면 거의 매번 강렬한 침습적 사고나 그림이 머릿속에 떠올라요." (칼에 대한 강박사고는 질투에 찬 강박사고와 전혀 관련이 없다.)

"나도 모르게 칼에 살이 베이는 모습을 상상해요. 움찔할 정도로 느낌이 생생하죠. 방에 누군가와 함께 있으면, 내가 그 사람을 찌르는 상상을 하기도 해요. 하지만 원치 않는데도 떠오르는 터무니없는 생각일 뿐이라는 걸 이제는 잘 아니까, 예전처럼 그게 뭔지 알아내려고 애쓰지 않고 스쳐 가게 돼요. 그런 생각이 마음속 평화를 망치게 놔두지 않아요. 강박장애가 공격해와도 굴복하지 않고 싸워서 이길 수 있다는 자신감이 생기니까 4단계를 실천할 때 성공하는 확률도 올라갔어요. 물론 강박장애에서 완전히 자유롭지는 않아요. 하지만 대부분의 시간은 강박장애가 나를 조종하게 놔두지 않고 내가 강박장애를 관리하고 있죠." '이건 내가 아니라 강박장애일 뿐이야'라는 원칙을 훌륭하게 적용한 사례다.

저장 강박에 시달리던 캐런 역시 4단계 중 '재초점'이 무엇보다 도움이 된다는 사실을 깨달았다. 캐런은 이렇게 조언한다. "본인이 좋아하는 활동을 하고, 그 활동에 몰두하세요. 정원에 허브를 심어도 좋고, 단편소설을 한 편 읽어도 좋아요. 꽃꽂이를 하거나 롤러스케이트를 타도 돼요. 주의를 돌리고 행동의 방향을 바꾸면, 강박충동은 지나갈 거예요. 다시 돌아온대도, 그다지 강하지 않을 거고요. 다른 행동을 하세요. 정말 효과가 있답니다! 나는 할인 행사를 보게 되거나 쓰레기통에 든 물건이 탐날 때 이 기법을 활용해요. 강박행동을 하지 않고 얼마간 버텨내면, 할인 행사는 끝이 나고 쓰레기통에 든 물건은 치워져 있어요. 조금 지치고 피곤하긴 하지만, 충동은 지나가요."

캐런은 행동이 바뀌면 태도도 바뀐다고 장담한다. "성공의 달콤함은 매번 그 맛이 달라요. 그 독특한 맛이 성공을 더 많이 맛보도록 우리를 재촉하죠. 전에 해봤으니까 이번에도 할 수 있다는 걸 알아요. 부정적이었던 시각도 긍정적으로 바뀌고 어두웠던 사람도 밝아져요."

2년 동안 집을 청소하고 쓰레기를 치운 끝에 캐런과 남편은

'쓰레기 없는 집'이라는 목표에 4분의 3 정도 다가섰다. 이제 캐런은 깨끗한 집과 예쁜 마당이 주는 만족감과 친구들을 집에 불러서 함께 즐기는 기쁨도 알게 되었다. 그런데 캐런이 받은 보상은 그것 말고도 더 있었다. "그보다 훨씬 더 큰 보상도 받았어요. 마음속의 보이지 않는 선을 넘으며 나에게 뭐라고 했는지 아세요? '강박장애와 싸워 이길 거야'라고 했어요. 이게 진짜 대박인 거죠. 행동 치료가 내게 한 약속이 이루어진 거니까요. 물건을 쌓아두고 싶은 불온한 생각과 느낌이 다시 나타날 수도 있어요. 틀림없이 그러겠죠. 하지만 그것들이 예전과 똑같은 힘으로 나를 짓누르지는 못할 거예요. 물건을 쌓아두면 향후 안전이 보장된다는 거짓된 약속보다 성공과 자신감의 열매가 훨씬 더 달콤하니까요. 내게는 행동 치료에 필요한 도구(4단계 치료법)가 있고, 신이 나에게 일어나는 일을 관심 있게 지켜보신다는 믿음이 있어요. 그 생각이 나를 위로하고 내게 힘을 주죠." 새로 태어난 캐런은 소규모 사업을 시작했다. 성공을 거두고 있고 진취적으로 나아가고 있다. 이것이 개인의 지식과 경험에 바탕을 둔 믿음의 힘이다!

걱정하지 마, 하지 않을 테니까

UCLA에서 환자들이 일찍부터 깨닫는 한 가지는 위험한 내용의 강박사고가 아무리 진짜처럼 보여도, 자신이 그 행동을 실제로 하지는 않을 거라는 점이다. **강박장애 때문에 도덕적으로 무례한 짓을 하는 사람은 아무도 없다.** 폭력적인 행동에 관한 강박사고가 너무 심해서 버터나이프를 집는 것조차 겁내던 라라는 이제 이렇게 고백한다. "누군가를 해치는 강박사고를 실제 행동으로 옮긴 적은 한 번도 없어요. 그러지 않을 거고, 그러고 싶지도 않아요. 역겨운 짓이죠. 강박사고와 강박충동이 아무리 강하고 파괴적이어도 내가 제어할 수 있다는 걸 이제는 알아요." 강박장애는 우리 의지를 찬탈해서 내 잘못이라고 생각하게 만드는 짓을 하지 못한다.

라라는 행동 치료의 기본 원칙도 배웠다. "강박사고는 없애려고 할수록 강해져요. 그래서 그 대신 생각을 돌리고 재구성해요. 다른 일에 집중하려고 노력하죠. 프로젝트나 책이나 텔레비전 쇼 같은 거요. 생각을 전환해서 증상을 누그러뜨려요. 행동과 에너지가 향하는 방향을 바꾸면, 다른 일을 계속할 수 있어요." 라라는 강박사고가 심해지면 자기 힘으로는 더 이상 제어할 수 없다고 생각하고 자신을 불쌍히 여기는 경향이 있었다. "그때 생각을 전환해야 해요. 누군가에게 전화를 걸고, 음식을 만들고, 체육관에 가죠. 강박사고에서 다른 생각으로 전환하려고 할 때마다 늘 성공하는 건 아니에요. 가끔은 폭풍우를 견뎌내야 할 때도 있어요. 강박사고는 떨쳐내기 어려워요. 어디를 가든 지고 다녀야 하는 '덧짐'이죠. 그래서 강박사고를 신경 쓰지 않으려고 더 열심히 노력해야 해요."

다시 말하지만, 끔찍한 강박사고에 시달릴 때는 짧은 시간이라도 초점을 돌려 다른 일에 집중하는 것이 큰 도움이 된다. 그러려면 못된 생각이 머릿속에서 '완전히' 사라져야만 가능한 게 아니라는 사실을 깨달아야 한다. 강박사고를 '피해서' 다른 활동을 한다는 건 그런 뜻이다.

라라의 경우에는 흥미로운 이분법이 작용한다. 쇼핑에 대한 지나친 집착은 라라가 극복하려고 애쓰는 강박행동 중 하나다. 그런데 때때로 불온한 생각이나 충동에서 주의를 돌리기 위해 쇼핑을 하기도 한다. "바쁘게 움직이려고 집을 나서요. 보통은 쇼핑하러 가죠. 집에 앉아서 혼자 강박사고에 시달리고 싶지 않아서요. 집에 있으면 더 심해질 걸 아니까요. 밖에 나가서 주변을 둘러보면, 강박사고가 조금 가라앉아요." 강박사고에서 초점을 돌려 '쇼핑'이라는 다른 행동에 집중하는 셈이다.

젖먹이 딸을 자기 손으로 죽일 것만 같은 끔찍한 강박사고에 시달리던 카를라는 이제 4단계가 자동으로 착착 실행된다고 말한다. "이름을 쓰거나 물을 마시는 것과 같아요. 온종일 계속하면 자동으로 딸깍 소리를 내요. 전구가 꺼질 때처럼요. 가장 훌륭한 방어책이죠." 뇌의 전환 장치가 다시 자동으로 작동하기 시작하는 순간이다.

바쁘게 지내는 것도 방어 작전의 하나다. 카를라는 딸이 다니는 학교의 운영위원회에 들어가 가난한 사람들에게 나누어 줄 헌 옷을 모으고 있다. "사람들을 위해 이런 긍정적인 일을 하면, 나 자신에게서 벗어나게 돼요. 강박장애가 완전히 사라지지는 않아요. 여전히 매일 약도 먹어요. 하지만 강박장애만 있는 건 아니에요. 다른 것도 많아요. 강박장애를 넘어서는 삶을 살고 있다는 걸 사람들이 알아줬으면 좋겠어요. 우리는 그런 삶을 살 자격이 있어요. 자신이 나쁜 짓이나 끔찍한 짓을 저질렀다고 생각하지 마세요. 강박장애가 생겼을 때 신이 당신을 버렸다고 생각하지 마세요." 이는 4단계의 모든 측면을 더 제대로 작동하게 만드는 '영적 수용'이 어떤 건지 보여주는 적절한 사례다.

오염에 대한 끔찍한 두려움에 시달리며 집 전체를 '알코올하던' 질도 다음과 같은 중요한 교훈을 얻었다. "무슨 일도 하지 않고 가만히 있으면 강박장애가 더 심해져요. 악화되게 놔두는 시간이 훨씬 많으니까요. 바쁠수록 더 건강해지죠." 이제 강박장애를 잘 관리하고 있으니, '주류로 돌아갈 준비가 되었다.' 강박장애를 치료하기 위해 일을 그만두기 전에 질은 부동산 중개인으로 일했다. 부동산 일은 질과 잘 맞았다. 근무 시간이 유연해서 병을 관리하면서 지금은 성년기에 접어든 두 딸을 키울 수 있었다. 요즘 질은 '무언가 더 창의적인 일을 할' 준비가 되었다고 생각한다. 강박장애에 사로잡혀서 집 밖에도 못 나가고 숨 쉬는 공기까지 닦을 기세로 온 집 안을 알코올 솜으로 닦고 다니던 때를 생각하면 실로 엄청난 발전이다.

십대 때부터 게리는 자기와 이야기를 나누는 사람들을 주먹으로 치라거나 그들에게 무례하고 부적절한 말을 하라고 시키는 침습적 사고에 시달렸다. 물론, 이런 기괴한 생각을 실제 행동으로 옮긴 적은 한 번도 없다. 앞에서 배웠듯이, 강박장애가 있는 사람들은 절대 그러지 않는다. 그럼에도 그런 생각들이 게리의 삶을 망치고 있었다. 약물의 도움을 살짝 받으며 4단계 치료법을 열심히 실천하면서 게리는 강박사고에서 초점을 돌려 다른 행동에 집중할 수 있었다. 재초점 시간도 차츰 늘어났다. 강박사고를 피해 열심히 다른 활동을 하면서 게리는 머릿속으로 무의미한 구절을 반복하는 시간이 줄어들고 있다는 사실을 깨달았다. 폭력적인 생각을 없애려면 꼭 해야만 한다고 생각했던 강박적인 의식에 쓰는 시간도 점점 줄어들었다. 사람들과 이야기할 때 성가신 생각이 끼어들어도 대처할 수 있다는 자신감이 생기면서 사회생활도 한결 나아지기 시작했다. 사실, 게리는 '사회적 상호작용' 자체를 재초점 도구로 활용했다. 직장에서 새로운 사람들을 알게 되었고, 그냥 알고 지내던 사람들과 더 친해졌다. 15개월에 걸쳐 행동 치료와 약물 요법을 병행한 끝에 약도 끊을 수 있게 되었다. 사람들과 가까워지는 것을 더는 두려워하지 않게 되면서, 몇 년 만에 처음으로 데이트도 했다. 또한 재초점의 일환으로 에이즈 환자들을 돕는 비영리 단체에서 자원봉사도 하고 있다.

어둡고 음울한 생각에 목이 졸려 '미쳐버릴' 지경이었던 조앤은 마음이 '움직여서' 자유로워지는 느낌을 처음 받았던 날을 선명하게 기억한다. 꼼짝 않던 뇌의 잠금이 해제되는 것을 알아차린 순간이었다. 그전까지 "그게 어떤 느낌인지 몰랐어요. 그 느낌에 대해 내 뇌는 아는 게 전혀 없었어요. 모든 사람이 '지금 이 순간을 살라'고 늘 말하지만, 그 순간에 갇히면 그러기가 힘들어요. 시간은 잠시도 멈추지 않는다는 걸 깨달았어요. 이제 계속 앞으로 나아가려고 노력해요." 요즘 조앤은 이렇게 말한다. "인생이 너무 달라졌어요. 겉으로 보기에는 많이 변하지 않았을 거예요. 내 뇌에서 일어나는 고통을 다른 사람들은 알 수가 없으니까요. 하지만 이제는 기쁨이 생겼고, 내가 하고 싶은 일에 집중할 수 있고, 내가 되어야 하는 사람이 될 수 있어요. 나도 이제 사는 것처럼 살 수 있어요! 내면의 음침한 목소리가 괴롭히기 시작해도 이제는 그게 뭔지 알아요. 그래서 초점을 돌려 다른 활동에 집중하면서 앞으로 나아가라고 내게 말해요. 내 스스로를 돕고, 삶의 모든 부분에 파괴적인 영향을 끼치는 머릿속 목소리를 제어할 수 있는 도구가 생겼어요."

조앤은 자신이 우위에 서서 강박장애를 통제하고 있다는 사실을 깨달았다. 치료 초기에 '재초점' 방법을 배우면, 즉 초점을 돌려 다른 활동에 집중하면서 침습적 사고를 무시하는 법을 배우면 (처음에는 단 1, 2분이라도), 증상을 통제하고 있다는 느낌을 받는다. 우위에 서서 통제하고 있다는 느낌은 대단히 유익하고 또 중요하므로 강화하고 장려해야 한다. 처음에는 아주 작은 걸음을 떼는 것만으로도 의미가 있다. 이런 식으로 사람들은 행동 치료를 통해 침습적 사고를 완전히 통제하거나 인식에서 아예 없애야만 기능적으로 크게 나아질 수 있는 게 아니라는 사실을 깨닫는다. 처음에는 아주 작은 걸음을 떼는 데도 엄청 힘이 들지만, 나중에는 큰 걸음을 내디딜 수 있다. 4단계를 실천하는 동안 뇌가 변화하므로 시간이 흐를수록 같은 힘을 들여서 더 좋은 결과를 얻게 된다.

자신과 다른 사람들이 핵 방사선에 노출되어 있다는 생각을 비롯해 수많은 강박사고와 수년 동안 씨름했던 제니는 이제 상황을 제대로 직시할 수 있게 되었다. 심지어 한때 강박장애를 다룰 때 사용하던 회피 기술을 떠올리며 웃기도 한다. 과거에 제니는 운전하다가 누군가를 치어 죽였다는 흔한 강박사고에 시달렸다. 제니가 생각해낸 해법은 차를 소유하지 않는 것이었다. "이야기를 지어냈어요. 눈이 나빠서 밤에는 운전을 못한다거나, 빈털터리라서 차를 살 수 없다는 식으로요." 제니에게는 확인 강박도 있었다. 그건 어떻게 해결했을까? 제니는 다른 집 가스레인지를 차마 보지 못했다. 점화 손잡이가 살짝 비뚤어져 있는 걸 참을 수 없었기 때문이다. "다른 집에서 파티가 열리면, 주방에 안 들어가려고 데우지 않아도 되는 요리를 가지고 갔어요." 물론 문제를 직시하기 전까지는, 다시 말해 그것을 '강박장애'라는 정확한 이름으로 부르고 초점을 돌려 다른 긍정적인 행동에 집중하기 전까지는 그 어떤 증상도 수그러들지 않았다. 제니는 UCLA에서 외래 진료를 받으면서 행동 치료를 배워나갔다. 그리고 나중에 내가 진행하는 주간 그룹 치료에 참여해서 4단계 치료법을 배웠다. 제니는 여전히 '두려움에 휩싸이는 온갖 강박장애 증상'을 다 겪고 있다. 하지만 이제는 두려운 느낌이 엄습할 때 다른 생각으로 '넘어갈' 수 있게 되었다. 직업도 괜찮고 친구도 많다. 이제 운전도 다시 한다. 가스레인지를 써야 하는 요리도 파티에 가져갈 수 있다. 제니는 이렇게 말한다. "전 세계 어디로든 이사할 수 있고, 다른 직업도 가질 수 있다고 생각해요."

아들 눈에 끔찍한 일이 생길까 두려워 우스꽝스러운 의식을 치르던 도티는 1970년대에 1년간 병원에 입원했다. 하지만 강박장애는 조금도 나아지지 않았다. 당시는 지금 우리가 쓰는 치료법이 개발되기 전이기도 했지만, 도티는 자신의 책임이 크다는 걸 잘 알고 있었다. 정신병원에서 있었던 일을 회상하며 도티는 이렇게 말했다. "매일 그룹 치료에 참여했지만, 내 문제가 뭔지 누구도 알지 못했어요. 사람들은 말했죠. '자, 도티, 이제 당신 차례예요. 당신 이야기를 해봐요.' 글쎄요, 나는 사람들을 돕는 걸 좋아했지만, 내 이야기는 절대 하지 않았어요. 물론, 그건 최악의 태도였죠." 어느 날, 도티는 그룹 치료에 참여하다가 비명을 지르며 뛰쳐나왔다. "그게 그 병원에서 내가 보인 유일한 감정이었어요." 왜 도티는 자신을 괴롭히는 끔찍한 강박사고를 사람들에게 말할 수 없었을까? "입 밖으로 꺼내면, 그게 현실이 되어버린다고 생각했거든요." 우리가 UCLA에서 진행한 프로그램에 4년 동안 참여한 후 도티는 약을 끊고 시간제 일을 할 수 있게 되었다. 그리고 이제는 강박장애가 있는 사람들을 위해 자기가 배운 내용을 어떻게 활용할 수 있을지 이야기한다. 다른 사람들과 함께 인지·생물행동 치료를 하는 것이야말로 궁극의 재초점 활동이라 할 수 있다.

강박장애가 최음제?

손가락 끝에 면도날이 달려 있다는 강박사고에 시달리면서 혹시나 아내를 다치게 할까봐 겁내던 도밍고는 강박장애가 성생활에 미친 영향에 관해 매우 흥미롭고 독특하다고도 할 수 있는 이야기를 들려준다. 도밍고는 키 크고, 가무잡잡하고, 강단 있고, 환하게 잘 웃어서 여자들에게 인기가 많았다. 최근 결혼하기 전까지 여자친구도 꽤 많았다. (아래 나오는 내용은 결혼 전에 한 인터뷰다.)

도밍고는 이렇게 토로했다. 성관계 중에도 "강박장애 때문에 집중하기가 힘들어요. 내 절반만 상대방과 함께 있어요. 강박사고가 계속 떠올라서 집중이 안 되고 시간만 흘러요. 몸은 상대와 함께 있지만, 마음은 딴 데 있는 거죠. 그러니 오르가슴을 느낄 리 없죠. 그런데 여자들은 오래 유지된다고 오히려 좋아했어요. 나는 계속하는 것뿐인데 나더러 희귀종이래요." 성관계 중에 떠오른 강박사고는 어떤 종류였을까? "현관문을 잠갔던가? 차에서 레코드를 가져왔나? 개한테 밥을 챙겨주었던가? 뭐 그런 것들이죠." 속으로 딴생각을 한다는 걸 파트너들이 눈치챘을까? 도밍고는 히죽 웃으며 이렇게 말했다. "여자들은 이렇게 묻곤 해요. '지금 나랑 같이 있는 거 맞아?' 그러면 나는 이렇게 대답해요. '곧 그렇게 될 거야. 즐겨.'"

성관계를 하는 동안에도 새로운 강박사고가 머릿속에 살금

살금 들어오곤 했다. 그래도 도밍고는 4단계 치료법을 열심히 실천한 덕분에 강박장애와 벌이는 싸움에서 목표의 반 이상은 이루었다고 생각한다. 도밍고는 일지에 이렇게 썼다. 끔찍한 생각이 끼어들면 "깊게 심호흡하고 말해요. '할 수 있어. 내게는 할 일이 있으니까. 심란할 때마다 15분을 기다릴 수는 없어. 강박사고가 꼬리에 꼬리를 물면 15분이 두 시간이 될 수도 있으니까. 15분을 기다리면, 여기 앉아서 하루 종일 아무것도 못 할걸.'" 도밍고는 이렇게 강박행동을 할 가능성을 머릿속에서 차단해버리고 계속 업무를 본다. UCLA에서 우리는 이것을 '능동적 재평가'라고 부른다.

　모든 사람이 도밍고만큼 의지가 강하지는 않다. 그러나 이 치료법을 행동 치료를 위한 발판으로 사용할 줄 알고, 4단계를 마치 기도문 낭독하듯이 순서대로 수행할 필요는 없다는 사실을 시간이 지나면서 깨달은 사람은 도밍고 말고도 많다. 4단계를 계속 실천하다 보면, 자동으로 착착 진행되는 '재명명'과 '재귀인' 단계를 건너뛰고 곧장 '재초점' 행동으로 넘어갈 수 있다. 그 결과, 침습하는 생각과 충동을 '가치 없고 비참한 강박장애'로 아주 빠르게 능동적으로 재평가할 수 있다.

　물론, 이것이 우리의 궁극적인 목표다.

기억해야 할 요점

- 세 번째 단계는 재초점이다.
- 재초점은 원치 않는 생각과 충동에 대한 행동 반응을 바꾸어 유용하고 건설적인 활동에 주의를 집중하는 것을 의미한다. 한마디로, 다른 행동을 하는 것이다.
- '고통 없이는 얻는 것도 없는' 단계다. 수동적인 태도를 버리고 능동적으로 임해야 한다.
- 15분 규칙을 사용하라. 15분 동안 증상에서 초점을 돌려 유익하고 즐거운 일을 하라. 15분 후에 어떻게 달라졌는지 마음속에 새기고, '재초점' 활동을 15분 더 시도해보라.
- 공정한 관찰자를 활용하라. 정신력이 강해질 것이다.
- 행동을 바꾸는 것이 뇌를 바꾸는 길이다.

4장
강박장애로부터 배운 교훈
네 번째 단계: 재평가

> **첫 번째 단계: 재명명**
>
> **두 번째 단계: 재귀인**
>
> **세 번째 단계: 재초점**
>
> **네 번째 단계: 재평가**

네 번째 단계인 '재평가'는 앞의 세 단계를 부지런히 실천하면 자연스럽게 이루어지는 결과다. 재명명, 재귀인, 재초점을 꾸준히 실천하다 보면 강박사고와 강박행동이 무시해도 되는, 마음을 어지럽히는 가치 없는 것에 불과하다는 사실을 깨닫게 된다. 그러면 이 통찰을 바탕으로 병적 충동을 '재평가'하여 가치를 낮춰 보고, 충동이 가라앉을 때까지 피할 수 있다. 그 결과 뇌가 조금 더 잘 작동하기 시작하면서 그것들의 실체가 '강박사고'와 '강박행동'이라는 사실을 이해하기 쉬워지고, 뇌는 훨씬 더 정상적으로, 자동으로 작동하게 될 것이다. 이에 따라 증상의 강도도 약해진다.

강박장애를 앓는 사람들은 '왜 하필 나야'라는 질문의 답을 찾고자 영혼 깊은 곳까지 닿을 정도로 큰 고통을 겪는다. "그렇게 '못된' 생각을 하다니, 난 정말 끔찍한 인간이야"라는 생각에 빠질 때가 많다. 이런 생각들은 뇌가 보내는 잘못된 메시지에 불과하므로 아무 의미가 없다고 '재평가'하지 않으면, 의기소침해지고 자기혐오에 빠지기 쉽다. 우리 의지로 하는 게 아니라 의지와 상관없이 머릿속에 떠오르는 것이라는 사실을 깨닫는 게 중요하다.

　　예를 들어, 신앙이 독실한 사람이 신성모독적인 강박사고에 시달린다면, 성모 마리아나 예수 그리스도에게 발칙한 마음을 품어서가 아니라 전부 '강박장애'라는 질병 때문임을 이해해야 한다. 그리고 이를 바탕으로 영적 자기성찰을 통해 신앙을 재확인하는 기회로 삼아야 한다. 신성모독적인 생각이 질병의 영향임을 아는 것, 영적으로 순결하지 못하거나 진실하지 못한 결과가 아님을 아는 것은 신성모독적인 강박사고를 '피해 다른 활동에 집중하는' 능력을 개발할 때 무척 중요하다.

　　재평가 단계에서 구현하는 원칙은 다음과 같다. 강박장애 증상의 실체를 더 명쾌하게 이해할수록 관심을 기울일 가치가 없는 '쓸모없는 쓰레기'라고 더 빠르게 일축할 수 있다. 앞의 세 단계를 실천하다 보면, 잘못된 메시지를 '곧이곧대로' 믿을 때 생기는 두려움과 불안이 차츰 사라진다. 강박장애가 행동이나 생각을 좌지우지하게 놔둘 필요가 없다는 사실을 알게 되면 강박장애를 평가절하할 수 있고 '성가신 해충'에 불과하다고 간단히 무시할 수 있다. '바보 같은 헛소리'일 뿐이라고 더 의식적으로 더 능동적으로 재평가할수록, 더 빠르고 더 순조롭게 재명명, 재귀인, 재초점 단계를 수행할 수 있다. 그러면 자동 전환 기능도 회복해 더 안정적으로 작동하게 된다. 재평가는 이 행동 기어를 전환하는 데 도움이 된다! 더욱이, 자신의 질병을 더 명확하게 이해하고 이 적을 무찌르고자 4단계 치료법을 무기로 사용하다 보면, 일반적으로 자신의 삶과 나 자신, 다른 사람들에 대한 느낌을 '재평가'하는 새로운 능력을 얻게 된다.

라라는 이 변화를 이렇게 표현했다. "강박장애가 있어서 더 열성적이고 더 세심하고 더 인정 많은 사람이 되었어요. 강박장애가 나를 겸손하게 만든 거죠. 영혼과 마음이 갈기갈기 찢기고 자존감이 무너지는 동안 품성을 갈고닦았다고나 할까요. 더 열심히 싸울 수 있게 되었고, 내 안의 선함과 진실함을 키우기 위해 노력하게 되었어요. 삶 속에서 고통받는 사람들을 비판적인 눈으로 보지 않고 이렇다 저렇다 쉽게 판단하지 않게 되었어요."

"신은 나를 사랑하셔"

강박장애에 삶의 주도권을 넘겨줄 필요가 없다는 사실을 깨닫고 강박장애에 맞서 싸울 도구를 손에 넣은 사람들은 자기가 잃어버린 시간과 기회를 돌아보고, 삶에 대한 열정을 새로 불태우며 앞날을 바라본다. 더러는 영적 각성을 경험하기도 한다.

저장 강박과 오염 강박을 거의 극복한 조엘은 "삶이 그 자체로 가치가 있다"는 사실을 몇 년 만에 처음 깨달았다. "자살하고 싶을 정도로 우울증이 심하지는 않았지만, 사는 게 정말 고역이었거든요." 자기 손으로 젖먹이 딸을 죽이는 강박사고에 시달리던 카를라는 딸아이가 행복하고 건강하게 자라 여섯 살이 되었다며 감사해한다. 신앙심이 두터운 편이지만, 정말 캄캄하고 힘든 순간에는 '이런 끔찍한 생각을 하는 나를 신이 과연 용서하실까?' 하는 의문이 들었다. 이제 카를라는 "신이 나를 사랑하신다"는 말을 이해한다. 카를라는 자신의 인생을 재평가했다. 그래서 더는 죄책감과 분노에 휩싸이지 않는다. 그리고 입에 풀칠하려고 하는 일보다 더 의미 있는 일을 하기로 마음먹고 열의를 불태우고 있다. "삶을 변화시키고 싶어요. 다른 사람들을 돕고 싶어요. 강박장애 때문에 조금 더 열심히 살게 되었어요. 세상에는 도움이 필요한 사람이 너무 많아요. 내가 이 병에 걸린 데도 다 이유가 있듯이, 지금 이렇게 살아 있는 데도 이유가 있지 않을까요. 이제 예전과 달라져야 할 것 같아요."

신은 마음속에 있는 진짜와 뇌에서 나온 잘못된 메시지를 확실히 구별한다. 이 점을 잊지 않는 것이 중요하다. 인지·생물행동 자가 치료는 '신은 내가 실제로 어떤 사람인지 아신다'는 믿음을 능동적으로 재확인할 기회를 제공한다. 신성모독적인 강박사고를 곧이곧대로 믿도록 놔두고, 실제와 허상을 구분하는 신의 능력을 내면 깊은 곳에서부터 불신하게 놔두니, 자기혐오에 빠지는 것이다. 승리할 가치가 있는 전투가 다 그렇듯, 이것은 결국 믿음을 시험하는 싸움이다.

끊임없이 자신에게 상기시켜야 한다. "이것은 진짜 신성모독적인 생각이 아니야. 강박장애 증상에 불과해. 뇌가 보내는 잘못된 메시지일 뿐이야. 나는 그 헛소리를 믿지 않아. 진짜 내 마음에 있는 생각이 반영된 게 아니야"라고 말이다.

신성모독적인 강박사고에 시달리던 크리스토퍼는 보수적인 종교 잡지를 정독하다가 성체(예수의 몸을 상징하는 빵─옮긴이)를 손으로 받는 건 잘못이라는 기사를 읽었다. 오늘날 로마가톨릭교회에서 보통 그렇게 하고 자신도 어렸을 때부터 그 관행을 따랐는데 말이다. 천성적으로 매우 보수적인 사람인지라, 혹시라도 신의 노여움을 살까봐 겁이 난 크리스토퍼는 그 후 꽤 오랫동안 손을 거치지 않고 바로 입으로 성체를 받아먹었다. 그러면서 주변 사람들 대부분이 손으로 성체를 받는 끔찍한 죄를 자기도 모르게 저지르고 있다는 생각에 사로잡혔다. 이 강박사고가 크리스토퍼에게 너무도 비참한 기분을 안겨주었기 때문에 그는 주일 미사를 두려워하게 되었고, 금요일이나 토요일부터 긴장하기 시작했다. 그러다 마침내 크리스토퍼는 신을 노하게 할 위험을 감수하고 이 강박사고에 맞서 손으로 성체를 받았다. 처음 시도했을 때는 땀이 나고 가슴이 벌렁거렸다. 심장이 하도 세게 뛰어서 박동 소리가 귀에 들릴 정도였다. 물론, 그래도 신은 그를 벌하지 않았다.

신앙이 있는 사람에게는 종교적인 내용이나 의미가 함축된 강박사고가 생기는 경우가 잦은데, 진료를 보는 사람들이 이 사실을 올바르게 인식하지 못하는 경우가 많다. 예를 들어, 크리스토퍼가 강박장애 때문에 처음 전문가를 찾아갔을 때 의사는 머뭇거리며 혹시 악마에 씐 것은 아니냐고 무례하게 굴었다. 정신의학계가 각성해야 할 일이다. 오늘날에도 여전히 너무도 많은 정신과 의사가 종교 규율을 준수하는 사람들 머릿속에 떠오르는 종교적인 내용의 강박사고를 제대로 이해하지도, 공감하지도 못하는 듯하다. 똑똑하고 통찰력이 있는 사람인지라, 크리스토퍼는 자기에게 병이 있다는 사실과 악마에 씌어서 그런 끔찍한 생각이 떠오르는 게 아니라는 사실을 이해했다. 영적 성찰을 통해 자신이 악마의 영향력 아래 있지 않다는 사실을 깨닫고, 그냥 신경정신병을 앓고 있는 것뿐이라고 확신하게 되었다. 크리스토퍼는 정신과 의사와 상담하기 전에 악마에 씌었을 가능성이 있는지 이미 살펴보았고 그럴 리 없다는 결론에 이르렀다. 정신과 의사를 처음 만나 상담할 때 의사가 그를 오해하고 크리스토퍼가 그로 인해 스트레스를 받는 상황이 벌어진 이유는, 자신이 겪는 끔찍한 고통을 묘사하고 설명하려고 애쓸 때 크리스토퍼의 내면에서 어떤 일이 일어났기 때문이 아니다. 많은 정신과 의사에게서 흔하게 볼 수 있는 무지와 오만을 그 의사 또한 고스란히 드러냈을 뿐이다.

강박장애가 친 덫에서 빠져나가기

'재평가'는 재명명과 재귀인을 강조하는 단계로 이해할 수 있다. 자신의 증상을 곧이곧대로 믿지 않음으로써, 강박장애 환자들은 성가신 느낌과 충동을 (어떤 환자의 표현을 빌리자면) '뇌의 독성 폐기물'로 생각할 수 있게 된다. 그렇게 되면, 재명명 및 재귀인 단계가 거의 자동으로 착착 진행되어 아주 빠르게 재초점 단계에 진입해 강박사고나 강박충동을 피해 다른 활동에 집중할 수 있다. 더 이상 행동을 전환하기 위해 기어를 수동으로 일일이 바꿀 필요가 없다. 이제는 강박적인 생각이나 느낌이 생기는 순간 곧바로 알아챌 수 있다. 자가 치료를 계속하다 보면 증상의 강도가 약해져서 재평가를 더 잘하게 된다. 강박사고와 강박충동을 '쓸모없는 쓰레기'라고 일축하고 초점을 돌려 긍정적인 행동에 집중하는 데 힘이 덜 들기 때문이다.

이를 합리적으로 개념화하면 다음과 같다.

- 4단계 자가 치료를 진행하면, 뇌가 바뀌어서 두려움이 줄어들고 증상의 강도도 약해진다.
- 증상의 실체를 더 쉽게 파악할 수 있게 되어 재평가가 쉬워진다. 그러면 다시 재명명, 재귀인, 재초점 능력이 향상되고 뇌에도 더 많은 변화가 생긴다. 그리하여 자체적으로 활성화되는 피드포워드(징후를 예측하고 그 정보를 기준으로 제어하는 방식

―옮긴이) 치료 패턴이 확립된다.

- 재초점 단계를 수행하는 동안 뇌 화학이 실제로 변할 가능성이 크다. 그러면 충동이 줄어들고, 충동이 줄어들면 재평가 작업이 더 쉬워진다.
- 재평가가 이루어지면 재명명과 재귀인도 더 쉬워지고, 재초점 활동도 더 많이 할 수 있다. 그러면 뇌에도 많은 변화가 생겨 증상도 눈에 띄게 줄어들고, 이는 다시 더 많은 재평가 활동으로 이어지며 이 과정이 계속 반복된다.

최종적으로는 증상의 강도가 확연히 약해지고, 남아 있는 강박사고와 강박충동에 대한 행동 반응을 제어하는 능력이 현저히 좋아진다.

격렬한 강박충동을 유발하는 자극에 환자를 일부러 노출한 다음 불안이 가라앉기를 기다리면서 한 시간 정도를 수동적으로 '견디게' 하는 전통적인 행동 치료 기법은 강박장애 환자들이 손쉽게 활용할 수 있는 자가 치료법이 아니다. 전통적인 행동 치료 기법을 수정해서 4단계 치료법으로 지연 시간을 차츰 늘려가는 자기 주도 '반응 저지' 기법이 강박장애 환자들에게는 훨씬 더 쉽다. 먼저 "괜찮아, 그냥 강박장애일 뿐이야"라고 자신에게 말한다(재명명). 그런 다음에는 이 모든 것이 뇌 결함 때문이라고 원인을 정확히 밝힌다(재귀인). 그리고 손을 씻거나 자물쇠를 확인하는 대신에 초점을 돌려 건설적이고 즐거운 행동에 집중하고(재초점),

마지막으로 그러한 생각과 충동의 의미를 다시 평가한다(재평가).

　재평가 단계에서 우리는 자신의 강박사고와 강박충동이 중요하지 않다는 사실과 그것들을 스스로 처리할 수 있다는 사실을 깨닫는다. 바보 같은 생각들을 평가절하하는 것이다. 최소 15분간 기다리려고 노력한 다음, 시간을 차츰 늘림으로써 강박사고를 피해 다른 활동을 할 여유를 스스로 만들어간다. 4단계를 통해 15분 동안 자기 주도 행동 치료에 집중하면 멍하니 기다리는 것보다 강박충동이 훨씬 잘 가라앉는다. 4단계를 실천하다 보면 정신력이 강해진다. 그러면 강박장애 증상에 미묘하게라도 긍정적인 변화가 생겼을 때 그 변화를 알아챌 수 있게 되고, 그 변화가 무엇을 의미하는지 이해할 수 있게 된다. 그 의미란 무엇일까? 행동을 바꾸면 뇌가 작동하는 방식도 바뀐다는 것이다. 스스로가 자신의 삶을 다시 통제할 수 있다는 뜻이다. 강인한 정신이란, 미묘한 변화를 알아채고 그 의미를 이해할 수 있는 정신을 의미한다.

　남자친구가 바람을 피운다는 비이성적인 두려움에 시달리던 철학과 학생 애나는 강박사고와 강박충동을 새로운 시각으로 볼 수 있느냐가 회복 여부를 결정한다고 말한다. "나를 괴롭히는 강박사고가 심오한 의미를 해독해야 하는, '중요한' 내용으로 가득한 생각이 아니라 강박장애 증상에 불과하다는 사실을 알게 되자 부분적으로나마 강박장애로부터 자유로워졌어요. 재명명 과정이 자동으로 착착 진행되면서, 충동에 따라 행동하고 강박사고를 곱씹는 것이 얼마나 역효과를 낳는지 알게 되었고, 그러자 강박장애가 나에게 쓰는 속임수를 무시하기가 더 쉬워졌어요." 애나는 강박장애를 의인화해서 "나에게 덫을 놓는 영리하고 교활한 놈"으로 여기면 도움이 된다는 것도 알게 되었다. 애나를 괴롭히는 침습적 사고는 본질적으로 해결할 수 있는 것이 아니라서(애인이 생각으로든 행동으로든 바람을 피우지 않는다는 걸 어떻게 확신할 수 있겠는가?) 벗어날 길을 찾을 수 없으니 극도로 고통스러웠다. 그러나 이제 애나는 이렇게 말할 수 있게 되었다. "강박장애가 어떤 속임수를 쓰는지 여러 번 확인했고, 강박장애를 피해 다른 생각이나 행동을 하는 법도 배웠어요. 그래서 이제는 예전처럼 강박사고에 속아 넘어가거나 강박적으로 행동하지 않아요." 4단계 치료법을 실천함으로써 강박장애의 고통에서 벗어날 수 있었을 뿐만 아니라 "거의 모든 문제를 더 잘 해결할 수 있는 자제력과 자신감"을 얻었다.

의지의 싸움

강박사고는 내내 우리를 따라다닌다. 가스레인지나 현관문에서 멀어지듯이 멀어질 수 있는 것이 아니다. 그래서 강박사고를 피해 다른 활동을 하기가 더 어렵다. 한 환자가 말했듯이 "우리는 우리의 뇌를 떠날 수 없다." 강박사고를 늘 논리로 반박할 수 있는 것도 아니다. 어떤 사람이 "이런저런 행동을 하지 않으면……" 비행기가 추락할 거라고 경고하는 내면의 소리를 무시한 뒤 실제로 비행기가 추락하는 일이 벌어질 수도 있다. 비행기 사고와 강박행동을 수행하지 않은 것 사이에 연관성이 없다는 사실을 형이상학적으로 입증하지 못할 수도 있다. 그러나 우리는 비행기 사고에 대한 강박적 두려움 때문에 강박행동을 계속 반복하는 사람이 지옥 같은 삶을 살 거라는 사실만큼은 확실히 안다.

나는 재명명, 재귀인의 하위 단계인 '2A'의 도움을 받아 강박사고를 '능동적으로 재평가하라'고 권하고 싶다. 첫 번째는 '예상하기Anticipate'이고, 두 번째는 '수용하기Accept'다.

첫 번째는 강박사고가 하루에도 수백 번 생길 것을 '예상'하고, 설사 그 강박사고가 폭력적이고 너무나 속상한 내용이라고 해도 놀랄 필요가 없다는 사실을 상기하는 것이다. 예상하려고 의식적으로 노력하지 않으면 하루에도 수천 번씩 똑같은 생각에 시달릴 수 있고, 그때마다 매번 놀라고 매번 속상해할 수 있는 게 바로 강박장애다. 특정한 강박사고가 생기리라고 예상하면, 생각이 떠오르자마자 알아채고 즉시 재명명할 수 있다. 그러면서 동시에 그것을 재평가하게 될 것이다. 강박사고가 여전히 그 자리에 있더라도 다음 생각이나 다음 행동으로 넘어가는 법을 배우게 될 것이다. 그렇게 하면 두 번째로 '수용'하는 과정이 시작된다. 지금 겪고 있는 문제가 치료할 수 있는 질병이라는 사실을 수용하면, 자기 자신을 미워하거나 진의眞意를 의심하고 비난하지 않아도 된다. 강박사고가 머릿속에 있다는 사실을 수용해야 한다. 원해서가 아니라, 원하지 않는데도 그 자리에 있다는 사실을 받아들여야 한다.

강박사고에 시달리는 환자들은 되새기고 곱씹는 경향이 있다. "그렇게 부적절한 행동을 내가 실제로 하면 어쩌지? 내가 누군가를 주먹으로 때리거나 성폭행하면 어쩌지?" 강박장애 환자들은 "봤지, 저놈이 그랬어! 저놈이 그랬다고!"라고 소리치는 사람들이 모두 보는 앞에서 수갑을 차고 교도소로 끌려가는 자기 모습을 상상한다. 따라서 강박행동을 다룰 때처럼 재평가 단계가 자연스럽게 진행되게 놔두기보다는 강박사고를 '능동적으로 재평가하는' 것이 무척 중요하다. "내가 그런 짓을 하지 않으리란 걸 어떻게 알죠?"라는 틀에 박힌 질문에는 언제든 이렇게 답하면 된다. "나는 그런 짓을 하고 싶지 않으니까! 이건 그냥 강박사고일 뿐이야. 뇌가 보낸 잘못된 메시지에 불과해. 강박장애도 내 의지를 찬탈하지는 못해."

칼에 관한 폭력적인 생각에 시달리던 라라에게 심리학자인 친구는 이렇게 말했다. "네가 그 생각이 시키는 대로 행동하지 않을 거란 걸 어떻게 알아? 분명한 건 찰스 맨슨도 강박적인 사람이었다는 거야. 제프리 다머도 그랬고." 하지만 라라는 이제 안다. "그 사람들은 사이코패스였어요. 죄책감이 없었죠. 나는 죄책감을 느껴요. 우울해요. 그런 일이 일어나길 바라지 않는단 걸 느낄수 있어요." 더욱이, 연쇄 살인을 저지른 그 두 악당이 강박장애의 관점에서 볼 때 진정한 의미에서 정말로 강박적이었는지 매우 의심스럽다. 그 두 사람은 뇌로부터 잘못된 메시지를 받았던 게 아니다. 두 사람은 자기가 하고 싶은 악한 짓을 곰곰이 생각하고 있었다. 라라와 나는 그 차이에 관해 이야기했다. 라라는 내게 이렇게 말했다. "나는 그런 짓을 하지 않을 거예요. 하고 싶지 않으니까요. 그 누구도 해치고 싶지 않아요. 그런 짓은 절대 못해요." 라라의 말이 옳다.

말하기는 쉽지만 행하기는 어렵다

의료 전문가로서 강박사고와 강박행동을 극복하려고 고군분투하는 사람들을 지켜보노라면 한없이 겸손해진다. 강박장애 환자들이 이렇게 말하는 걸 여러 번 들었다. "말하기는 쉽지만, 행하기는 어려워요." 얼마나 어려운지 나도 잘 안다. 정말이다. 그래서 절대로 "그냥 하세요"라고 경박하고 퉁명스럽게 말하지 않는다. 어렵고 힘든 과제가 맞다. 대신에 보상도 크다. 더욱이 이 싸움은 피할 수 없는 전투다. 강박장애는 절대 평화를 주지 않으니, 평화를 누리려면 싸워서 쟁취해야 한다!

물론, 궁극적인 목표는 불안이 영영 사라지는 것이다. UCLA에서 우리는 강박행동을 하지 않는 시간을 차츰차츰 늘려 15분 이상 버텨내고, 과제를 감당할 수 있는 수준으로 쪼개서 수행하고, 여전히 불안을 느끼더라도 상황을 재평가하고, 반응에 생긴 변화를 알아채면, 이 목표를 이룰 가능성이 더 커진다는 사실을 확인했다. 시간을 늘리기 위해 일련의 시간 지연 행동을 함께 시도할 수도 있다. 시간을 지연시키는 동안에는 항상 4단계 치료법을 실천하라. 재초점 및 재평가 단계에서 수행한 활동을 일지에 기록하면, 이 과정에 훨씬 더 추진력이 생긴다. 불안과 충동이 줄어들 때마다 알아채고 불안을 감소시킨 활동을 기록해두는 것도 도움이 된다. 나아지는 징후를 눈으로 확인하면, 4단계를 수행하는 힘든 작업을 참고 계속해나가야겠다는 결심이 더 굳건해질 것이다. 그러면 단번에 혹은 두세 번 만에 불안을 완전히 떨쳐내지 못하는 자신의 무능함을 실패의 징후로 보고 의기소침해하지 않고, 조금씩 나아지는 모습 하나하나를 승리로 보게 될 것이다. 스스로 자신의 치료사가 되어 능동적으로 스스로를 돕고 있음을 알게 될 것이다.

강박장애의 아이러니 중 하나는 일부 환자들의 경우 세부 사항에 관심이 지대해서 특정 분야에서 뛰어난 기량을 보인다는 점이다. 강박장애가 시키는 의식을 수년간 실행하다 보면 적응력과 함께 관찰력과 기억력이 향상되는 모양이다. 그래서 강박장애 환자들은 강박사고 및 강박행동과 씨름하느라 그렇게 많은 시간을 허비하지 않았더라면, 스스로 얼마나 많은 성과를 이루어냈을지 궁금하다고 말하곤 한다.

바지가 조여온다는 강박사고에 시달리는 마이클은 단호하게 말했다. "강박장애가 내게서 성공을 빼앗았어요. 가능성 자체를 죽여버렸죠. 나는 똑똑하고 다방면에 잠재력이 많았던 사람인데,

강박장애가 정말로 나를 죽였어요. 아침에 일어나면 1983년식 도지 콜트를 몰고, 하고 싶지도 않은 속기 일을 하러 가요. 강박장애가 이렇게 만들었어요. 그래서 강박장애가 정말 미워요. 내가 진짜 하고 싶은 일을 할 수 없게 만들었으니까요."

강박장애가 자기 인생에 어떤 영향을 끼쳤는지 좀 더 잘 이해하기 위해 마이클은 정신 질환과 그 원인을 다룬 책을 많이 읽었다. 강박장애가 생긴 이유에 대한 답을 찾아다녔다. "여덟 살 때 학교생활이 괴로웠던 이유가 생화학적인 문제 때문이었을까요? 아니면, 정서적인 요인이나 유전과 같은 다른 해로운 요인들이 작용한 결과였을까요? 내가 어쩌다 지금 이렇게 됐는지, 어떻게 해야 언젠가 내가 원하는 삶을 살 수 있는지 알고 싶었어요. 그건 엄청난 수수께끼였고, 혼자서 계속 연구하고 싶은 분야였어요. 지금 생각하면 그게 회복해가는 과정이었던 것 같아요." 마이클은 "칼을 가져다 내 머리에 꽂아서 병든 뇌 부분을 잘라내고" 싶었던 적도 있었다고 한다. 또, 피곤한 상태로 잠에서 깨어 자신에게 "왜 더 자지 않는 건데?"라고 묻곤 한다. (많은 강박장애 환자가 자다 깨기를 반복해서 만성 피로에 시달린다. 자다 깨는 수면 패턴이 만성적으로 나타난다면, 우울증과 강박장애가 복잡하게 얽혀 있을 가능성을 진지하게 고려해야 한다.) "자면서 마라톤이라도 뛴 것 같은" 기분으로 깰 때가 있다고 마이클은 말한다. 행동 치료를 보조하는 약물 요법은 강박장애를 치료하는 동시에 우울증을 치료함으로써 잠도 더 잘 자고 직장에서 일도 더 잘하게 도와주었다.

'오래된 친구'를 잃은 것처럼

강박장애 증상을 성공적으로 재평가하고 삶에 대한 통제권을 되찾을 때 사람들은 종종 강박장애를 '잃은' 슬픔에 빠지곤 한다. 어떤 식으로든 음식에 술이 들어갔을지 모른다는 두려움 때문에 불안해하던 제러미는 강박충동이 점점 줄어들었을 때를 이렇게 회상했다. "살면서 한 번도 느껴본 적 없는 공허함이었어요. 수년 동안 강박장애가 내 삶을 경영했고, 지배해왔어요. 그 무엇보다 강박장애에 관한 생각을 많이 했죠. 그런데 그 대부분이 사라져버린 거예요. 진짜로 공허함이 찾아왔어요. 강박장애를 잃은 걸 실제로 슬퍼했죠. 긍정적인 행동으로 공허함을 메우기 시작했더니 그제야 그 감정이 사라졌어요. 긍정적인 생각과 느낌이 그 뒤를 이었죠. 이제는 밥 먹는 게 고문이 아니에요. 강박장애가 하는 말이 허튼소리에 불과하다는 걸 깨닫고 나니까, 음식을 즐길 수 있게 되었어요. 음식에 관한 강박사고를 곱씹지 않은 지 2년이 넘었어요." 제러미는 공중화장실 사용에 대한 두려움과 다른 걱정들도 대부분 극복했다. "기분이 아주 좋아요"라고 제러미는 말한다.

강박장애가 있는 사람들은 자신의 단점을 변명하거나 자멸적인 행동을 합리화하는 편리한 방법으로 병을 이용하기도 한다. 일반적으로 정신과 의사들은 이런 변명을 가리켜 강박장애로 얻는 '이차 이득'이라 칭한다. 커피 머신에 집착하던 바버라는 아이비리 그 대학을 우수한 성적으로 졸업한 비정규직 근로자였다. 바버라는 자신의 행동을 반성하며 이렇게 말했다. "인정하기 싫지만, 나는 내 능력과 어울리지 않는 허드렛일을 해요. 그러고는 그걸 강박장애 탓으로 돌리죠. 강박장애 핑계를 대면 위험을 감수하지 않아도 돼요. 물론, 이런 건 강박장애 문제가 아니라 자존감 문제죠. 평생 강박장애 핑계나 대며 살 수는 없으니까 조심해야죠." 바버라는 "꼭 강박장애 때문이 아니라, 내가 그 일을 할 수 있다는 믿음이 부족해서" 늘 그렇게 하찮은 일만 맡는다고 순순히 인정했다. "그래서 수월하게 할 수 있는 일을 해요. 굳이 대학 교육까지 받을 필요가 없는 일이죠." 그런데 바버라는 스스로 강박장애와 아무 관련이 없다고 믿는 자존감 문제를 늘 짊어지고 다녔다. 가족 중에 알코올중독자가 많았고, 한때는 알코올중독자 아버지와 같이 사는 게 너무 스트레스여서 바버라 역시 술을 과도하게 마시고 강박적으로 과식을 했다.

바버라는 이렇게 말한다. "나는 내가 똑똑하고 유능하다는 걸 알아요. 그런데 내가 부족하다는 생각도 해요. 강박장애랑 똑같아요. 문을 잠갔다는 걸 알아요. 가스레인지를 껐다는 것도요. 아는데도, 믿지 못하죠. 서류상으로는 꽤 근사한 사람처럼 보이지만, 정작 내가 나를 완전히 깎아내려요. 얼마 전에, 좋은 일자리를 제안받았어요. 계약서에 서명까지 해놓고 도망쳤어요. 불안 핑계를 댔죠. 불안감이 너무 커서 도저히 일을 할 수가 없다고요. 당연히 그쪽에선 벌컥 화를 냈죠. 프로답지 못하다는 거 잘 알아요. 이제 그쪽 분야에서는 다시 일자리를 구하지 못할 거라는 것도요." 하지만 4단계 치료법을 실천하면서 강박장애가 호전되었고, 그에 따라 이제는 책임을 떠맡는 것도 전보다 편하게 생각할 수 있게 되었다. 이 점에 주목할 필요가 있다.

카를라도 자존감 문제를 겪었다. "강박장애가 있으면 자존감이 너무 낮아져서, 타당한 이유가 없을 때도 자신에게 분노를 쏟아내곤 해요"라고 카를라는 말한다. "어떤 사람이 나에게 안 좋은 말을 하거나 그날 뭔가 안 좋은 일이 생기면, 그 문제를 해결하려 하지 않고 그걸 내 문제로 만들어요. 불안감도 그 일부예요. 자신한테 화풀이하면서 '그러게, 이러이러하게 행동했어야지? 다르게 행동했어야지? 왜 그 사람에게 그렇게 말했어? 왜 이러이러하게 말하지 않았어?'라고 말하곤 해요. 강박장애랑 비슷하죠. 문제가 나와 아무 관련이 없을 수도 있다는 점은 고려하지 않고, 일이 터지면 늘 자신을 비난하죠." 강박장애는 당연히 사고 패턴에 나쁜 영향을 끼친다. 그래서 좋지 않은 습관을 갖게 한다. 4단계 치료법을 실천하면 이 두 문제를 해결하는 데 도움이 된다.

질은 세척 및 청소 강박에서 상당 부분 자유로워졌지만(이제는 집을 '알코올하지' 않는다), 경계를 늦추지 않고 UCLA에서 진행하는 강박장애 그룹 치료에 꼬박꼬박 나온다. 삶을 재평가하고, 자기에게 "다른 사람들보다 나은 점이 많다"는 것을 깨닫는 데 이 모임이 도움이 되기 때문이다. 또한, 사람들이 얼마나 자주 "강박장애를 목발처럼 의지하는지, 강박장애를 핑계 삼아 해야 할 일을 전혀 하지 않고 개선하려고 노력조차 하지 않는지" 확인하게 되므로 결심을 다지는 데도 도움이 된다. "정말로 재능이 있고 생산성도 높은데 병을 핑계 삼아 인생을 낭비하는 사람들이 많아요." 질은 4단계라는 도구를 사용하도록 다른 강박장애 환자들을 격려하고 싶어한다. 회복의 여정에서 자기가 했던 것처럼 "아기가 걸음마를 떼듯 한 걸음씩" 앞으로 나아가라고 말이다.

치료 과정에서 질은 강박장애가 몰고 온 죽음과 오염에 대한 공포를 재평가하는 법을 배웠다. 사십대 중반인 질은 "가까운 사람이 죽을 때마다 이렇게 계속 무너질 수는 없다"는 걸 깨달았다. 질이 처음 내디딘 작은 걸음은 자가 노출 치료였다. 쥐를 잡으려고 쥐덫을 놓았는데, 작은 쥐가 덫에 걸린 걸 보고는 너무 끔찍해서 물을 가져다주기 시작했다. "죽을 거라는 걸 알았어요. 어찌 보면 죽음을 직시하기 위해 그렇게 했던 것 같아요." 11년 동안 가족이었던, 사랑하는 고양이가 병에 걸리자 질은 고양이의 죽음에 대비하기 위해 쥐를 이용하고 있었다. 질은 "고양이가 내 앞에서 숨을 거둘 텐데, 그러면 난 어떻게 해야 하지? 마을 전체가 오염되면 어쩌지?"라는 끔찍한 두려움에 사로잡혔다. 고양이가 죽었을 때 질은 행동 치료를 하고 있었고, 그래서 고양이의 죽음에 대처할 수 있었다. 질은 고양이에게 작별 키스를 하고 샤워했다. 그게 끝이었다. "수의사에게 가는 길에 비디오를 반납하러 비디오 가게에도 들렀어요. 덕분에 하루치 대여료를 아꼈죠. 내가 그렇게 침착할 수 있다는 게 믿기지 않았어요"라고 질은 당시를 회상했다.

가장 큰 시험은 나중에, 어머니의 죽음과 함께 찾아왔다. 질은 끝이 가까이 왔다는 걸 알고 있었고, 어머니가 돌아가신 날에는 출근할 때 무슨 옷을 입을지 심각하게 고민했다. 병원에서 부고를 알리는 전화가 오면 무슨 옷을 입고 있든 즉시 '오염'될 게 뻔했다. 하지만 결국 가장 멋진 흰색 리넨 정장을 억지로 입었다. 그리고 전화를 받았다. 하지만 입고 있던 정장을 버려야 한다는 생각은 들지 않았다.

어머니의 장례식은 또 다른 장애물이었다. 질은 십대 시절, 친구 장례식에 참석했을 때 끔찍한 오염 공포와 함께 강박장애가 시작되었다고 믿었다. 그래서 그 뒤로는 장례식에 간 적이 한 번도 없었다. 어머니 장례식에도 가고 싶지 않았다. 그러나 안 가자니 죄책감이 너무 커서 어떻게 하면 좋을지 교회의 신부에게 조언을 구했다. 현명한 신부는 이 일로 자신을 원망하며 상처 내는 것을 어머니도 원치 않으실 거라면서 질을 안심시켰다. 그래서 타협안을 마련했다. 딸과 함께 꽃을 들고 해변에 가서 개인적으로 어머니를 기리는 시간을 가졌다.

잃어버린 기회

커피에 빠진 클립 때문에 동료가 질식사하거나 헐거워진 자동차 후드 장식 때문에 고속도로에서 사고가 나서 사람들이 죽을

지도 모른다는 강박사고에 시달리던 조시는 행동 치료를 통해 죄책감, 기능 저하, 가족 및 친구들과의 관계 악화 등(모두 강박장애가 몰고 온 결과다)이 자기 자신과 주변 이들에게 어떤 해를 끼치는지 명확히 이해하게 되었다. "정확한 경제 용어로 표현하자면, 강박행동을 하는 데는 막대한 기회비용이 듭니다." 경제적인 측면에서 볼 때 강박장애에 시간을 허비하느라 직장 일과 그 밖의 다른 영역에서 성과를 낼 기회를 잃어버린다는 뜻이다. 노숙자 쉼터를 위한 재정 지원 약속을 지키지 못한 것도 조시가 죄책감을 느끼는 데 일조했다. 조시는 자신에게 이렇게 말했다. "이 강박사고를 피할 수만 있으면 나가서 돈도 더 많이 벌 수 있고, 그러면 더 많이 베풀 수 있을 거야." 이런 추론은 때때로 도움이 되었다. 조시는 '재평가'를 제대로 하고 있었다.

기회비용을 따져보는 것은 꽤 타당하고 의미가 있다. 강박행동이 아무 가치가 없는 이유를 알려주기 때문이다. 설사 당신의 시간이 경제적 의미에서 가치가 있다는 사실을 깨닫지 못하더라도, 비논리적인 가상의 재앙을 피하려고 강박행동을 하는 것은 절대로 좋은 거래라 할 수 없다. 왜냐고? 강박행동을 수행하려고 애쓰다 보면 시간도 뺏기고, 사람들과 멀어지고, 건강하고 생산적인 행동을 할 기회마저 잃을 수 있다. 꼭 인류를 구하는 영웅이 될 기회 따위를 말하는 게 아니다. 가족과 둘러앉아 이야기를 나누는 시간처럼 기본적이고 간단한 일을 할 기회를 말하는 것이다.

강박장애 환자들이 흔하게 저지르는 심각한 실수는 이런 말을 하는 것이다. "음, 그냥 강박행동을 할래요. 안 그러면 계속 걱정이 돼서 일에 방해가 될 테니까요." 이미 배웠듯이 강박행동을 하면 할수록 강박충동은 심해질 뿐이다. 문제는 비단 그뿐만이 아니다. 강박행동은 또 다른 강박행동으로 이어진다. 온갖 강박행동을 하느라 허비하는 시간은 정말로 쓸모 있는 일을 하는 데 쓰일 수도 있는 시간이다. 따라서 우리는 바보 같은 강박행동에 시간을 낭비했을 뿐 아니라, 그 시간에 쓸모 있는 일을 할 기회까지 잃은 셈이다. 그러니 명심하라. 강박행동 대신 쓸모 있는 일을 한다면, 그 일은 '재초점' 활동이기도 하다. 재초점 활동은 뇌를 변화시키고 나아지게 하는 주된 방법이다. 새로운 기회와 더 나은 가치를 창출하는 행위다.

배터리 액을 닦아내기 위해 한밤중에 도로를 청소하고 싶은 충동을 억누르려고 고군분투하는 브라이언은 이렇게 말한다. "강박장애가 있는 사람들이 정말 말도 안 되는 일을 하느라 시간을 허비하는 게 가장 큰 낭비예요. 한번 지나가면 다시 돌아오지 않는 게 시간이죠. 그 시간에 밖에 나가 도로를 닦는 대신 아이들과 시간을 보냈어야 해요. 그럴 수 있는 시간을 다 낭비하고 만 거예요. 강박장애는 모든 에너지를 남김없이 소진하게 만들고, 삶의 많은 영역을 폐허로 만들어요. 새벽 1시 30분에, 밖에 나가서 도로를 닦고, 녹초가 되어 집에 돌아와서 아침이면 피곤해 죽을 것 같은 몸으로 눈을 뜨죠." 몸은 수면 부족 때문에 지칠 대로 지쳐 있었고, 마음은 끊임없는 강박사고 때문에 녹초가 되어 있었다. 브라이언은 자기가 일하던 자동차 대리점의 공동 소유주였다. 만약 그렇지 않았다면, "사람들은 내게 '당장 꺼져'라고 했겠죠." 브라이언의 말이다.

UCLA에서 진행하는 그룹 행동 치료에 참여하기 전까지 브라이언은 너무도 절망적인 상태였다. 그래서 혹시라도 죽은 뒤 두 번째 기회가 생겨서 다시 살 수 있대도, 또다시 강박장애 환자로 살아야 한다면 그 기회를 거절하겠다고 했다. 하루하루가 완전히 고통 그 자체였다. "솔직히 말하면, 해가 뜨는 게 싫었어요. 강박장애에 시달려야 하는 빌어먹을 하루, 두려움에 떨어야 하는 빌어먹을 하루. 그 하루가 또다시 시작되는 거니까요. 오죽하면 불치병에 걸리길 바랐겠어요. '주님, 저 좀 데려가주세요. 더는 견딜 수가 없어요.' 진짜로 그렇게 기도했어요."

많은 강박장애 환자가 그렇듯, 브라이언의 결혼 생활은 험난했고 자녀들과도 관계가 좋지 않았다. 하지만 이제 하루하루 나아지는 상황을 보면서 브라이언은 이 병과 싸워 당당하게 손에 넣은 '훌륭한 이득'을 자랑스럽게 말할 수 있게 되었다. 물론, 강박장애와의 싸움은 끝나지 않았고 지금도 전투는 계속되고 있다.

"내 영혼의 작은 빛"

다음 사례들에서 알 수 있듯이, 강박장애 증상을 재평가하고,

나아가 자신의 삶을 재평가한 사람들은 심오한 철학적 통찰을 들려준다.

수년간 어둡고 음울한 생각에 시달린 조앤은 4단계 치료법을 충실히 실천하기 시작한 뒤 큰 깨달음을 얻었다. "두려움이 사라지고 삶도 앞뒤가 맞기 시작했어요. 마침내 내 영혼의 작은 빛을 볼 수 있었죠. 순간에 갇혀 옴짝달싹하지 못하지 않고, 마음이 '움직여서' 앞으로 나아가는 걸 처음 경험했어요. 정말 대단했어요! 난 지금 내게 무슨 일이 일어나고 있는지 알고 있어요. 내가 나를 도울 수 있어요. 살면서 우리가 겪는 안 좋은 일에는 전부 이유가 있고 배워야 할 교훈이 있다고들 말하죠. 이 말에 동의한다고 확실히 말할 수는 없어요. 내가 말할 수 있는 건, 결국 연민을 배웠다는 거, 그 덕분에 조금 더 괜찮은 사람이 될 수 있어서 다행이라고 느낀다는 거예요." 뇌 기능이 향상된 사람을 참으로 우아하게 설명하는 말이다. 앞으로 나아가고, '브레인 락'이 완화되고, '뻑뻑해서' 작동하지 않던 기어가 작동하기 시작한다.

강박장애와 투렛증후군을 앓으면서도 직장 생활을 잘해온 라라는 이렇게 말한다. "'절대 포기하지 마'가 내 좌우명이에요. 강박장애가 있다고 해서 포기하면 안 돼요. 나는 학사 학위와 석사 학위를 모두 따고 상담사가 되었어요. 지금은 일상에서 사람들이 강박장애에 맞서 싸우도록 돕고 있죠. 강박장애와 투렛증후군을 앓고 있다는 점이 내담자에게 다가가는 데 도움이 돼요. 아마도 나는 내가 가진 장애와 평생 싸우겠죠. 괜찮아요. 덕분에 강박장애나 투렛증후군을 앓는 사람들을 도울 수 있으니까요. 강박장애가 없다면 내 모습은 어떨까, 그런 인생은 얼마나 멋질까 하는 생각을 종종 해요. 불행히도, 지금의 나는 절대 알 수 없는 일이죠. 뭐, 그래도 괜찮아요."

저장 강박에 시달리며 쓰레기가 집과 삶을 점령하게 놔두던 캐런은 자기가 '강박장애'라 불리는 질병을 상대하고 있다는 사실을 알고, 실용적이면서 영적인 목표를 세웠다. 캐런은 신선한 공기와 햇빛이 가득한 집을 원했다. 끔찍한 비밀을 감추기 위해 너무 오랫동안 창문에 바리케이드를 쌓고 살았기 때문이다. 또한, 캐런은 시간을 잡아먹는 강박행동에서 벗어나면 생길 여유를 매시간 음미하고 싶었다. "물건을 더 많이 쌓을 수 있도록 다시 정리하느라 매일 얼마나 많은 시간을 썼는지 모를 거예요. 난장판 속에서 어디 있는지 모를 물건을 찾느라 몇 시간을 허비하며 절망하곤 했어요. 그 모든 물건을 손에 넣느라 쓴 시간과 그것들을 치우느라 쓴 시간을 합치면 최소 10년은 될 거예요. 옥신각신하고 스트레스 받고 좌절하면서, 무력감과 절망감과 슬픔에 싸여 수년을 허비했어요."

캐런은 자기가 정말로 원했던 것은 평온함이었다고 말했다. "강박장애가 있는 사람이라면 누구나 그걸 첫손에 꼽지 않을까요. 강박장애에 시달리며 사는 건 정말 힘들어요. 영원히 끝나지 않을 듯한 내면의 불안, 미친 듯이 어지럽게 날뛰는 몸, 신체적·정신적·감정적 탈진으로 이어지죠."

UCLA에서 행동 치료를 하면서 캐런은 "쓰레기통을 뒤적이고 싶어한다고 해서 내가 나쁜 사람은 아니다"라고 생각하게 되었다. 그리고 강박충동이 생기지 않게 막을 수는 없어도 충동이 생길 때 하는 행동을 제어할 수는 있다는 사실을 알게 되었다. "내가 '아, 나는 강박장애가 있어서 정말 기뻐요. 강박장애는 정말로 큰 도전이고, 삶의 모든 방향을 바꿔놨어요'라고 말할 일은 절대 없을 거예요. 강박장애는 실제로 그래요. 그랬었고요. 강박장애 때문에 오늘날 내가 더 강한 사람이 되었다는 것도 알아요. 하지만 나는 강박장애 때문에 내 인생에서 10년을 잃었어요. 무엇이 그 시간을 대신할 수 있겠어요? 물질적인 거라면 다른 것으로 대체할 수 있어도 잃어버린 시간은 그럴 수 없다는 걸, 지나가면 영영 돌아오지 않는다는 걸 왜 진작 알지 못했을까요?"

캐런은 이제 오십대다. 오십대는 보통 자신의 삶을 재평가하는 시기다. 캐런이 한 일도 바로 그거였다. 캐런의 말은 꽤 철학적이다. "잃어버린 세월을 생각하며 자책하지 않을 거예요. 나는 그때 내가 할 수 있는 최선을 다했으니까요." 쓸데없이 자존심을 세우느라 쓸모없는 쓰레기들이 삶을 점령할 때까지 도움을 청하지 않은 것, 그게 가장 큰 실수였다는 것을 캐런도 잘 알고 있다. "다시 건강해지려면 누군가의 도움이 필요해요. 다른 사람이 당신을 이끌 수 있게 그를 신뢰해야 해요. 아마 이제껏 해온 일 중에 가장 어려운 일일 테지만, 그래도 해야 해요. 당신을 돕고 격려해줄 사람을 구하세요. 연인, 친구, 가족 구성원 누구든지요. 이 병의 피해

자가 되지 마세요. 승리자가 되세요. 위험을 무릅쓰세요. 지금 당장 시작하세요. 삶을 되찾으세요. 당신의 미래가 당신 손에 달려 있어요."

손 씻는 강박에 시달리던 잭도 강박장애 환자들이 강박행동을 하느라 허비하지 않을 때 생기는 여유 시간을 중요하게 생각했다. 잭은 그 시간이 좋기도 하고 나쁘기도 하다는 사실을 깨달았다. "강박장애에 많은 시간을 허비할 수 있죠. 그런데 그러면 문제가 생겨요. 행동 치료를 시작하고 나면, 일을 더 빨리 끝낼 수 있어요. 특히 집 주변에서 하는 화초 물 주기, 고양이 먹이 주기, 빨래하기 같은 일을 전보다 빨리 끝낼 수 있죠." 잭은 집에 있을 때 통제감을 느꼈고, 시간을 효율적으로 쓰며 일하는 걸 좋아했다. 그런데 불행히도 이 통제감은 직장에서 더 큰 좌절을 경험하게 했다. 잭은 지루한 업무를 반복하는 임시직 근로자였고, 그래서 더 좌절했다. 집중력에 문제가 있고 사람을 상대하는 일도 능숙하지 않아서 근무 성적이 좋지 않았다. "그냥 화가 났고, 이런 생각이 들었어요. '여기 있는 건 시간 낭비야. 적어도 가치 있는 일자리를 찾아볼 수는 있잖아. 아니면 차라리 집에서 허드렛일을 하든가.' 아내가 그러더군요. '당신이 빨래를 하든 뭘 하든 누가 신경이나 쓰겠어? 더 나은 일을 찾아보는 게 어때?' 그런데 웃기죠. 강박장애가 있는 사람은 변화에 저항하려는 경향이 강해요."

잭은 손을 반복해서 씻는 강박행동에서 벗어나기 위해 4단계 치료법을 실천하다가 강박충동을 '재평가'하는 좋은 습관을 길렀다. 잭은 이렇게 설명했다. "물론, 씻고 싶은 강박충동에 저항했을 때 처음에는 불안했어요. 하지만 그다음에 깨달았죠. 굴복하지 않으면 않을수록, 그래도 아무 일도 생기지 않는다는 사실을 확인하면 할수록, 다음번에는 저항하기가 더 쉬워진다는 사실을요. 강박사고를 무시해도 아무 일도 벌어지지 않는 '역사'가 시작돼요."

이제 잭은 자신감을 높이고 변화에 대한 저항을 극복하기 위해 더 일반적인 방식으로 '재평가' 원칙을 적용하는 법을 배우고 있다. "강박장애 문제를 해결하려고 매일 공을 들여요. 좀 더 미묘한 증상과 사고 패턴을 바로잡기 위해서요. 침습적 사고에 신경 쓰지 않으려고 노력해요. 자신에게 너무 가혹하게 굴지 않으려고도 애써요. 강박장애 문제를 완전히 없애기는 어렵지만, 나아지는 부분이 조금이라도 있으면 스스로 대견하게 생각해야 해요." 달라진 부분을 알아채고 자신을 격려하는 태도를 마음에 깊이 새기는 법을 배움으로써 잭은 자신감을 끌어올렸다. 이제 구직 면접에도 조금 더 편하게 임하게 되었고, 전반적인 업무 능력도 꾸준히 향상되고 있다.

자신을 격려하는 말

4단계 치료법을 꾸준히 실천할 때 자신을 격려하는 법을 배우는 것은 무척 중요하다. 간단히 말해서, 강박장애의 가치는 낮게 보고 행동 치료의 성과는 높게 평가하는 법을 배워야 한다. 예를 들어, 강박행동을 하기 전에 시간을 조금이라도 버는 활동의 중요성을 절대 무시하거나 과소평가하지 마라. "더 잘하고 싶다"는 게 솔직한 심정이더라도, 실제로 이루어낸 성과를 비하하지 마라. 행동 치료로 이뤄낸 성과를 일지에 기록하면, 목표 달성에 당연히 도움이 된다.

벤저민은 이제 사십대 초반이다. 그는 여섯 살 무렵부터 시작된 확인 강박과 청소 강박을 비롯한 여러 강박행동과 씨름하고 있다. 세차하는 데만 여섯 시간이 걸리기도 한다. 올바르게, 제대로 해야 하기 때문이다. 차고, 옷장, 서류철은 정확한 순서로 정리되어 있어야 한다. 혼란과 무질서는 용납되지 않는다. 깔끔하게 정리해둔 환경에 낯선 사람이 침입해 무언가를 더럽히거나 어지럽힐 수도 있으므로 수리공을 집에 부르는 건 상상도 할 수 없다. 강박행동과 불안에 너무 많은 시간을 빼앗겨서 대학원 과정을 제대로 수강하지도 못했다. 그러다 마침내 생산성이 바닥을 쳤다.

가족들이 다 크게 성공한 사람들이라서, 현재 학군 담당 행정관으로 일하는 벤저민은 죄책감과 수치심을 느꼈다. 무엇보다 자신의 상황을 받아들이지 못했다. 자신이 하는 행동이 비정상적이라는 것을 알고는 자신을 '질 나쁜 인간', '가족들 망신이나 시키는 썩은 사과'라 여겼다. 자신이 강박장애라는 병을 앓고 있다는 사실을 알기 전까지 벤저민은 언젠가 내 인생도 누구나 꿈꾸는, 모든 게 완벽한 인생이 되리라는 환상을 늘 품고 있었다. "나도 성공할 거고 행복해질 거야, 그렇게 생각했어요. 그래서 내 삶이 다른 이들의 삶보다 더 힘들 거라는 사실, 전혀 완벽하지 않다는 사실을 받아들이기가 너무 힘들었어요."

4단계 행동 치료법을 배우면서 벤저민은 자기에게 어마어마하게 큰일인 '엄청난 위험'을 무릅쓰는 법도 배웠다. 약간의 신체적 장애를 안고 살아야 했고, 한때 오염되었다고 느꼈던 물건을 만져야 했다. 서랍이 열려 있거나 서류가 흐트러져 있는 상태로 집을 나서는 사소한 행동도 벤저민에게는 엄청난 승리였다. 강박장애와의 싸움에서 유리한 고지를 차지하면서 벤저민은 우선순위를 재고하기 위해 자신의 삶을 재평가하기 시작했다. 벤저민은 강박장애에 맞서 싸우면서 "정신이나 신체에 장애가 있는 사람들을 전보다 훨씬 더 세심하게 대했고, 관심도 더 많이 생겼고, 그들의 처지에 더 공감하게 되었어요. 전보다 훨씬 더 자발적인 사람, 더 현실적인 사람이 되기도 했고요"라고 말한다. "인생은 모험이자 가능성이고 엄청난 기회이기도 해요. 그래서 더 흥미롭고 즐겁죠. 처음에는 받아들이기가 정말 어려웠어요. 증상의 강도는 달라지더라도 강박장애는 늘 그 자리에 있을 거라는 걸 받아들이기 힘들었어요. 이제는 자기 인식이 향상되면 더 인간다워진다는 걸 알아요. 자기 자신을 얼마나 있는 그대로 받아들이느냐, 이것이 '인간'으로서 그 사람의 성공을 말해주죠. 더 이상 완벽한 세계라는 환상 속에서 살 수 없어요."

자가 평가에 따르면, 요즘 벤저민은 강박장애를 80퍼센트쯤 제어하고 있다. 그런데 1점에서 10점까지 점수를 매길 때 대인 관계에 대해서는 5점밖에 주지 않았다. "사람들에게 더 쓸모 있고, 더 도움이 되는 존재가 되고 싶어요. 한때는 안정된 삶, 정리된 사무실 등 정돈된 환경을 만드는 게 가장 중요하다고 생각했어요. 하지만 지금은 더 진실하고 더 오래가고 더 가치 있는 것, 덜 물질적인 것으로 관심사가 바뀌었어요. 친밀한 개인으로서 더 나은 사람, 더 나은 가족 구성원이 되고 싶어요. 지난 5~6년간 가치관이 변하는 엄청난 경험을 했어요. 슈워츠 박사님을 만나면서 시작됐죠. 안심되는 게 뭔지 아세요? 삶의 기본 요소를 제어하기 시작하면, 감정도 자연스럽게 더 만족스러운 방향으로 나아간다는 거예요."

우리가 진료한 다른 강박장애 환자들처럼, 벤저민은 자기 삶을 '재평가'했다. 이제 벤저민은 "주어진 상황을 얼마나 잘 받아들이고 앞으로 나아가느냐가 그 사람의 가치를 결정한다"고 생각한다.

기억해야 할 요점

- 네 번째 단계는 재평가다.
- 재평가는 증상을 곧이곧대로 믿지 않는 것을 의미한다. 즉, 강박장애 증상이 하는 말은 사실이 아니다. 그 실체를 확인해야 한다.

- 최대한 빠르고 명확하게 현실을 파악하여 능동적으로 재평가 하기 위해 노력하라. "이건 내가 아니라 강박장애일 뿐이야" 같은 말을 마음에 깊이 새기면 더 선명한 눈으로 상황을 관찰할 수 있다.
- 원치 않는 생각과 충동을 재평가하여 평가절하하면, 공정한 관찰자는 힘이 더 세지고 정신력은 더 강해진다.
- 강인한 정신이란, 미묘한 변화를 알아채고 그 변화의 의미를 이해할 줄 아는 정신이다.
- 강인한 정신은 뇌가 보내는 메시지에 대한 행동 반응을 바꿔서 뇌를 변화시킬 수 있다.
- 이것이 진정한 자제력이고, 진짜 자존감은 자제력에서 나온다.

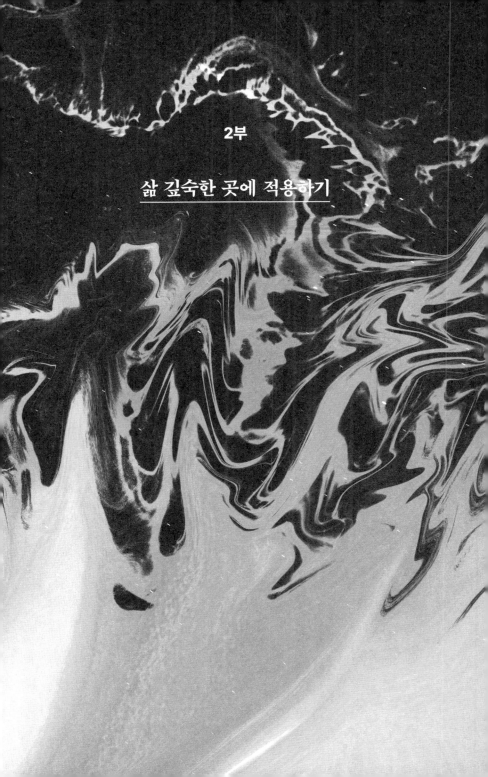

2부

삶 깊숙한 곳에 적용하기

노하기를 더디 하는 사람은 용사보다 낫고, 자기 마음을 다스리
는 사람은 성을 점령한 사람보다 낫다.

솔로몬 왕, 잠언 16장 32절

전장에서 수천의 적을 혼자 무찌르는 장수보다 자기 자신을 이
기는 사람이 진정한 싸움의 달인이다.

《법구경》103편

5장
삶에 자유를 가져오다

강박장애라는 골칫거리를 극복해나가려는 투쟁은 대개 가장 실용적인 이유에서 시작된다. 당신보다 강해 보이는 이상한 힘이 당신의 삶을 잠식하고 있다. 내가 이 책을 쓸 때 염두에 둔 목표는 '강박장애'라고 불리는 이 적을 무력화하는 가장 효과적인 전략을 가르치는 것이었다. 효과적으로 반격하는 법을 모르는 사람들에게는 강박장애가 쓰는 속임수가 대단히 파괴적인 결과를 불러올 수 있다. 괴롭히고 공격하는 다른 적들과 마찬가지로, 강박장애는 대개 순진하고 특별한 지식이 없는 사람들을 위협하면서 자신의 힘을 과시한다. 맑은 정신을 소유한 공정한 관찰자의 시각에서 보면, 기만적인 적의 실체가 뚜렷이 보인다. 이러한 통찰을 마음에 새기면, 공포와 두려움은 가라앉고 승리의 길이 보이기 시작한다. 4단계 치료법을 실천할 수 있도록 자신을 훈련한다는 것은 바로 이런 것이다.

재명명 단계의 힘을 절대 과소평가해서는 안 된다. '재명명'을 할 줄 아는 것과 모르는 것의 차이는 실체를 아는 것과 그림자를 두려워하며 사는 것의 차이만큼 크다. "그냥 강박장애일 뿐이야. 귀 기울일 필요 없어"라고 재명명하고 마음에 새기고 스스로 상기하면, 아주 강력한 과정이 작동하기 시작한다. 불쾌한 강박사고 및 강박충동에 부여한 가치와 의미가 변하기 시작한다. 공정한 관찰자의 힘이 작용하여 당신과 당신 내면의 적이 상호작용하는 방식을 근본적으로 바꾼다. 이제 전투는 기만과 망상에만 의존하는 적의 경기장이 아니라 홈그라운드인 '현실'에서 벌어진다. 강박장애와의 싸움에서 가장 힘이 되는 동맹군은 '현실에 대한 확고한 이해'임을 항상 기억하라. 두려움과 잘못된 메시지가 강박장애의 유일한 무기이기 때문이다. 이제껏 훈련해온 대로, 이러한 두려움이 생기는 원인을 명확히 인지하고(재귀인), 초점을 돌려 최소 15분 동안 건전한 행동에 집중하면(재초점), 모든 전투에서 매번 이기지는 못하더라도 결국 전쟁에서 승리하게 될 것이다. 정신력으로 뇌를 바꾸게 될 것이다. 한때 '브레인 락'이 있던 곳에 이제 더 자유롭고 더 원활하게 실행되는 사고 프로세스가 자리를 잡는다.

행동 치료 초기에 사람들은 "내가 나을 수 있을까요?"라고 종종 묻는다. 용감한 환자들의 이야기를 빌려 설명했듯이, '낫는다'는 말이 강박장애 증상이 두 번 다시 나타나지 않는다는 뜻이라면, 그럴 거라고 장담할 수 없다. 하지만 '강박장애 증상'이라는 역

병을 다시는 겁내지 않고 강박장애라는 폭군이 삶의 방향을 좌지우지하지 못하게 하는 '자유'를 뜻한다면, 그 목표만큼은 강박장애로 고통받는 사람 누구나 이룰 수 있다. (내가 아는 한 이는 사실이다. 성공 사례를 너무 많이 봐서 의심할 수가 없다.)

4단계 치료법을 실천하기 위해 쏟는 노력은 두려움을 극복하고, '주의 깊은 알아차림'을 연습하고, 자신의 삶을 제어하기로 마음먹을 때 우리가 성취할 수 있는 것을 알려주는 데 더 큰 의미가 있다. 강박장애 환자들에게서 발달되는 정신력, 즉 작은 변화를 알아차리고 그 중요성을 이해하고 고통과 공포에도 불구하고 앞으로 나아가는 힘은 환자 본인뿐만 아니라 주변 사람들의 삶에도 영향을 끼친다. 이 위대한 정신력은 강박장애의 영역을 넘어선다. 새롭고 더 생산적인 목표를 고려하여 내면의 경험을 재평가하는 것의 의미를 이해하는, 훨씬 더 깊은 통찰에 이를 수 있다. 그럼으로써 전에는 생각하지 못한 방식으로 정신적·영적 시야를 넓혀갈 수 있다.

"내가 이 짓을 왜 하고 있지?"라는 간단한 질문의 힘을 생각해보라. 4단계 치료법의 과정은 이 질문에 답할 때 공정한 관찰자의 시각을 더 명확하게 반영하는 것으로 귀결된다. 의심할 바 없이, 뇌가 작동하는 방식에 대한 새로운 정보는 강박장애 환자가 이 핵심 질문에 더 현실적으로 더 용감하게 답하는 데 도움이 된다. 새로 알게 된 이 정보가 자신의 마음을 더 명확히 볼 수 있게 해준다는 사실을 깨닫는 건 중요하다. 이를 통해 진정한 목표와 목적을 찾는 능력이 향상된다.

우리는 지금 의사, 과학자, 철학자를 막론하고 지적인 사상가를 자처하는 많은 이가 자기 권위를 앞세워 마음mind은 '어떻게든' 뇌에서 '나오고', 마음을 결정하는 것은 온전히 뇌의 물리적 특성이라고 말하는 시대에 살고 있다. 영spirit이라 불리는 것들에 관해서는 거북해하며 입에 올리려고 하지도 않는다. 그런 건 지적이지 않다고 본다. 과학은 영이나 의지를 한낱 미신의 영역으로 격하해야 마땅하다고 여긴다. 참으로 유감스러운 일이다. 나는 이런 태도가 매우 잘못된 사고방식이라고 생각한다. 강박장애를 연구하면서 우리가 이루어낸 가장 큰 성과는 지각력과 이해력을 갖춘 마음과 뇌가 어떻게 다른지를 더 명확히 인식할 수 있게 했다는 점이다. 우리는 환자들이 오로지 뇌에 의해 마음이 좌우되는 것은 아니라는 사실을 더 명쾌하게 이해할 수 있게 도왔다.

4단계 치료법을 활용하여 강박장애 증상과 싸우는 사람 내면에서 무슨 일이 벌어지는지 생각해보자. 침습적 사고가 계속 그를 괴롭히면서 다그친다. "가서 손 씻어." "가서 가스레인지 확인해." 4단계 치료법을 훈련하기 전에는 그 말에 곧바로 귀를 기울였고 그 결과 '브레인 락'이 더 심해졌다. 뇌의 기어가 더 빡빡해져서 더 이상 작동하지 않게 된다. 그러나 4단계 치료법을 훈련한 뒤로는 반응이 크게 달라졌다. 이제 그는 이렇게 말한다. "나는 네 실체를 알아. 넌 강박장애일 뿐이야. 뇌의 고장 난 경보장치에 불과해. 네 말을 듣느니 차라리 죽고 말겠어, 빌어먹을 놈의 못된 뇌 회로야." 그런 다음, 가서 모차르트 음악을 듣거나 골프 스윙을 연습하는 등 다른 활동에 집중한다. 자신의 목표를 생각하고, 자신의 선택을 반성하고, 자신의 의지를 행사하고, 새로운 선택을 하고, 다른 행동을 한다. 이런 식으로 그는 뇌가 작동하는 방식을 바꾼다. 시간이 지나면 뇌가 충분히 변한다. 기술이 발전한 덕분에 우리는 그 변화를 측정할 수 있고 뇌의 사진도 찍을 수 있다. 일부 학자들은 그것이 뇌 자체가 변한 사례일 뿐이라고 말할지 모르지만, 분별 있는 사람이라면 환자 본인이 자신의 뇌를 변화시키고 강박장애 증상을 극복하는 데 필요한 노력을 다하기 위해 정신력을 총동원하고 있다는 사실을 알 것이다. 진정한 (의도적) 영적 작용이 일어나서 신체 주요 의사소통 기관인 뇌에 과학적으로 증명할 수 있는 생물학적 변화가 생긴 것이다.

행동 치료와 그 이후의 삶

우리는 '공정한 관찰자'를 강화하고 '알아차림'을 수련함으로써 삶의 모든 방면에서 정신력을 높일 수 있다. 이것이 4단계 치료법을 실천하는 사람들이 기억해야 할 중요한 메시지다. 주의 깊은 알아차림은 다른 사람들과 관계를 형성하는 데도 도움이 되고, 직장에서 일할 때도 도움이 된다. 또한, 마음이 쉽게 산만해지거나 과도한 공상에 빠지는 문제를 해결하는 데도 도움이 된다. 마음속

갈망이 고통과 괴로움으로 이어지는 삶의 모든 영역에서 문제가 개선되는 걸 확인할 수 있을 것이다.

예를 들어, 대인 관계에 대해 고민하고 마음 졸이느라 얼마나 많은 시간과 에너지를 쓰는지 생각해보라. 재명명 및 재초점 단계, 공정한 관찰자 활용, 주의 깊은 알아차림은 남자친구나 여자친구 때문에 지나치게 고민하며 스트레스를 받는 거의 모든 이에게 도움이 된다. "데이트 신청을 해야 했나, 안 하는 게 나았을까?" "먼저 전화하는 게 나을까, 올 때까지 기다리는 게 나을까?" 직장 내 대인 관계도 마찬가지다. "상사 눈에 내가 이상해 보이진 않을까?" "회사 사람들은 나를 어떻게 생각할까?" "나, 잘하고 있는 건가?" "사람들 눈에 괜찮게 보이나?" 모두 '~하다면 삶이 근사할 텐데'라는 가정에서 나온 생각들이다. 이런 생각들이 걷잡을 수 없어져서 꼬리에 꼬리를 물고 불어나기 시작하면, 극도로 불쾌한 되새김을 반복하게 된다. 누구나 이런 유형의 생각에 지배당할 수 있다. 강박장애가 있으면, 특히 더 취약하다. 그러나 나는 재명명의 효력을 깨닫고, 생각을 관찰하고 알아채는 능력을 키움으로써, 이런 사고 흐름을 깨는 법을 스스로 터득한 강박장애 환자들을 많이 봤다. 그렇게 되면 재초점 단계를 이용하여 더 나은 궤도에 진입할 수 있다.

지금 하는 생각을 자신에게 상기시킬 필요가 있다는 말이 이상하게 들릴지 모르지만, 우리는 이 능력을 지금보다 더 열심히 개발할 필요가 있다. 알아차리는 능력이 향상되고 사고 흐름을 관찰하는 습관이 더 자연스러워지면, 생각하고 있는지조차 몰랐던 것들을 생각하느라 얼마나 많은 시간을 쓰는지 곧 깨닫게 된다. 이 원칙은 모든 사람에게 적용된다. 4단계 치료법을 실천하는 강박장애 환자들은 삶에 매우 도움이 되는 능력, 강박장애가 없는 사람들은 결코 개발할 수 없는 능력을 개발한다. 강박장애를 극복하기 위해 4단계 치료법을 실천하는 사람들에게는 이것이 한 줄기 빛이 되어줄 것이다.

강박장애는 머릿속에서 마치 운동 기구처럼 쓰일 수 있다. 기구를 이용해 운동하면 체력이 향상되듯이, 강박장애와 씨름하다 보면 공정한 관찰자를 많이 활용하게 되는데 그러면 정신력도 향상되고 나 자신과 다른 사람들의 행동을 이해하는 통찰력도 향상된다. 게다가, 강박장애와 전혀 관련이 없는 상황에서도 정신생활에 대한 통제력이 크게 좋아진다. 자유로운 마음을 소유하는 것의 본질은 가만히 두면 끊임없이 방황하는 생각을 길들이고 지도하는 능력에 있다. 따라서 4단계 치료법을 실천하다 보면 개인의 자유가 증진된다. 사고 흐름을 주의 깊게 관찰하면, 정신생활과 사고 과정의 많은 부분이 건강하고 행복한 삶을 사는 데 도움이 되지 않는 주제들과 관련이 있다는 사실을 깨닫게 될 것이다.

'알아차림'을 수련하고 '공정한 관찰자'를 활용할 때 배우는 가장 놀라운 사실 중 하나는 생각의 내용을 관찰하는 것만으로도 생각을 훨씬 더 건강한 방향으로 유도할 수 있다는 점이다. 다시 말해, 그 순간에 자신이 무슨 생각을 하고 있는지 알아채면, 파괴적인 되새김에서 벗어나 더 건설적이고 건강한 주제로 넘어갈 수 있다.

'마음챙김'은 무척 유용하고 건강한 정신 상태다. 마음이 알아차림을 수행하거나 공정한 관찰자를 활용하는 순간에는 병적인 생각이 떠오를 수 없다. 따라서 알아차림을 수련하는 시간이 길면 길수록 마음은 더 강해지고, 고통과 괴로움을 유발하는 유해하고 파괴적인 생각을 실제로 덜 경험하게 된다.

그러나 불행하게도, 마음은 상상할 수 없을 정도로 빠른 속도로 주의 깊고 건강한 상태에서 병적이고 부정적인 상태로 바뀔 수 있다. 그나마 다행인 점은 '알아차림'을 다시 수행함으로써, 그만큼 빠르게 건강한 정신 상태를 회복할 수 있다는 것이다. 예를 들어, "지금 탐욕과 관련된 생각을 하고 있어" 또는 "지금 악의나 분노와 관련된 생각을 하고 있어"라고 사고 흐름을 관찰하고 알아채면, 갈망이나 분노, 탐욕이나 악의를 곱씹는 병적인 고리가 끊어진다. 그렇게 건강하고 주의 깊은 알아차림을 통해 건강하지 못한 사고 흐름을 끊으면, 자신과 다른 사람들에게 바람직하고 유용한 주제를 헤아리는 더 건강한 생각을 하게 된다.

이렇게 하면 재초점 단계를 수행하기도 훨씬 수월해진다. 시간이 지나서 이 과정이 자연스러운 삶의 패턴으로 자리를 잡을수록 마음은 더 예리해지는 한편 더 편안해지고, 삶은 더 순탄해지고 더 행복해질 것이다.

요약하자면, 강박장애를 앓는 것은 저주이지만 공정한 관찰자를 활용하고 알아차림을 수련할 줄 아는 능력은 축복이다. 강박장애가 없었다면 얻지 못했을 건강한 정신 능력을 강박장애가 있어서 개발할 수 있다면, 그야말로 구름에 가려진 한 줄기 희망인 셈이다. 4단계 자가 치료법을 실천한다는 건 바로 그런 것이다.

기억해야 할 요점

- 재명명 단계의 효능을 명심하라. '재명명'을 할 줄 아는 것과 모르는 것의 차이는 실체를 아는 것과 그림자를 두려워하며 사는 것의 차이만큼 크다.
- 항상 자신에게 "내가 이 짓을 왜 하고 있지?"라고 묻고, 질문에 답할 때는 공정한 관찰자의 시각을 염두에 두라.
- 지금 생각하고 있는 바를 자신에게 상기시키기 위해 사고 흐름을 관찰하라. 관찰하기만 해도 생각이 건전한 방향으로 바뀐다.
- 공정한 관찰자를 활용하는 순간에는 병적인 생각이 떠오르지 않는다.

6장
가족 문제로서의 강박장애

강박장애는 진정한 의미에서 가족 문제다.

강박장애를 치료하지 않고 방치하는 사람들은 일반적으로 끔찍한 생각과 충동에 사로잡혀서 사람들을 멀리하며 점점 더 고립되는 경향이 있다. 두렵고 창피해서 끔찍한 비밀을 누구에게도 털어놓으려 하지 않기 때문이다.

강박장애는 환자 가족들에게 대단히 파괴적인 영향을 끼칠 수 있다. UCLA에서 우리는 환자들에게 이런 말을 자주 들었다. "아내를 미치게 만들고, 친구들을 밀어내고 있어요. 가족들도 더는 견디기 힘들어해요. 이젠 진짜 그만하고 싶어요."

'안 돼'라고 말하기

흔히 강박장애 환자들은 사람들과 갈등이 생길 때 강박장애를 '무기'로 사용하는 양상을 보인다. 의존성 성격 장애가 있는 강박장애 환자들은 강박충동이 시키는 일을 해내기 위해 함께 사는 사람들에게 병적일 정도로 지나치게 의존한다. 강박장애의 일부가 된 가족들이 실제로 가정의 평화를 지키기 위해 환자를 대신해 강박적인 행동을 수행하기도 한다. 강박장애 환자는 가족들에게 "나 대신 자물쇠 좀 확인해줘" 또는 "나 대신 벽 좀 닦아줘"라고 요구할 것이다. 물론, 가족들이 굴복하면 환자의 상태는 계속해서 나빠지기만 한다. 그런데도 가족들은 자포자기하는 심정으로 굴복하기 일쑤다.

강박장애 환자 배우자들은 기괴한 행동에 동조하지 않으면 화를 내고 눈물을 터뜨린다고 우리에게 토로했다. 결국 환자 뒤치다꺼리에 에너지를 다 쏟게 된다. 가족들은 제발 그만하라고 회유하기도 하고 애원하기도 한다. 또는 이런저런 일을 이미 했다거나 이런저런 일을 피했다고 거짓말을 하기도 한다. 물론, 거짓말은 장기적으로 도움이 되지 않는다. 한 중증 강박장애 환자의 아내는 남편이 두려움에 휩싸여 폭력적으로 변할까봐 자신이 어디 있었는지 사실대로 이야기하지 않는다고 털어놓았다. 한번은 '출입 금지' 장소에 갔다가 남편을 본 것 같은 느낌이 얼핏 들었다. "실제로 가슴이 두근거리기 시작했어요. 내가 은행에 간 걸 알면, 남편은 내가 은행을 털었고 곧 경찰에게 체포될 거라는 생각에 시달렸을 테니까요." 혹시 가지 말아야 할 곳에 갔었냐고 남편이 대놓고 묻는다면, 아내는 선의의 거짓말을 할 것이다. 아내는 그 이유를 이렇게 설명했다. "안 갔다고 하면, 욕을 하고 문을 쾅 닫고 방에 들어가는 대신 식사를 맛있게 하고 멋진 저녁 시간을 보낼 수 있어요. 나도 그렇고요." 거짓말을 해야 그나마 견딜 수 있었다. 남편에게 동조하면 안 된다는 건 알고 있지만, 몇 년째 강박장애 환자와 씨름하다 보니 지칠 대로 지쳐 있었다. "그래서 조장자(상대방을 돕고 있다고 생각하지만 실제로는 나쁜 행동을 개선하지 못하게 막아서 도리어 상대를 망치는 사람—옮긴이)가 되었어요. 거짓말 한마디면, 저녁 시간이 즐거워지니까요." 아내가 처한 곤경에 공감할 사람이 수천 명은 될 것이다. 충분히 이해할 수 있고 지극히 인간적인 행동이다. 하지만 사실은 남편이 낫지 못하게 방해하고 있는 셈이다. 직접 4단계 치료법을 익혀서 남편이 이를 실천하도록 도우면, 두 사람의 상황은 지금보다 훨씬 나아질 것이다. 남편이 강박행동을 계속하게끔 조장하는 행위를 멈추고 행동 치료사가 되려고 노력할 것이다. 강박장애 환자의 가족들에게 이런 메시지를 전하고 싶다. "강박행동을 돕지 말고, 행동 치료를 도우세요."

강박장애가 있는 아이는 가족들을 엄청난 혼란에 빠뜨리곤 한다. 이런저런 요구를 하느라 가족들을 밤중에 여러 번 깨우고, 특정한 방에서 각자가 앉아야 하는 위치를 정해주면서 꼭 그 자리에 앉으라고 강요하는가 하면, 정확히 몇 시에 X, Y, Z를 해야 한다고 지시하기도 한다. 부모는 아이가 이런 끔찍한 병을 앓는 것이 자기 책임이라고 굳게 믿고 죄책감을 느끼는 경우가 많다. 그래서 아이가 하자는 대로 따라가기 일쑤다. 알다시피, 보통은 환경과 유전학이 함께 작용하는 경우가 대부분이지만, 강박장애의 경우에는 생물학적 요인이 가장 크게 작용한다. 그렇지만 환자가 행동 치료를 통해 호전될지는 주로 정서적·환경적 요인이 결정한다.

강박장애를 무기로 사용할 때

가족들이 강박장애 증상을 억지로 낫게 할 수는 없다. 하지만 강박행동을 조장하거나 집이라는 감옥에 갇힌 죄수가 되거나 정신의학 용어로 '공의존codependency'(타인의 요구를 자신의 욕망보다 중시하고, 그리하여 자신의 정체성을 타인의 요구에 끼워 맞추는 심리 —옮긴이) 상태가 되길 거부함으로써 각자 자기 삶을 챙길 수는 있다. 환자와 맞서는 일이 늘 유쾌할 수는 없다. 그래도 그렇게 해야만 호전될 가능성이 커진다. 늘 이 질문을 마음에 품고 행동하라. 4단계 치료법을 실천하려고 애쓰는 환자를 가족들이 돕고 있는가, 아니면 방해하고 있는가?

가족 중 한 명에게 오염 강박이 있으면 식구들이 집 안 일부 공간에 접근하지 못하게 될 수도 있다. 특정 공간을 더럽힐지 모른다는 두려움에 휩싸여 식구들을 전부 내쫓고 미친 듯이 청소에 달라고 주변 사람들에게 요청하는 이유는 단순히 침습적 사고와 충동에 휩싸여서 기괴한 의식을 치르려면 일손이 더 필요하다고 느껴서일 수 있다. 그런데 더러는 자신도 모르는 숨은 의도가 있어서 도움을 요청하기도 한다. 강박장애 환자들은 관계에서 갈등이 생길 때 강박장애를 무기로 사용하곤 한다.

예를 들어, 다른 사람을 괴롭히고 싶거나 실제로 또는 상상 속에서 입은 상처를 앙갚음하고 싶거나, 대인 관계에서 무력감을 느낄 때 강박장애가 힘이 될 수도 있겠다는 생각이 들면, 강박충동과 강박충동이 유발하는 불편한 느낌에 맞서 싸우려는 의욕이 줄어든다. 더욱이, 가족들이 자신의 고통을 얕잡아 보거나 과소평가한다는 생각이 들면, 강박장애 환자들은 다분히 의도적으로 혹은 반의식적으로 가족들의 삶을 비참하게 만들어 보복하려고 할 수 있다. 그렇게 심리적 줄다리기가 이어진다.

우리는 행동 치료를 진행할 때 '넘지 말아야 선'을 먼저 정한다. 그리고 환자 본인과 가족 모두에게 이런 행동은 용납되지 않는다고 명확히 설명한다. 강박장애에 관해 교육하고 환자를 지원하도록 유도하기 위해서는 가족 구성원 모두가 반드시 치료에 참여해야 한다.

이 낯선 사람은 대체 누구야?

자기 주도 행동 치료를 성실하게 실천하다 보면, 뇌를 바꾸고 강박장애 증상을 극복할 수 있다. 그런데 강박장애 증상이 호전됨에 따라 가족 간 역학 관계가 바뀌어 심리적으로 엄청난 파장을 몰고 오는 경우도 종종 있다. 역할이 뒤바뀌면서 힘을 못 쓰던 파트너가 힘을 행사하기도 하고 환자 상태가 호전된 것을 가족들이 도리어 원망하기도 한다. 강박장애와 관련이 없을 수도 있는 현실과 단점을 똑바로 마주해야 하기 때문이다. 이제는 가족들에게 실망스러운 일이 생겨도 핑계 댈 대상이 없다. 지금껏 가족 문제의 이유이자 핑계였던 강박장애 환자가 자존감을 회복하고 가족의 일원으로서 제대로 대우받고 싶어한다. 가족에게 갑자기 낯선 사람이 나타난 셈이다.

그래서 환자가 호전되기 시작하면, 가족들은 무의식적으로 치료를 방해하기도 한다. 예를 들어, 몇 년 동안 강박장애에 시달려온 한 여성은 밖에서 오염되었다는 생각에 남편이 퇴근하고 집에 오면 곧장 욕실로 직행해 샤워하게 했다. 그런데 치료를 하면서 아내의 증상이 호전되기 시작하자 남편은 전보다 더 걱정스럽게 자기주장을 내세우는 건강한 아내와 사느니 차라리 아픈 아내와 사는 게 낫다고 생각했다.

20년 동안 강박장애를 연구해온 함부르크대학교의 정신과 의사 이버 핸드 박사는 친밀감 문제가 병을 지속시키는 일차 연료라고 말한다. 환자들이 다른 사람들과 정서적 거리를 유지하기 위해 강박장애를 이용한다는 말이다. 이것이 강박장애가 주는 '이차 이득'이다. UCLA에서 우리는 친밀감 문제를 해결하지 않고도 환자들이 강박장애를 물리치는 법을 배울 수 있음을 입증했지만, 주로 이 이차 이득 때문에 치료 효과가 나타나지 않는 사람들이 더러 있다. 다시 말해서, 강박장애를 앞세워 사람들을 피하는 자기만의 패턴을 확립한 환자들은 굳이 행동 치료라는 힘겨운 싸움을 시도하려고 하지 않는다. 나는 강박장애가 정서적 질병이라기보다는 생물학적 질병이라고 확신하지만, 이 둘이 겹치는 부분이 있는 것도 분명하다. 행동 치료의 효과를 최대로 끌어올리려면, 이런 근본적인 문제 앞에서 솔직해야 한다.

감정 고갈

　　UCLA에서 우리 환자들은 강박장애의 비생물학적 징후에 관해 많은 것을 가르쳐주었다. 강박장애가 대인 관계와 직업상의 목표, 인생 항로에 어떤 식으로 영향을 끼치는지 알려주었다.

　　끔찍한 신성모독적인 생각에 시달리던 크리스토퍼는 젊은 독신남이다. 여자친구를 사귀고 싶긴 하지만, '정상적인' 여자가 과연 자기에게 매력을 느낄지 확신이 없다. 크리스토퍼는 이렇게 말했다. "강박장애나 다른 유형의 정신장애가 있는 여자와는 사귈 수 없다는 게 내 원칙이에요. 강박장애가 됐든 또 다른 정신장애가 됐든, 내 인생에서 정신 질환이 차지하는 비중이 지금보다 더 늘어나게 둘 수는 없으니까요."

바지가 조여온다는 강박사고에 시달리던 마이클은 최근까지도 사람들을 만나야 하는 상황을 극도로 불편해했다. 사람들과 자연스럽게 '어울리지' 못했다. 여자를 만나는 상황도 예외가 아니었다. 마이클은 어린 시절부터 앓아온 강박장애가 이런 사회성 부족의 근본 원인이라고 보았다. 초등학교에 다닐 때부터 반복적으로 숫자를 세는 등의 강박행동 때문에 주의가 산만한 편이었다. 자기에게 이상한 일이 벌어지고 있다는 걸 알았지만, 왠지 부모님에게도 말하면 안 될 것 같았다. 결과적으로, 부모님은 마이클의 성적이 안 좋은 이유가 "게으르고 다소 산만한" 문제아라서 그렇다고 생각했다. (자기 자신과 다른 사람들에게 폭력을 행사하는 강박사고에 시달리던 카일은 어린 시절에 그보다 더 끔찍한 경험을 했다. 부모님은 "사탄이 씌어서" 그렇게 이상한 짓을 하는 거라면서 카일에게 죄책감을 심어주었다.)

옛일을 떠올리면서 마이클은 괴상한 생각이 들 때 부모님에게 속 시원히 털어놓을걸 그랬다고 말했다. "하지만 그랬으면, 부모님은 틀림없이 나를 시설에 보냈겠죠. 내 안에서 무슨 일이 벌어지고 있는지 전혀 이해하지 못하는 곳에 말이에요. 지금도 아버지는 전혀 이해를 못해요. 아버지 사전에는 '정신 질환'이라는 용어 자체가 없거든요." (아마도 마이클의 짐작이 맞을 것이다. 35년 전에는 강박장애에 관해 알려진 바가 거의 없었고, 아직도 강박장애를 이해하지 못하는 사람들이 많다.)

마이클은 자신이 어떤 일을 겪고 있는지 부모에게 알리고 싶었지만 그럴 수 없었다. "평생 누구든 '어떡하니, 나아졌으면 좋겠다. 네가 애쓰는 거 잘 알아'라고 말해주길 바랐어요." 하지만 한 번도 듣지 못했다. 그래서 오롯이 사랑받는다는 느낌이나 온전히 받아들여지는 느낌을 받지 못했고, 감정을 억누르는 법만 배웠다. 나이가 들면서 이런 특성은 더 심해졌다. "내가 볼 때, 강박장애가 있는 사람들의 공통점 중 하나는 감정에 무뎌진다는 거예요. 만나는 사람이 생기면 곧바로 좋아하는 마음을 억누르고 내가 나를 방해해요. 그때가 강박장애가 가장 강해질 때죠. 무언가를 진짜로 느끼고 싶은 순간에 느껴지는 건 강박장애뿐이에요."

강박장애가 주입한 두려움은 사랑과 슬픔을 포함한 그 어떤 감정보다 훨씬 더 강할 수 있다. 예를 들어, UCLA 강박장애 그룹 치료에 참여한 한 노인 여성은 죽음에 관한 강박사고가 너무 강해서 사람이 죽은 곳은 어디든 맘 편히 다니지 못했다. 설사 그곳에서 사람이 죽은 게 수백 년 전이라고 해도 말이다. 애리조나주 툼스톤으로 갔던 가족 휴가는 그야말로 충격이었다. 그곳에서 입은 옷이나 그곳에 가져간 모든 물건이 오염되었다는 생각을 떨칠 수 없었다. 친한 친구들과도 멀어졌다. 친구들은 자기들이 사랑하는 사람을 잃었을 때 아무 연락도 없는 그를 이해하지 못했다. 하지만 이 여성에게는 상을 당한 친구를 위로하기 위해 전화를 거는 것

열중하는 일이 생기기 때문이다. (아이러니하게도 청소 강박이 아주 심해지면 강박장애 환자가 청소를 시작하길 두려워하게 되고 또 환자 외에는 아무도 방에 들어갈 수가 없기 때문에 방 전체가 심하게 더러워질 수 있다.) 실제로 뒷마당에 텐트를 치고 텐트에서 생활하는 사례도 드물지 않다. 강박사고가 그 정도로 심하지 않더라도, 집 안에서 사용 가능한 공간이 계속 줄어드는 경향을 보인다. 게다가 강박의 대상에는 경계가 없다. 접시 또는 식기류를 아예 쓸 수 없게 되거나, 특정 품목의 옷을 입을 수 없게 되기도 한다.

파트너나 배우자가 태도를 확실히 정해야 한다. 1994년 로스앤젤레스 지진 이후, 올리비아는 변기 물이 세탁기로 흘러 들어가고 있다는 강박사고에 사로잡히기 시작했다. 올리비아는 직접 확인하고 또 확인했다. 그리고 남편에게 손을 넣어 제대로 확인해달라고 요청했다. 올리비아 부부를 상담하면서, 나는 남편에게 "살펴보기는 하겠지만 손을 집어넣지는 않을 거야"라고 말하라고 조언했다. 남편은 또한 올리비아에게 재명명과 재귀인을 상기시켰다. 남편은 "물 없어. 그냥 강박사고일 뿐이야. 뇌가 보낸 잘못된 메시지에 불과해. 빨리 확인해서 강박사고를 없애고 넘어가자"라고 올리비아를 안심시켰다. 며칠 뒤에는 한 걸음 더 나아가 이렇게 말했다. "정말 내가 세탁기에 손을 집어넣길 바라는 거야? 초점을 돌려 다른 행동에 집중하자." 이 전략은 효과가 있었다. 이윽고, 확인하고 싶은 충동이 눈에 띄게 줄어들었다.

강박장애가 있는 사람들이 무시무시한 과제를 해치우게 도와도, 심지어 걸려 온 전화를 받아 지금 자기가 얼마나 마음이 아픈지 말하는 것도 견디기 힘든 일이었다. 그런 식으로 상황을 회피하다가 친구들을 잃을 위험이 있더라도 불안감이 높아지지 않게 조심해야 한다고 자신을 합리화했다. 냉철한 생각이라고 할 수는 없지만, 그런 식으로 자신과 타협하려는 마음은 충분히 이해가 간다. 하지만 실제로는 타협이라고 할 수도 없다. 위로 전화를 걸지 않음으로써 점점 더 심해지는 강박적 두려움에 자리를 내주고 있는 셈이다. 어떻게든 떨쳐내려면 두려움에 직면해야 한다. 또 다른 여성 환자는 집을 나서지 못하게 막는 강박충동 때문에 제때 병원에 가지 못해 죽음을 앞둔 아버지에게 작별 인사도 하지 못했다.

마이클은 강박장애 그룹 치료에 꼬박꼬박 참여하며 4단계 치료법을 성실히 실천했고, 그 덕분에 최근에는 상황이 많이 달라졌다. 치료 효과를 높이기 위해 수년 동안 약물을 사용했지만, "약을 먹어서 성격이 무던해졌다"고 생각한다. "그냥 멍했어요. 감정이 완전히 억눌려 있었죠. 하지만 강박장애와 싸우려면 감정을 표출해야 해요."

강박장애를 대부분 제어하고 있었지만, 마이클은 자기가 정체기에 이르렀다고 느꼈고 더 나아지길 원했다. 그래서 약을 끊기로 마음먹었고, 약을 끊자마자 기분이 좋아졌다. 그 뒤 강박사고와 강박충동이 조금 증가하긴 했지만, 효과적으로 이를 제어하기 위해 4단계 치료법을 실천하고 있다. "강박장애라는 러닝머신에 올라타 힘겨운 오르막길을 오르지 않고 지금은 내리막길을 걷고 있어요." 마이클은 몇 년 만에 처음으로 진한 감정을 느끼고 있다. "몇 년 전에 어머니가 돌아가셨을 때도 울지 않았어요"라고 마이클은 과거를 회상했다. "하지만 가장 좋아하는 야구 선수인 미키 맨틀이 죽었을 때는 마음이 너무 아파서 울음을 터뜨렸어요. 감정을 표출할 수 있었죠." 당시는 마이클이 약을 끊은 후였다. 마이클은 감정을 표출할 수 있을 때는 강박장애 증상이 아주 약하게 나타나지만, 감정을 억누를 때는 증상이 최고로 심해진다는 사실을 알게 되었다.

강박장애 환자들은 끔찍한 비밀을 최대한 오랫동안 지켜야겠다고 결심한다. 이들이 고립감에 빠지는 이유는 대부분 이 때문이다. 반면에 마이클은 강박장애가 있다고 말하길 좋아한다. "말하고 나면 자유로워져요. 진짜로 카타르시스를 느껴요. '이봐! 난 미쳤어. 넌 괜찮아?'라고 말해요." 마이클은 사람들 대부분이 그에게 어떤 문제가 있는지 알고 싶어하지 않거나 자기들이 겪는 신체적 증상이나 정신적 증상을 장황하게 늘어놓는 식으로 반응한다는 것을 알게 되었다.

털어놓을까 말까

커피 머신의 플러그를 안 뽑았다는 강박사고에 시달리던 바버라는 처음 진단을 받았을 때 모두에게 털어놓았다. "사람들이 최악의 모습을 알고도 여전히 내가 괜찮은 사람이라고 생각한다면, 그럼 나도 괜찮다." 하지만 곧 강박장애에 관해 침묵하는 법을 배웠다. 직장 사람들은 바버라를 농담거리로 삼거나 당황한 표정을 지으며 "좀 멈추면 안 돼?"라고 되묻곤 했다. 그렇게 바버라는 강박장애가 있다고 솔직히 밝히는 게 경력에 좋지 않다는 사실을 깨달았다. 불행하게도, 이런 일은 너무나 자주 벌어진다.

말끔하게 정리된 환경에서 살아야 했던 벤저민은 이렇게 말한다. "사람들이 전반적으로 정신 질환을 잘 이해하지 못하니까 말할 필요가 없다고 말하는 건 생산적이지 않다고 생각해요." 예를 들어, 벤저민은 직장 동료나 새로 사귄 친구에게는 말하지 않는다. 하지만 여자친구와 가족들에게는 털어놓았고, 양쪽 다 긍정적인 반응을 보였다. 가족들에게 솔직히 털어놓기로 마음먹기까지는 정말 쉽지 않았다. "우리 집은 크게 성공한 집안이고, 가족들은 사회적으로도 직업적으로도 출세해서 다들 한 자리씩 차지하고 있거든요." 가족들에게 결점을 숨기려고 벽을 높게 쌓았다. 강박장애가 있다고 말하고 나니 "진짜 안심이 됐어요. 내가 마음을 여니 가족들이 더 마음을 열었어요. 긍정적인 눈덩이 효과가 있었죠. 예상보다 훨씬 더 공감하고 이해해주었어요. 이제는 방어벽을 칠 필요가 없어요. 전보다 훨씬 더 솔직한 사람이 되었고, 다른 약점들도 인정할 수 있게 되었어요. 예민하게 굴지 않고 웃어넘길 수 있게 되었달까요."

벤저민은 "자신을 있는 그대로 받아들일 줄 아는 사람을 사람들도 존중한다"는 사실을 깨달았다. "사람들은 신체장애를 수용하는 포용력이 꽤 높아요. 그 사람이 제 몫을 잘 해내고 다른 사람들과 잘 어울리려고 최선을 다해 노력하는 모습을 보인다면 말이에요."

벤저민이 관찰한 바에 따르면, 보통 사람들은 강박장애가 있는 경우 다른 데 정신이 팔리기 쉽고 자발성이 부족해서 친밀한 관계를 맺기 어렵다고 느낀다. 강박장애를 어느 정도 제어할 수 있게 되고 자기만의 생각에 몰두하는 일이 줄어들면서 벤저민은 더 많은 사람과 만나서 교류하길 원하고 있다. "강박장애를 피해 다른 활동에 집중해야 한다는 걸 알고 있어요. 다른 사람들처럼 제 몫을 다해야죠. 내게는 다른 사람들과 함께 어울려 살아야 할 책임이 있어요. 그래서 끊임없이 나를 점검해요. '사랑스러운 사람, 다른 이들의 삶에 영향을 미칠 수 있는 사람, 도움이 되고 배려할 줄 알고 공감을 잘하는 사람이 되지 못하게 가로막는 장애물이 정말로 강박장애인가?' 하고 끊임없이 물어요."

물론, 모두가 긍정적인 경험을 하는 것은 아니다. 크리스토퍼의 부모는 강박장애를 제대로 이해하지 못하고 아들에게 "항상 좋은 생각만 하려고 노력하렴"이라고 조언했다. 이해가 부족하니, 그 주제가 화두에 오를 때마다 아버지와 크리스토퍼 사이에 긴장감이 흘렀다. "내게는 아무 문제가 없다고 생각하는데 '정신과 문제'가 오래 계속되니까, 어느 시점에는 의사를 찾아가지 않을 수 없었어요." 몇 달 후, 크리스토퍼는 UCLA 강박장애 프로그램에 참여할 수 있게 허락해달라고 부모님을 설득했다. 그때 나는 크리스토퍼에게 4단계 자가 치료 프로그램을 소개했다. 크리스토퍼는 계속 나아지고 있고, 지금도 강박장애 그룹 치료에 꼬박꼬박 나온다.

강박장애 환자들은 강박적인 성격 특성에 대해 자주 이야기한다. 대개는 극도로 내향적이고, 공격성을 두려워하고, 공격적인 사람을 어떻게 상대해야 하는지 몰라 난감해한다. 강박적으로 손을 씻는 잭은 직장을 전전하다가 깨달았다. "사람들 상대하는 게 정말 싫어요. 내가 제일 못하는 일이 사람을 상대하는 일인 것 같아요. 여름에 은행 창구에서 일했는데, 진짜 끔찍했어요. 고객들은 빠른 일 처리와 친근함을 요구하는데, 나는 그냥 내가 해야 할 일에만 집중했어요. 확실히 친절한 은행원은 아니었어요." 잭은 한동안 학교에서 학생들을 가르치기도 했다. "어땠을지 상상이 되세요? 고등학교에서는 적극성과 규율이 전부잖아요." 적극성과 규율은 잭이 자신 있는 분야가 전혀 아니다.

상대를 통제하기 위해 강박행동을 사용할 때

이 책을 쓰면서 인터뷰한 이버 핸드 박사는 강박장애 환자들이 하찮고 힘들지 않은 일자리에 안주하는 경향이 있다고 확인해주었다. 기계공이나 컴퓨터 프로그래머처럼 직업을 잘 고르기만

하면 "강박장애 환자들도 꽤 성공할 수 있어요. 실제로 업무를 수행하는 데 강박장애가 도움이 되기도 합니다. 하지만 만약 승진이라도 한다면, 상황은 달라지죠. 강박장애 환자들에게는 사람들을 이끌어나가는 기술이 없어요. 어떻게 경쟁해야 하는지 알지 못하죠. 자기 딴에는 직장 생활에 만족하며 살았는데, 불과 몇 달 안에 아예 출근할 수 없을 정도로 강박행동이 심해지기도 해요. 전에 참았던 것까지 벌충하려는 듯 강박행동에 몰두합니다."

강박장애 발병에 환경적 요인과 유전적 요인이 모두 작용한다는 점에는 의심의 여지가 없다. 일부 강박장애 환자들은 매우 엄격한 아버지나 위압적인 어머니(물론, 부모가 강박장애를 앓고 있는데 진단을 받지 않은 경우일 수도 있다)가 이끄는 가정에서 자랐다고 내게 이야기했다. 이들은 자신의 자존감이 매우 낮은 이유가 이런 배경 때문이라고 믿는다. 이버 핸드 박사는 낮은 자존감을 만회하기 위해 이런 사람들에게 통제 강박이 생길 수 있다는 점을 알아냈다. 사회적 환경을 통제하는 방식으로 "그들은 완벽해야 한다." 하지만 "이런 환경에서 자란 사람들 가운데 왜 어떤 이들에게는 강박장애가 생기고, 어떤 이들은 그렇지 않은지, 또 어떤 이들에게는 강박장애가 아닌 다른 장애가 생기는지는 아무도 모릅니다"라고 핸드 박사는 말한다. 그럼에도 유전의 생물학적 패턴을 입증할 과학적 증거는 계속 쌓이고 있다.

자존감이 낮으면 실패하기 쉽다. 예를 들어, 강박장애가 있는 남자가 "나는 절대 결혼하지 않을 거야. 이런 문제를 감당할 수 있는 사람은 아무도 없을 테니까"라고 입버릇처럼 말하다 보면, 실제로 말이 씨가 되는 법이다. 사람을 만날 기회를 스스로 차단하고 결국 혼자가 된다.

자존감이 낮은 아이들이 자라서 공격적인 성향을 보이는 것은 분명한 사실이다. 사회적으로 또 직업적으로 그런대로 제 몫을 하더라도 실제로는 사회성이 부족하고 주변 사람들을 불신하므로 늘 불안정하다. 생물학적 소인素因이 있으면, 결혼 생활 중에 배우자를 통제하기 위해 강박행동을 할 수 있다. 감정이 요동치는 환경에서 자란 아이는 자기방어를 위한 일종의 반격 무기로 강박장애가 생기기도 한다. "그들은 자기만의 작고 안전한 세상을 만듭니다"라고 핸드 박사는 말했다.

늘 그렇지는 않지만, 때때로 아이들은 증오를 드러내는 방식으로 반응할 수 있다고 박사는 말한다. 그들은 다른 데서, 아마도 또래들에게 애정을 갈구할 것이다. 핸드 박사는 강박장애 환자의 가족들을 면담할 때 분노와 공격성을 자주 접하곤 한다. "끔찍하고 무서워요. 온 가족이 차례로 자기 식구를 죽이고 싶다는 생각을 한 적이 있다고 말하니까요." 분명히 강박장애가 어떤 역할을 했을 수는 있지만 주된 원인은 아닐 수도 있다. 대개 근본적인 진짜 문제는 치료 과정에서 드러난다.

사랑을 찾아서

부모에게 강박장애가 있으면, 아이는 자라면서 괴상하고 시간이 많이 드는 의식에 참여하느라 '정상적인' 삶을 살지 못한 것에 대한 맹렬한 분노와 원망을 품을 수 있다. 아들 눈에 문제가 생길까봐 두려워서 씻고 또 씻던 도티는 아들이 어느 정도 자라자 자신이 강박장애라는 병에 걸렸고, 자기도 스스로를 어쩔 수 없어서 미친 짓을 했노라고 이야기했다. 그런데도 아들은 대학에 진학할 무렵 "나는 엄마가 지긋지긋해"라고 말해서 도티를 무척 속상하게 했다. 혼자 힘으로 아들을 키운 도티는 자기가 만든 혼란을 만회하기 위해 할 수 있는 일은 전부 다 했다. "나는 내가 좋은 엄마라고 생각했는데, 몇 년 전에 아들이 그러더군요. '나는 엄마가 세상에서 가장 끔찍한 엄마라고 생각했어.' 칼을 들고 누가 나를 찌른…… 그러니까 내 말은, 그때까지 들은 말 중에 그게 최악의 말이었다고요. 아들이 정말로 이해하고 있는지 아닌지는 이제 중요하지 않아요. 나는 최선을 다했으니까요."

저장 강박에 시달리며 그룹 치료에 참여한 캐런의 사례는 강박장애 발병에 환경과 유전이 모두 작용한다는 강력한 증거다. 캐런의 아버지는 가족 모두에게 완벽을 요구했지만, 정작 본인은 완벽과는 거리가 멀었다. 의심의 여지 없이 그는 전형적인 강박장애를 앓고 있었다. 확인 강박과 오염 강박에 시달렸고, 아무것도 낭비하지 않으려는 극단적인 강박행동을 보였다. 캐런은 실제로 아버지 슬하에서 강박장애를 '학습'했다. 아버지는 캐런에게 가스레인지 점화 손잡이가 제 위치에 있는지 확인하는 법을 시범 보였고, 박테리아와 바이러스의 위험성에 대해 설교했다. 캐런은 옛일을 이렇게 회상했다. "나무 가시를 다루는 건 사실상 수술을 집도하는 것이나 다름없었어요. 감염 발생을 막기 위해 따라야 할 절차가 있었죠." 지시 사항을 하나라도 빠뜨리면, 아버지 얼굴이 분노로 일그러졌고 곧 체벌이 뒤따랐다. 아버지에게 사랑과 인정을 받기 위해 필사적이었던 캐런은 마침내 방법을 찾아냈다. 아버지는 필요한 물건이 있으면 전부 중고 물품을 사서 쓰게 했다. 보통은 교회 자선 바자회를 이용했다. 또한, 캐런을 데리고 쓰레기 처리장에 가서 쓰레기를 주워다가 고쳐 쓰거나 부품을 모아서 새로 만들어 썼다. 캐런은 골목에 있는 쓰레기통에서 폐품을 주워 집에 가져왔다. 그러면 아버지는 캐런의 머리를 쓰다듬어주었다. 캐런은 이렇게 말했다. "중년이 되자 유년 시절의 생각과 가치관이 나를 다시 괴롭혔어요. 내 삶을 완전히 망가뜨릴 뻔했죠."

캐런은 '착한 아이'가 되고, 전 과목 A 학점을 받고, 아버지의 터무니없는 지시에 복종하면서 애정 결핍을 만회하려고 거의 모든 시간을 썼다. 그래도 아버지의 엄한 태도는 조금도 누그러지지 않았다. 어느 날, 캐런이 폭발해서 어머니에게 소리쳤다. "나는 아버지의 그 거만함이 너무 싫어!" 아버지도 그 말을 들은 게 확실했다. 그래서 그날 방과 후 집에 돌아가기가 겁났다. 집에 들어선 캐런은 부엌 바닥에 죽은 채 누워 있는 아버지를 발견했다. 심장마비였다. "그때 나는 열다섯 살이었어요. 내가 아버지를 죽였다고 생각했어요. 아버지 가슴에 총을 겨누고 방아쇠를 당긴 것 같았죠." 그때부터 캐런은 완벽해지기 위해 더욱더 노력했다. 완벽해지려고 애쓰면 어떻게든 아버지도 그 사실을 알게 될 것이고, 그러면 아버지와의 관계를 바로잡을 수 있을 거라고 생각했다. 완벽을 추구하는 여정에는 비용이 많이 들었다. 신경성 식욕부진, 폭식과 굶기를 반복하는 섭식 강박이 생겼다. 고등학교를 졸업한 날 정신병원에 입원했고, 그곳에서 '평균 성적이 가장 높은 여자애'라는 영예를 누렸다.

아이들은 보통 치료에 빠르게 반응한다. 정신과 병력이 없는 열한 살 소녀는 가족이 캘리포니아 남부로 이사한 직후에 지진을 처음 경험하고 강박사고와 강박행동이 생겼다. 부모가 크게 다치든가 부모와 헤어지게 될 거라는 강박사고에 시달렸다. (집이 진원지 근처라 지진으로 조금 손상되기도 해서 아이가 두려움을 느끼는 데는 어느 정도 논리적 근거가 있었다.) 아이는 수면 장애와 강박행동을 보였다. 예전에는 전형적인 '지저분한 열한 살'이었는데, 이제 책상과 소지품을 세심하게 정리하기 시작했다. 그리고 잠들기 전 30분 동안 화이트보드에 "엄마 아빠에게 아무 일도 일어나지 않을 거야"라고 쓰는 의식을 고안해냈다. 또한, 매일 밤 머리맡에 물 한 잔을 가져다 두었다. 그 의식이 엄마와 아빠, 토끼를 안전하게 지켜줄 것이라고 확신했다. 아이 아버지는 정신과 의사였기 때문에 딸에게 문제가 있다는 걸 바로 알아챘고, 이 가족은 아이에게 강박행동이 시작되고 5주 뒤에 전문가를 찾아가 도움을 구했다. 치료사는 아이에게 강박장애가 발병하고 있다면서, 강박장애가 무엇이고 어떤 일이 벌어지고 있는지 설명했다. 아이에게는 강박충동에 맞서야 한다고, 그러지 않으면 증상이 심해질 거라고 했다. 석 달에 걸쳐 치료하자 증상은 거의 사라졌다. 만약 부모가 잘 알지 못해서 크면서 누구나 거치는 단계라 여기고 강박장애가 자라게끔 먹이를 계속 공급했다면, 강박장애는 그 양분을 먹고 쑥쑥 자라서 결국 그 가족 전체를 정서적 혼란에 빠뜨렸을 것이다.

가족 내에서의 공유

가족들은 종종 강박장애 환자의 요구를 어처구니없을 만큼 다 받아준다. 예를 들어, 캐런의 남편은 간신히 지나다닐 수 있는 좁은 통로만 남을 때까지 집 안 곳곳을 쓰레기로 가득 채우게 놔두었다. 그리고 몇 년 동안이나 사람들을 집에 들이지 않았다. 그런데도 그는 아내가 하는 이상한 행동을 모두 용인했다. 혹시 그 역시 병들었던 건 아닐까? 핸드 박사는 그렇다고 본다. '심리적으로 심각한 문제가 있는 사람'이 아니면, 상황이 그렇게 걷잡을 수 없어지게끔 놔두지 않는다. 그 예로 새집에서는 상황이 다를 것으로 생각하고 이사를 여섯 번인가 일곱 번 했지만, 새집이 쓰레기로 가득 차기까지 그리 오래 걸리지 않았던 한 부부의 사례를 언급했다.

핸드 박사는 가족이 진단에 참여해야 한다고 보지만, 치료에 어느 정도 관여할지는 가족이 스스로 결정하게 한다. 강박장애 환자는 일대일 관계에 어려움을 느끼는 등의 다른 문제들을 매우 교묘하게 은폐하기도 하고, 치료사가 너무 깊게 파고드는 걸 싫어하기도 한다. "그들은 두려워합니다." 핸드 박사의 말이다. "학습된 무력감이라 칭하는 태도를 보이죠. 문제가 있지만, 문제를 해결할 수 없어요. 관계가 안정적이라 하더라도, 강박장애가 있으면 보통은 그 관계도 병이 듭니다. 양쪽 다 실질적인 개선이 가능하리라고 기대하지 않지만, 그와 동시에 혼란에 빠지는 걸 무척 두려워합니다. 그래서 건강하지 않은 관계를 그대로 유지하는 쪽을 선호하죠."

핸드 박사가 '상호작용 다이너마이트'라고 부르는 일이 가족들 사이에서 종종 발생한다. 이 용어는 강박장애 환자가 공격성을 장기간 품고 있다가 아주 중요하면서도 부적절한 순간에 강박장애를 이용해서 전에 배우자가 저지른 잘못(실제로 잘못한 것이든, 잘못으로 간주한 것이든)을 거론하며 공격하는 것을 가리킨다. 그래서 매우 격렬한 강박행동이 '갑자기 폭발'하여 다른 가족 구성원들의 삶에 지장을 주는 혼란을 일으킨다. 결과적으로 괴로움에 휩싸이고 증상은 악화될 뿐이다.

핸드 박사는 독일 함부르크에서 진료할 때 접한 몇 가지 사례를 더 언급했다. 딸네 가족과 함께 사는 한 여성은 집이 '충분히 깨끗하지' 않다며 딸에게 끊임없이 잔소리를 퍼부었다. 결국, 딸에게 방어 강박이 생겼다. 침대를 정리할 때면 시트의 각을 잡느라 몇 시간씩 허비했고, 나머지 집안일은 갈수록 소홀히 했다. 어머니가 딸의 이런 버릇을 고치려 들자 두 사람은 다퉜고 어머니는 심장마비가 올 것 같다며 딸을 위협했다. 핸드 박사는 이 싸움이 오래된 패권 전쟁의 막바지 전투임을 알아챘다. 어머니가 딸에게 더 훌륭한 주부가 되라고 강요하는 이 권력 싸움은 딸이 자신의 강박행동을 이용해 우위를 점하는 역설을 낳았다.

또 한 여성은 20년 전에 남편이 바람을 피웠다고 굳게 믿는 강박사고에 시달렸다. 아내가 남편을 '더러운 돼지'라고 부르며 그 문제를 꺼냈을 때, 남편은 사실이 아니라고 부인했다. 결국, 아내는 병적인 질투심을 보여 병원에 입원했다. 퇴원하고 집에 돌아왔을 때, 아내는 엄청나게 심각한 청소 강박에 시달렸다. 집의 80퍼센트가 사실상 사람이 살 수 없는 상태가 되었다. 하루에 16시간 동안 맹렬하게 청소에 매달려도 겨우 20퍼센트만 '충분히 깨끗해졌기' 때문이다. 남편이 퇴근하고 집에 오면 옷을 벗으라고 한 다음, 머리부터 발끝까지 목욕시키고 소독했다. 오래전에 저지른 외도로 남편이 더러워졌는데, 자기가 남편의 내면에 묻은 오물까지 씻어낼 수는 없어도 겉에 묻은 오물만큼은 씻어낼 수 있다는 게 그 이유였다. 그렇게 함으로써 통제감을 느꼈다. 치료 과정에서 남편이 바람을 피웠다는 의심보다 더 그를 괴롭히는 문제가 드러났다. 자기가 가장 아끼는 여섯 살 딸이 '바람이나 피우는' 못된 아빠를 사랑하고 해맑은 표정으로 애정을 표현한다는 점이었다. 상태가 호전되어 청소 의식을 중단했지만, 그는 무릎에 관절염이 생겨서 어쩔 수 없는 것뿐이라고 말했다. 물론, 관절염을 진단받은 적은 없었다. 심지어 같이 댄스 클럽에 가입하자고 남편을 설득했다. 그 운동이 관절염에 좋을 거라는 게 이유였다.

핸드 박사가 상담한 환자들 가운데 한 남자는 몇 시간씩 간단한 문장을 계속 반복해서 말하는 강박행동에 매달렸다. 아내 앞에서 문장을 반복해서 말하면, 아내가 듣고 문장에 들어간 단어의 발음이 정확하고 소리의 억양도 적절했다고 그를 안심시켜주었다. 아내가 이 허드렛일에서 빠져나가려고 하면, 남자는 문을 잠갔다. 그러다 결국에는 아내를 욕실에 가두고 문밖에 서서 문장을 반복했다. 욕실에서 나갈 수 있길 바라며, 아내는 이따금 문 너머로 "아주 좋아!" 또는 "정확해!"라고 외치곤 했다. 남자는 아내가 정직하지 않다는 걸 알아채고 증상이 더 심해졌다. 어느 날, 아내는 가까스로 집을 탈출해 차를 타고 진입로를 빠져나왔다. 바로 그때, 남자가 길로 뛰어들어 몸으로 차를 막아섰고, 아내는 차를 세울 수밖에 없었다. 남자가 이겼다.

치료 과정에서 핸드 박사는 강박장애에 매달릴 때의 장단점을 따져보라고 환자에게 말한다. 자신이 원해서가 아니라 누군가의 강요로 치료를 시작하면 효과가 없다고 생각하기 때문이다. 또한, 핸드 박사는 치료사와 환자가 행동 치료 전략을 개발하기 위해 협력해야 한다고 덧붙였다. 예를 들어, 청소 충동을 이용해 남편에게 앙갚음하는 주부에게는 강박행동을 하지 않고도 권력의

혜택을 똑같이 누릴 수 있게 관계를 재정립하는 방법을 알려줄 수 있다. 이 기법은 '재귀인' 단계를 더 넓은 범위에 적용하는 것으로 볼 수 있다. 강박장애 증상을 이용해 사람을 괴롭히는 원흉은 '뇌'만이 아니다. 강박장애 자체가 대인 관계에서 상대방을 조종하는 메커니즘으로 사용된다. 이는 강박장애 증상이 주는 이차 이득이고, 재귀인 단계를 활용하면 이 문제에 능동적으로 대처하고 문제를 해결할 수 있다. 강박장애가 정서 생활에 어떤 역할을 하는지 인식함으로써, 되레 문제를 키우는 방식으로 강박장애 증상을 이용하려는 성향을 줄여서 바람직한 변화를 일으킬 수 있다. 이는 4단계 치료법을 활용해서 강박장애를 더욱 잘 관리하는 법을 보여주는 또 하나의 예다.

오냐오냐하지 말고 이해하라

장담컨대, 강박장애와 건강한 결혼 생활 또는 강박장애와 건강한 관계는 마치 물과 기름처럼 섞일 수 없다는 말은 사실이 아니다. 4단계 프로그램을 실천하면서 사랑이 넘치고 서로 힘이 되는 안정적인 관계를 구축하기 위해 함께 노력하는 커플이 많다. 하지만 강박장애가 그들 앞에 던질 장애물의 존재를 부인해서는 안된다. 강박장애가 있는 사람들은 통제력을 잃을까봐 두려워하고 이와 관련된 성적 불안을 겪을 수 있다. 절대로 실천하지 않을 폭력적인 강박사고에 시달리는 사람이 있는가 하면, 거칠고 걷잡을 수 없는 성욕이 분출될 것만 같은 강박사고에 시달리는 사람도 있다. 강박장애 환자는 (종종 강박장애 증상을 이용해) 일부러 갈등을 일으킴으로써 잠재된 공격성을 꺼내기도 한다. 그러면 관계가 친밀해지는 것을 차단할 수 있기 때문이다. 여기에는 괜히 마음을 열었다가 상처받는 일이 없게 하려는 의도가 깔려 있다. 오래된 자존감 문제가 다시 말썽을 일으키는 것이다.

핸드 박사는 괴상한 식습관을 보이는 십대 소년의 이야기를 들려주었다. 소년은 희귀하고 값비싼 생선 딱 한 가지만 먹을 수 있었다. 그것도 정해진 의식 절차에 따라 어머니가 먹여줘야만 했다. 부모는 소년이 보는 앞에서만, 소년이 선택한 주제에 관해서만 서로 이야기를 나눌 수 있었다. 소년은 몇몇 영역에서 2세 수준으로 퇴행했고, 자다가 이불에 실수하기 시작했다. 바람 난 아버지가 어머니와 이혼하겠다고 위협한 뒤에 이 모든 증상이 나타났다는 점은 의미심장하다. 소년은 원하는 바를 이뤘다. 아들이 병들자 아버지는 내연 관계를 정리했다. 하지만 소년은 상태가 점점 더 나빠졌고, 친구들과 바깥세상을 멀리했다. 악순환이 시작되었다. 아버지가 집으로 돌아오긴 했지만, 서로에 대한 애정이 전혀 없는 명목상의 결혼 생활을 유지할 뿐이었다. 어머니는 아들의 정서적 욕구를 채우는 일에 헌신적으로 매달렸고, 이는 소년의 강박장애를 악화시켰다. 소년은 병을 이용해 부모를 지배했다. 자신을 희생한 대가로 가족이 계속 함께 살 수 있었다. 세 사람 다 함께 살았고, 세 사람 다 아팠다. 이 이야기의 결말은 해피엔딩이 아니다. 소년은 가족 치료를 통해 눈에 띄게 호전되었으나 나중에 재발했다. 소년이 다시 또래들과 어울리려고 시도했을 때는 이미 손상된 사회적 기능이 재앙을 몰고 왔다. 어머니는 다시 예전처럼 '조장자' 역할로 돌아갔다. 늘 그렇듯, 가족이 문제였다.

　아파트 문을 열 때 너무 시끄러운 소리를 낸다는 이웃들의 불평을 들은 한 여성은 어쩔 수 없이 도움을 구하러 핸드 박사를 찾아왔다. 여자는 이웃을 진정시키는 방법을 알고 싶어서 왔을 뿐이라고 설명하며 치료 과정에서 성경 번역에 매달리고 있다고 이야기했다. 여자는 정상적인 사회적 교류를 멀리하고 싶어서 젊은 나이에 수도원에 들어갔다. 상속받은 재산 중 상당액을 수도사들에게 주었는데, 1년 뒤 환멸을 느끼고 수도원을 떠날 때 돈을 돌려받지 못했다. 얼마 뒤, 성경을 번역하기 시작했다. 자신에게 못되게 군 수도사들이 윤리 지침으로 삼은 게 기존 번역본이었기 때문에 교황에게 기존 번역본이 모두 잘못된 것임을 증명할 생각이었다. 그는 자기에게 주어진 유일한 사명이 성경 번역이라 여겼다. 시간제 비서로 일하며 아파트에서 수녀처럼 살면서 성경을 번역하고 또 번역해서 번역본을 교황에게 보냈다. 그러나 강박행동은 그를 배신했다. 수도사들에게 복수하기는커녕, 그 기괴한 행동이 외로운 삶의 유일한 목적이 되었다.

함께 용서하기

그러나 가족이 함께 노력하면 놀라운 일이 생길 수도 있다. 한 환자는 남편의 도움으로 나아졌다고 고백했다. "우리는 함께, 내 강박장애를 용서했어요."

칼에 관한 폭력적인 생각에 시달리던 라라는 강박사고가 떠오르면 자기 안으로 침잠하는 경향이 있다고 고백했다. 조용해지고, 시무룩해지고, 슬퍼진다고 했다. 그러면 남편은 이렇게 말했다. "여보, 생각 그만해. 당신 머릿속에서 바퀴가 굴러가는 게 보여. 그 바퀴를 멈춰야 해." 남편이 이렇게 '재명명'을 해주면, 현실로 되돌아오는 데 도움이 됐다. 남편도 많이 속상해했는데, 그 이유는 강박장애가 라라에게 너무 많은 고통을 주기 때문이었다. 남편은 라라를 보호하려고 애쓴다. "텔레비전에 비행기 추락 같은 끔찍한 사고 장면이 나오면, 남편은 내가 그런 비극적인 사건에 쉽게 휘둘린다는 걸 아니까 '볼 필요 없어. 안 그래도 비행을 두려워하잖아'라고 말해요." 그렇게 현실 검증이 또 한 번 이루어진다. 라라는 남편이 자기를 배려하고 이해해준다는 사실을 실감했고, 남편은 아내가 강박장애 증상을 보여도 겁먹지 않으려고 노력한다. 하지만 강박장애는 때때로 설명하기 어려운 방식으로 라라를 겁준다. 라라와 남편은 아기를 입양하는 문제를 놓고 이야기를 나눴다. 그런데 라라는 입양한 아기, 물론 아직 이름도 얼굴도 모르는 그 아기를 자기가 해칠지도 모른다는 강박사고에 시달렸다. "아이가 사고를 당하거나 병에 걸리거나 납치되거나 죽는 등 위험에 처할 거라는 생각에 갉아먹히고 잡아 뜯기고 찢기는 느낌이 들었어요."

결국, 입양은 보류할 수밖에 없었다.

어린 딸을 죽일지도 모른다는 강박사고에 시달리던 카를라는 결혼 생활에서 친밀감 문제로 어려움을 겪었다. "친밀감은 내 머릿속을 떠도는 생각들 맨 끝줄에 있었어요. 강박장애가 하루 24시간을 몽땅 잡아먹으니까, 다른 건 생각할 겨를이 없었어요. 어떻게든 살아남으려고, 살아남아서 사람 구실이라도 하려고 애쓰는 게 일과였죠. 우리 관계를 이해하는 게 남편에게는 무척 어려웠을 거예요. 어쩌다 내가 그렇게 변했는지 이해하기 힘들었겠죠." 강박장애를 앓기 전까지 카를라는 직장 일부터 자원봉사 활동, 노쇠한 부모님을 돌보는 일까지 모든 일을 척척 해내는 원더우먼이었다. 그러나 강박장애가 생기면서부터는 어떤 일도 효율적으로 처리할 수 없었고, 그래서 좌절했다. 카를라의 좌절감은 남편에게도 일정 부분 전가되었다. 결혼 후 14년 동안 카를라가 늘 모든 일을 알아서 책임져왔으므로 남편에게는 이 모든 상황이 당혹스러웠다. 이제, 카를라는 자신을 돌보기 위해 일을 쉬어야 했고, 남편은 그 상황에 적응을 못했다. "불행하게도, 나는 내게 일어나는 일을 해결할 시간이 없었어요. 남편에게 일어나는 일도 마찬가지였고요. 내 머릿속에서 무슨 일이 벌어지고 있는지 남편에게 말하지도 못했어요. 상세히 말하자니, 너무 무서웠거든요."

강박장애 환자가 4단계 치료법을 실천할 수 있게 돕는 가장 좋은 방법은 지지해주고 이해해주고 다정하게 대해주고 인내해주고 격려해주는 것이다. 오냐오냐하면서 제멋대로 하게 놔두는 건 전혀 도움이 되지 않는다. 무엇보다 힘을 북돋아주는 게 필수다. 조금이라도 나아지면 알아채고 인정해줘야 한다. 강박장애 환자에게는 스스로에게 좋은 감정을 느끼는 경험이 필요하다. 화가 나서 비난을 쏟아붓는 건 금물이다. 강박장애 환자들은 이미 자기 자신에 대해 충분히 비판적이다. 하루빨리 호전되길 바라는 마음에 다그쳐서도 안 된다. 목표는 몇 번의 큰 도약을 통해 이루어지는 게 아니다. 작은 걸음으로 꾸준히 걸어가야 목표에 다다를 수 있다. 물론, 가족들에게도 지치고 인내심이 바닥나서 자기만의 시간이 필요할 때가 있을 것이다. 그래도 괜찮다. 죄책감 느낄 필요 없다. 사실, 강박장애 환자가 나서서 가족들이 각자 자기만의 시간을 갖도록 격려해야 한다.

손 씻는 강박에 시달리던 잭과 그의 아내는 잭이 도움을 청하기 전 결혼 생활에서 몇 가지 어려움을 겪었다. 아내와 딸은 "손 씻었어?"라고 끊임없이 묻는 잭에게 진저리를 쳤다. 잭도 이제는 그 마음을 이해한다. "자기에게 계속 더럽다고 말하는 것 같았겠죠." 강박장애 때문에 비뚤어진 잭은 아내가 차려준 음식이 오염되었다는 생각을 떨치지 못했고, 그 때문에 미치기 일보 직전이었다. 그렇지만 잭은 아내에게 손 씻었냐고 묻는 것을 억지로 그만두었다. "여전히 괴로웠지만, 계속했다가는 더 큰 재앙이 닥치리라 생각했어요. 아내가 내 곁을 떠날 수도 있으니까요." 이런 통찰은 4단계 치료법을 실천하도록 의욕을 북돋는 역할을 한다.

치료 과정에서 잭은 자기가 어떻게 호전되고 있는지 가족들이 알아채지 못하는 것 같고, 강박장애가 당장 사라지기를 바라는 것 같아 좌절감을 느낀다고 토로했다. 아내는 "당신이 무얼 하는지, 왜 그렇게 하는지 알아. 아는데도 당신의 그런 행동 때문에 미치겠어"라고 말했다. 진단을 받기 전에, 아내는 잭에게 손 씻는 행동을 멈추지 않으면 손이 떨어져 나가고 말 거라고 화를 내면서도 남편이 조금 이상하다고 생각했다. 잭은 웃으며 이렇게 말했다. "일단 진단을 받고 이 증상에 이름이 생기면, 사람들은 내가 하는 행동에 내가 괴로울 수 있다는 사실을 알게 돼요. 전에는 도대체 무슨 일이 일어나고 있는지도 몰랐고, 알고 싶어하지도 않았죠." 잭은 이렇게 물었다. "깨어 있는 내내 나를 바꾸고 싶어하는 사람과 함께 사는 기분이 어떨지 상상이 가세요? '대체 왜 그러는 거야?' '화장실에서 뭐 해?' '왜 또 씻는 건데?' 그런 말이 나를 미치게 했어요. 그러다 얼마 후 아내는 내가 전문적인 도움을 받고 있다는 듯한 태도를 보이면서, 그런 말을 조금 덜 했어요. 한번은 울면서 '내가 도울 수 있었으면 좋겠어'라고 말하더군요. 나는 아내에게 내 강박장애를 참을 수 없어 하고 나를 받아주려고 하지 않으면, 강박장애가 더 심해질 뿐이라고 말했어요." 물론, 가족들이 강박장애를 '참을 수 없어 하는' 방식에도 더 나은 방식과 더 나쁜 방식이 있다.

잭의 아내는 함께 그룹 치료를 받으러 가지 않겠다고 선을 그었다. 아내는 "당신이 하는 짓을 똑같이 하는 사람들을 내가 보러 가고 싶겠어?"라고 말했다. 잭은 아내에게 강요하지 않았다. "살짝 겁이 났던 것도 같아요. 전에는 내가 하는 행동이 내 기벽이라고 생각했는데 갑자기 정신 질환이라고 하니까, 아내는 그 문제를 생각하고 싶지 않았을 거예요."

캐런은 강박장애가 심할 때면 우울하고 긴장되고 절망스러워서 극도로 짜증을 냈다고 털어놓았다. "남편은 내게 쌍소리를 퍼부었어요. 그러면 나는 화가 치밀었죠. 남편까지 보태지 않아도 이미 너무 괴로웠으니까요. 그래서 이렇게 대꾸했어요. '당신도 강박장애를 좀 알아야 해. 당신 가족 중에 강박장애 환자가 있으니까.'" 싸움은 격해졌고 성생활은 위축되었다. 치료 과정에서 캐런은 남편도 강박장애를 앓고 있다는 사실을 알게 되었다. 수년 동안 집에 물건을 쌓아 놓는데도 용인한 이유가 그제야 이해되었다.

두 사람은 쓸모없는 쓰레기를 수집하는 이 우스꽝스러운 의식을 함께 수행하는 일종의 공모자였다. 따라서 현실을 직시할 수 없었고, 상황은 터무니없을 정도로 비극적인 위기를 향해 흘러갔다. 옛 친구들이 타지에서 찾아왔는데도 집 안에 들이지 못하고 마당에 서서 이야기를 나눴다. 캐나다에 사는 친구들이 온다고 전화했을 때도 캐런과 남편은 캐런의 어머니 집으로 친구들을 불렀다. 그런데도 캐런은 친구들이 불쑥 현관 앞에 나타날까봐 겁이 났다. "집에서 몇 블록 떨어진 곳에 차를 주차해야 한다는 강박을 느꼈어요. 그래야 친구들이 우리가 집에 없다고 생각할 테니까요.

혹시 불빛을 보고 우리가 집에 있는 걸 알아채고 들어오려고 할까 봐 어두워지면 바로 잠자리에 들었죠."

바버라의 남편은 아내의 확인 강박을 이해하기 어려웠지만, 그래도 사랑하고 이해했다. 하지만 퇴근하고 집에 온 바버라가 아침에 차를 몰고 출근하다가 누군가를 친 것 같은 끔찍한 느낌이 들었다고 말하자 결국 인내심이 바닥났다. "남편에게는 그게 마지막 결정타였어요. 너무 어처구니없고, 너무 기괴하고, 현실과 완전히 동떨어진 일이었던 거죠. 그 일은 남편에게 엄청난 충격을 주었고, 남편을 벼랑 끝으로 내몰았어요." 바버라는 그것이 강박장애가 쓰는 더러운 속임수 중 하나일 뿐이라는 사실을 이해했지만, 남편은 이해하지 못했다. 남편은 갑자기 폭발해서 버럭 소리쳤다. "차로 누군가를 쳤다면, '쿵' 하는 소리가 들렸을 거야. 길에 널브러진 시체가 보였을 거고." 바버라는 남편의 과잉 반응에 깜짝 놀랐다. "형태가 어떻든, 나는 그게 그동안 내게 일어나고 있던 일과 같은 거란 걸 알고 있었어요." 얼마 지나지 않아 바버라는 자신과 같은 증상을 보이는 중증 강박장애 환자에 관한 기사를 신문에서 읽었다. 마침내, 바버라는 자기 병의 정체를 알게 되었다.

바버라가 자기 주도 행동 치료를 진행하는 동안 남편은 자신의 역할을 잘 수행했다. 바버라가 완전히 지쳐서 나가떨어지지 않는 한 아내 대신 '확인'해주지 않았다. 지친 아내를 대신해 확인할 때는 "확인!"이라고 외치며 장난을 치기도 했다. 사실, 이것은 재명명의 한 형태다. 바버라는 이렇게 말했다. "남편은 자기가 나를 고칠 수 없다는 걸 알고 있어요. 그래서 과도하게 관여하지 않죠. 놀랍도록 관대하고 적응을 잘하는 보통 사람이에요. 만약 내가 나처럼 역기능 가정의 온갖 문제를 안고 있는 사람과 결혼했다면, 그야말로 재앙이었을 거예요. 남편은 내 강박장애뿐만 아니라 다른 문제와도 씨름해야 했어요. 내가 알코올중독자였거든요. 알코올 의존증에서 벗어나야 했죠. 자존감 문제도 심각했어요. 강박장애를 앓기 전에도 어깨에 올려진 짐이 많았죠." 경증 강박장애를 앓던 어머니도 바버라가 어깨에 진 짐 중 하나였다. 어머니는 집을 나서기 전에 가스레인지를 껐는지 한 번 더 확인하라고 딸을 다시 집 안으로 들여보내곤 했다. 바버라는 그때 일을 이렇게 회상했다. "주방에는 들어가지도 않았어요. 현관에서 돌아 나와 '어, 엄마, 꺼져 있어'라고 말했죠." 아이러니하게도, 몇 년 뒤 바버라는 남편에게 가스레인지가 꺼져 있는지 확인해달라고 부탁하고 있었다.

요즘 바버라의 증상은 아주 경미하고 잘 통제되고 있다. 그리고 최악의 상황이 닥친다 해도 남편이 항상 옆에 있다. "나는 남편 옆에서 짐을 내려놓고 쉴 수 있었어요. 남편은 내 기분이 나아질 때까지 참을성 있게 옆에 앉아서 말을 걸었죠." 가끔 불평도 했다. "당신은 세상과 단절되어 있어. 집에만 틀어박혀 있지. 세상일에 참여하지도 않고 사람들과 어울리지도 않아. 이렇게 고립된 채 살아도 괜찮은가봐." 사실이다. 바버라는 때때로 주말 내내 침대에 누워 지낸다. 남편이 들어와 바버라와 어울릴 때도 있지만, 그러지 않을 때도 있다. 바버라는 아기를 낳은 뒤 직장을 그만두었다. 덕분에 스트레스를 덜 받게 되었고, 이제 사회적 교류도 시작하고 외부 세계에도 더 관심을 기울이고 있다.

'15분 규칙'은 가족들과 강박장애 환자가 원활히 소통할 수 있게 돕는 꽤 유용한 도구다. 가족들이 따뜻하게 대하며 격려하듯 말하고 치료 차원에서 접근하기만 한다면, 강박장애 환자는 15분이 지난 뒤에 그 상황을 재평가하기 쉽다. 이를테면, 이런 식으로 말하면 도움이 된다. "15분만 기다리자. 지금은 당신이 부탁해도 안 할 거야. 15분 뒤에 할게. 지금 강박장애가 정말로 당신을 괴롭히고 있다는 거 알아. 그래도 딱 15분만 기다리고, 어떻게 되는지 보자." 다시 말하지만, 이런 말은 호의를 가지고 해야 한다. 그렇지 않으면 상황을 악화시킬 뿐이다.

다그치지도 말고 재촉하지도 마라

강박장애 환자는 다년간의 연습으로 자기에게 이득이 될 때 자기 병을 영리하게 숨길 줄 안다. 몇 달 동안 친밀한 관계를 유지했지만, 파트너에게 정신 질환이 있다고 의심할 이유가 전혀 없었다고 호소하는 사람들이 많다. 어쩌면 몇 가지 기이한 행동을 보고도 조금 유별난 것뿐이라고 무시하고 합리화했을 수도 있다. 도밍고의 전 여자친구 캐시는 사귀고 얼마 안 됐을 무렵 강박장애 때문에 그의 상태가 얼마나 안 좋았는지 들려주었다. 캐시는 강박장애에 관해 아는 게 거의 없었고 어떻게 해야 하는지도 몰랐다. "당황해서 '오 맙소사, 오 맙소사'만 연발했어요. 무슨 주문을 외워야 남자친구를 거기서 빼낼 수 있는지 몰랐어요. 남자친구 화만 돋우는 잘못된 말만 했죠." 때때로 도밍고는 "벌거벗고 내 앞에 서 있지 그랬어? 그랬으면 내가 다른 생각을 어떻게 하겠어"라는 식으로 문제를 가볍게 넘기려 했다. 강박장애가 심해질 때면 캐시는 남자친구를 거기서 빼내기 위해 무엇이든 할 의향이 있었지만, "옆에서 폭탄이나 터뜨릴 뿐 아무 도움이 되지 않았어요"라고 말했다.

캐시는 웃음을 터뜨리며 이렇게 덧붙였다. "재밌는 건 우리가 키우는 개도 똑같이 '불안 행동'을 한다는 거예요. 반려동물이 주인 성격을 어떻게 익히는지 혹시 아세요? 음, 아무튼 이상해요. 우리 개는 정말 딱 달라붙어요. 항상 우리 옆에 붙어 있어야 하죠. 우리가 괴물을 만들었어요. 우리가 외출해야 해서 혼자 집에 있어야 하면, 호흡이 이상해져요. 핥기 시작하고 진짜 얼빠진 표정을 지어요. 그 모습을 보면 불안해하던 남자친구가 떠올라요. 그래서 도밍고에게 '너희 둘, 진짜 똑같다'라고 말하죠." 그러나 강박장애 환자가 키우는 개가 강박장애를 앓는다는 임상 증거는 아직 없다.

강박장애 환자들은 여행에 정신적으로 큰 충격을 받기도 한다. 늘 반복하던 일상에 균열이 생기기 때문이다. 특히, 오염 강박이 있는 사람은 여행에 거부감을 보이는 경우가 많다. 여행을 간다는 건 공중화장실을 사용하고 낯선 사람이 잤던 침대에서 자야 한다는 뜻이다. 도밍고는 500달러짜리 산악자전거를 사서 마음에 들게 고치기까지 했지만, 캐시가 산에 가서 하루 자고 오자고 제안하자 내켜 하지 않았다. 실제로 캐시가 남자친구와 자전거를 모두 문밖으로 질질 끌고 나가야 했다. 도밍고는 그때를 떠올리며 이렇게 말했다. "자전거에 흠집이 날까봐 두려웠어요. 그런데 재밌는 건 막상 산에 갔더니, 갑자기 그 자전거가 내 자전거가 아닌 거예요. 네, 갑자기요. 그래서 즐겁게 탈 수 있었어요. 망가지든 흠집이 나든 상관없었어요. 강박장애란 놈은 참 괴상해요."

도밍고와 캐시는 사귀는 동안 함께 살았지만, 각자 침실이 있었다. 캐시는 남자친구 방을 '능陵'이라 부르며 놀렸다. 귀중한 예술품을 가지런하게 정리해두는 공간이었다. 어떤 물건도 위치가 바뀌면 안 된다는 걸 캐시는 잘 알고 있었다. "내가 남자친구 물건을 청소하기라도 하면, 소스라치게 놀랐어요. 바로 가서 손상되지 않았는지 확인했죠. 그리고 남자친구 옷은 빨지 않았어요. 내가 빨래에 소질이 없거든요. 내가 빨면 표백제 얼룩이 남곤 하는데, 그런 얼룩에 아주 질겁했어요."

캐시는 삶에 변화나 지장이 생기는 걸 싫어하는 남자친구의 성향에 예상치 못한 부수적 이점이 있다는 사실을 알게 되었다. "만약 강박장애가 없었다면, 아마도 여자친구가 열 명은 되었을 거예요. 천성적으로 매우 난잡한 사람이거든요. 그런데 강박장애 때문에 바람을 안 피워요. 아무래도 라틴계잖아요? 만약 바람을 피우고 싶으면, 나한테 말해야 할 거예요. 오염 강박이 있으니까요. 혹시라도 다른 사람을 만졌다면, 나한테 말했을 거예요." 도밍고도 캐시 말이 옳다고 인정했다. "무언가 혹은 누군가에게 익숙해지면 불안감이 차츰 줄어들어요. 새로운 사람을 만나면, 처음부터 다시 시작해야 하죠. 강박장애가 있는 사람들은 익숙한 걸 좋아하죠." 익숙함은 안정감을 안겨주는 법이다.

캐시는 우리가 운영하는 가족 지원 그룹에 참여해서 다른 강박장애 환자들의 부모와 가족을 만났다. 그들 중 많은 이가 강박장애 때문에 지옥 같은 삶을 살고 있었다. 캐시는 이렇게 기억했다. "그들 중 많은 사람이 도밍고 같은 남자랑 왜 같이 사는지 의아해했어요. 선택의 여지가 없는 것도 아닌데, 왜 그런 남자를 만나는지 이해하지 못했죠. 내가 그 사람 형제로 태어난 것도 아니고, 그 사람 부모도 아닌데, 대체 왜 그러냐고요." 강박장애랑 상관없이 도밍고에게는 높이 평가할 만한 장점이 많다는 게 캐시의 대답이었다.

두 사람에게 힘든 시기가 없었던 건 아니다. 강박장애 증상이 나타나는 걸 봤을 때 캐시는 본능적으로 도밍고 곁을 떠나고 싶었다. 다 그만두고 싶었다. "이랬던 것 같아요. '오, 맙소사. 여기서 나가야 해. 나는 감당 못해. 남은 인생을 어떻게 이러고 살아?'" 하지만 캐시는 내게 자기가 어떤 역할을 해야 하느냐고 물었고, 나는 캐시에게 도밍고와 함께하기로 결정했다면 관심을 가지고 치료에 동참해야 한다고 말했다.

5년 뒤, 도밍고와 캐시는 강박장애가 아니라 다른 이유로 헤어졌다. 도밍고에게는 끔찍한 시간이었고, 치료 도중에 재발했다. 도밍고는 그 이유를 이렇게 설명했다. "사람과 상황에 굉장히 빨리 적응해요. 그 패턴이 깨지면, 평화도 깨지죠. 마음의 평화를 되찾으려면, 조금 힘겹게 싸워야 해요." 도밍고는 캐시와 헤어지고 만난 여성과 최근에 결혼했다. 아이러니하게도, 도밍고는 캐시가 계속 먹으라고 조르던 체중 증량 보조제를 사러 건강 식품점에 갔다가 지금의 아내를 만났다. 아내는 처음 만났을 때 도밍고에게 뭔가 다른 '흥미로운' 무언가가 있다고 느꼈다며 나중에 고백했다. 저녁을 먹으면서 자신의 강박장애에 관해 모두 털어놓았다. 아내는 강박장애에 관해 들어본 적도 없었고 실제로 이해하지도 못했지만, 차차 배워가고 있다. 도밍고는 이렇게 말했다. "절대 다그치거나 재촉하지 말아요. 다그치거나 재촉하면, 내가 공격적으로 나올 거예요. '서둘러!'라는 말도 하지 말아요. 그 말은 내 나쁜 면을 끄집어내거든요. 사람들이 내가 어떤 일을 겪고 있는지 이해하지 못해서 재촉할 때면 정말 화가 나요." 양말을 신거나 샤워를 하는 등의 간단한 일을 하는 데도 왜 그렇게 오래 걸리는지 사람들은 이해하지 못한다. 도밍고는 반추反芻(본래는 어떤 일을 되풀이하여 음미하거나 생각하는 것을 의미하는 가치중립적인 용어이지만, 심리학에서는 흔히 '자기 반추'라 하며 잘못된 행동이나 부정적인 상황을 계속 되새김질하고 곱씹는 것을 가리킨다—옮긴이)하다 길을 잃곤 한다. 바지에 묻은 케첩 얼룩을 보면 그게 피라는 생각에 매달리고, 피가 아니라 케첩일 뿐이라는 걸 이해할 때까지 얼룩을 빤히 쳐다본다.

"재촉하지 말라"는 말은 강박장애 증상으로 어려움을 겪는 사람과 함께 사는 모든 이가 귀담아들어야 할 훌륭한 조언이다.

질과 두 딸

큰딸 에리카가 열한 살이던 해, 질의 가장 친한 친구가 자동차 사고로 사망했다. 질은 큰 충격을 받았다. 두 사람은 부동산 사무실에서 같이 일했고, 종종 저녁을 함께 먹으며 비밀을 터놓던 사이였다. 하지만 질은 친구 메릴린의 시신을 확인하러 영안실에 갈 수 없었다. 추모식에도 참석하지 않았다. 안 간 게 아니라 갈 수 없었다. 만약 갔다면, 질의 모든 세계가 '오염'되었을 테니까.

메릴린이 죽던 날, 질이 집에 돌아왔을 때 큰딸 에리카와 여덟 살 트레이시가 문 앞에서 기다리고 있었다. "울고 있었어요. 저도 그랬고요. 아이들이 나를 껴안으려고 손을 뻗을 때 소리쳤어요. '엄마한테서 떨어져. 엄마, 더러워.'" 질은 옷을 벗고 곧장 샤워하러 들어갔다.

그리고 몇 주간 집에만 있었다. "메릴린과 함께 갔던 곳은 어디도 갈 수가 없었어요. 오염됐으니까요." 관을 열어놓고 치른, 남자친구의 친한 친구 장례식에 가야 했던 십대 때부터 25년 넘게, 질은 '죽음' 및 '죽어감'과 관련된 오염 공포에 시달렸다. 진단을 받기까지는 수년이 걸렸지만 질은 중증 강박장애를 앓고 있었다.

메릴린의 장례식 날, 생각지도 못한 일이 일어났다. 질이 메릴린을 잃고 큰 충격을 받았다는 걸 알고 친구들이 과일 바구니를 들고 찾아온 것이다. 질은 창밖을 훔쳐보다 밖에 친구들이 서 있는 것을 보고 에리카와 트레이시에게 절대 문을 열어주지 말라고 말했다. 그 친구들은 검시관의 요청으로 메릴린의 시신을 확인한 사람들이었다. 그 말은 그들이 오염되었다는 뜻이었고 당연히 그들이 들고 온 과일 바구니도 오염되었을 터였다. 그들을 집 안에 들이면, 질과 두 딸과 집까지 오염되는 것이었다.

"소름 끼쳤어요"라고 질은 말했다. "거기 서서 '받을 수 없어, 못 받아, 못 받아!'라고 말하는 것 말고는 내가 할 수 있는 일이 없었어요. 하지만 받고 싶었고, 그래서 결국 에리카에게 문을 열라고 했어요. 문을 열고 바구니를 받아서 욕실로 가져간 다음 욕조에 들어가 서 있으라고 했죠. 친구들은 돌아갔고 에리카는 과일 바구니를 들고 욕조 안에 서 있었어요. 그 상황에서 내가 어떻게 해야 할지 모르겠더라고요. 에리카도 오염되었고 바구니도 오염되었으니까요."

질을 현실로 돌아오게 한 사람은 에리카였다. 에리카는 엄마에게 소리쳤다. "엄마, 메릴린 아줌마를 씻어내서 하수구에 흘려보낼 방법 같은 건 없어!"

질은 에리카에게 바구니를 냉장고 위에 올려놓으라고 했다. 그곳에 두면 눈에는 보여도 만질 수는 없으니까. 그런 다음 에리카에게 샤워를 오랫동안 하라고 했다. 바구니만 냉장고 위에 오래

올려두고, 과일은 버렸다. 하지만 에리카와 트레이시는 아직도 그 날을 기억한다. 트레이시는 최근에 질이 그 이야기를 하는 것을 들었다. 트레이시는 이제 스물두 살이다. 자신과 언니가 클 때 어머니가 자기들에게 한 짓 때문에 느꼈던 분노를 지난 몇 년 사이에 겨우 떨쳐냈다. 이상한 청소 의식, '더럽지 않은' 곳을 찾아 이 도시에서 저 도시로, 이 주에서 저 주로 이사 다니던 일, 친구들을 집에 들일 수 없는 이유를 설명하려고 애쓰며 당혹감을 느꼈던 일에 대한 분노를 떨쳐내기까지 무척 오랜 시간이 걸렸다.

질은 겨우 열여덟 살에 결혼했고, 스무 살에 두 아이의 엄마가 되었다. 그리고 몇 년 뒤 남편과 이혼했다. 스트레스가 차곡차곡 쌓였다. 미혼모였고, 일자리를 잃지 않으려고 안간힘을 썼고, 병에 걸렸다. 무슨 병인지는 몰랐지만 자기가 정상이 아니라는 건 알고 있었다. 친척들을 집에 들이지 않고 현관문 너머로 이야기하고, 할아버지가 정육점을 운영하고 피를 만진다는 이유로 두 딸에게 뽀뽀하지 못하게 막는 행동이 정상은 아니었다. 서글프고 우울했던 질은 식료품을 사거나 두 딸을 어딘가에 태워다주는 일 외에는 몇 달간 집 밖으로 나가지 않았다.

질은 16년 동안 어머니, 아버지, 형제자매들과도 모든 연락을 끊었다. 그들이 오염되었다고 여겼다. 그러니 전화로도 그들과 대화할 수 없었다. 질, 에리카, 트레이시는 온 동네와 온 마을이 오염되었다는 이유로 이사를 반복했다.

트레이시는 옛일을 떠올리며 이제야 겨우 웃을 수 있게 되었다. "항상 벽장이 두 개인 집을 구해야 했어요." 질은 두 딸이 학교, 즉 오염되었을지도 모르는 장소를 오가게 되자 옷장 하나를 '더러운 벽장'으로 지정해 따로 구분했다. 그리고 자신들과 집을 '깨끗하게' 지키는 의식 절차를 만들어냈다. 학교에서 돌아오면, 질이 문을 열어줘야 들어올 수 있었고 두 딸은 문손잡이를 만질 수 없었다. 집에 들어오면 '더러운 벽장'까지 까치발로 살금살금 걸어가야 했다. 그리고 그 벽장 안에 옷과 책가방을 벗어 던졌다. 그다음에는 까치발로 욕실에 들어가서 샤워했다. 숙제가 있는 날에는 절차가 조금 더 복잡했다. '더러운 벽장' 안에 들어가 앉아서 벽장 문을 열어놓고 숙제를 해야 했다. 그러고 나서야 샤워를 할 수 있었다. 물론, 질은 '더러운 벽장' 근처에는 얼씬도 하지 않았다. 트레이시의 기억에 따르면, 숙제하다가 용변을 보러 가야 할 때는 (욕실을 깨끗하게 지키기 위해) 샤워를 먼저 하고, 벽장으로 돌아가서 숙제를 끝낸 다음, 다시 샤워를 해야 했다.

에리카와 트레이시는 사립 학교에 다녔는데 재정 상황이 빠듯해지면서 1년 동안 학업을 중단해야 했다. 질은 항상 진퇴양난에 처해 있었다. "병이 심해지면 청소하느라 시간을 다 써서 일할 시간이 없었어요. 일을 못 하니 집세를 못 냈고, 그래서 이사를 자주 다녔어요."

아주 어렸을 때 에리카와 트레이시는 생각했다. "음, 글쎄, 다른 사람들도 다 그럴걸." 하지만 둘은 나중에 친구들에게 어머니의 특이한 행동을 설명하느라 진땀을 뺐다. 두 사람은 친구들을 집 안에 들이는 법이 없었고, 친구들은 그 점을 의아해했다. 트레이시는 당시 상황을 이렇게 기억했다. "엄마는 사람들에게 이런저런 핑계를 대는 법을 우리에게 가르쳐주었어요. 그 때문에 너무 괴로웠죠. '또래 문제' 아시죠? 친구들은 '어째서 너희 엄마는 오늘 밤 우리를 스케이트장에 데려가실 수 없는 건데?'라고 물었어요." 그러면 트레이시는 "음, 그렇게 할 수 없으니까"라고 중얼거리곤 했다.

트레이시가 3학년이 되었을 때는 학교 전체가 '오염'되었다고 여겼다. 만약 트레이시나 에리카가 교장실에 갈 일이 생기면, 그것은 일종의 '이중 오염'이었다. 트레이시의 말을 들어보자. "교장 선생님을 만나러 가야 한다는 걸 알았을 때가 기억나요. 그 학교는 가톨릭 학교였고, 당시에 나는 신앙심이 정말 깊었어요. 그래서 교장실로 불려가지 않게 해달라고 기도했어요. 교장실에 가게 되면, 어처구니없는 의식을 추가로 치러야 한다는 걸 알고 있었으니까요." 교장실에 들어간다는 건 방과 후 집에 돌아왔을 때 샤워를 두 번 또는 네 번 해야 한다는 뜻이었다. 횟수는 항상 짝수여야 했다.

트레이시는 사소한 거짓말을 하기 시작했다. 질이 추궁하면 교장실에 다녀왔어도 간 적이 없다고 말했다. 때로는 '더러운 벽장'에서 교과서를 몰래 꺼내 와 침실에 가서 공부했다.

두 딸이 거짓말을 하고 있다는 사실을 알았을 당시를 질은 이렇게 회상했다. "분노가 치밀었어요. 이제, 모든 것이 더러워진 거죠. 아이들이 실제로 어디에 갔었는지, 그곳에 가서 무엇을 만졌는지 전혀 알 수 없었으니까요. 온몸이 가렵고 과호흡이 왔어요."

9학년 때, 트레이시는 침묵을 깨고 제일 친한 친구에게 자기 엄마가 했던 이상한 행동들에 관해 이야기했다. "마침내 누군가에게 이야기한 것, 그게 저한테는 돌파구였어요." 그 친구는 그 이야기를 다른 아이들에게 전했다. 학교에서 친구들은 곧 이런 농담을 했다. "정말 멋지다, 얘. 나도 너희 집에 가서 너랑 같이 벽장에 들어가 있어도 될까?" 트레이시는 그런 농담이 조금도 재밌지 않았다.

두 딸은 어머니의 강박장애를 싫어했지만, 자기들에게 유리하게 강박장애를 이용하는 법을 익혔다. 트레이시의 말이다. "언니와 나는 엄마에게 '우리 친구들을 집에 못 오게 할 거면, 우리가 외출할 수 있게 돈을 줘'라고 말했어요." 에리카와 트레이시는 아기를 돌보며 돈을 벌 수도 없었다. 아기나 아기 가족이 오염되었을 수도 있다면서 엄마가 허락하지 않았기 때문이다. 질은 재정적으로 어려움을 겪고 있었지만, 두 딸이 원하는 것은 어떻게든 마련해주었다.

물론 질의 오염 강박에는 논리가 전혀 없었고, 그래서 두 딸은 너무도 혼란스러웠다. 트레이시는 이렇게 말했다. "언니와 나는 시간 날 때마다 엄마에게 질문하곤 했어요. '그럼, 왜 이건 지금은 더럽고 그 전에는 더럽지 않았던 건데?'" 만약 '오염된' 사람이 전화를 걸면, 질은 싱크대에 수북이 쌓인 더러운 접시들은 그대로 둔 채 전화기를 벽에 문지르느라 몇 시간을 허비했다. "아이들을 정말 화나게 한 건 그거였어요. 나는 가끔 세탁할 필요가 없도록 먼저 옷을 전부 벗곤 했어요. 집에 온 아이들은 종이 타월과 소독용 알코올 병을 들고 벌거벗은 채 서 있는 나를 보았죠. 괴상했겠죠. 아이들은 '엄마, 엄만 알코올중독자야'라고 화를 냈어요. 물론, 아이들이 내게 화를 내면 나도 화가 났어요. 자식들이 엄마를 부끄러워하면, 그것만큼 끔찍한 일이 없죠."

"엄마가 싫었어요." 트레이시의 말이다. "항상 엄마한테 그렇게 말했어요. '나는 엄마가 싫어. 내게 이런 일을 시키는 엄마가 정말 싫어.' 강박장애는 내 인생 전체에 영향을 끼쳤어요. 사람들에게 한 거짓말, 내가 겪은 갈등, 사소한 것 하나까지 전부 다요. 엄마가 샤워를 네 번 하라고 시키면, 나는 나 스스로에게 이렇게 말했어요. '내가 지금 이걸 하는 건 엄마를 사랑하기 때문이야.' 그러고는 엄마를 미워했어요. 지금도 그래요. 매서운 말로 엄마 맘을 상하게 하죠. 너무 화가 나요. 하지만 난 엄마를 사랑해요. 엄마 맘을 아프게 하고 싶지 않아요."

어느 날 밤에 한번은 장난삼아 친구와 함께 묘지에서 놀기로 했다. 늘 그렇듯, 어디에 있다 왔느냐고 엄마가 묻자, 트레이시는 솔직하게 말했다. 몇 주 동안, 질은 그 생각에 골몰했다. 묘지, 죽음, 오염. 나중에 질이 외출한 틈에 친구가 집에 왔을 때 트레이시는 차라리 거짓말을 해야 했다는 걸 깨달았다. 집을 다시 깨끗하게 만들 수 있을 만큼의 알코올을 구하는 건 불가능했다. "우리는 시내로 나가 알코올을 상자째 샀어요. 셋, 넷, 다섯, 아마 다섯 상자쯤 샀을 거예요. 엄마는 청소 외에 다른 일은 안 했어요. 오로지 청소만 했죠."

상황은 걷잡을 수 없게 되었고, 에리카와 트레이시는 진저리를 쳤다. '대폭발'이 일어났을 때 트레이시는 열여섯 살이었고 세 사람은 노스캐롤라이나에서 살고 있었다. 에리카는 트레이시와 함께 지난 몇 년 동안 엄마가 하지 말라는 일은 하고 하라는 일은 하지 않으면서 거짓말을 해왔다고 질에게 정면으로 맞섰다. "엄마에게 말했어요. '더는 이렇게 못 살아. 우린 이제 이렇게 안 살 거야'라고요." 그리고 두 사람은 집을 나와 학교 친구들의 집에서 함께 지냈다. 질은 엄청난 충격을 받았다. 자기를 배신한 게 사실이라면 두 딸과 함께 살 수 없다는 걸 알고 있었지만, 당시는 병이 너무 깊어서 자기가 두 딸에게 무슨 짓을 했는지 제대로 이해하지 못했다. 열아홉 살이었던 에리카는 집에 돌아오지 않았다. 에리카는 트레이시와 함께 아파트를 얻었지만, 트레이시는 얼마 후 집으로 돌아왔다. "엄마가 보고 싶었어요. 엄마를 사랑했어요. 엄마가 안쓰러웠어요. 엄마가 상처받고 있다는 걸 알았죠."

트레이시가 집에 돌아오자 대규모 소독 작업이 시작되었다. 트레이시는 이제 아주 심하게 오염된 상태였고 질은 집 곳곳을 '알코올했다.' "결국에는 고양이까지 소독했어요"라고 질은 당시 일을 떠올렸다. 트레이시는 이렇게 말했다. "심지어 책까지 한 페이지씩 일일이 알코올로 소독했고 사진 앨범도 소독했어요. 알코올 얼룩이 심해서 학교에서 받은 상장은 버려야 했죠. 너무 괴로웠어요. 엄마에게 모든 걸 다 얘기한 언니한테 너무 화가 났어요. 언니가 모든 걸 망가뜨렸는데, 나는 이제 돌아왔고 뒷일을 감당해야 했으니까요." 불행하고 우울했던 질은 플로리다주에 가서 살면 지금보다 나을 것이라고 생각했다. 그래서 남쪽으로 차를 몰고 가서 한번 둘러보기로 했다. 하지만 모든 소유물을 창고에 넣으려면 먼저 알코올을 흠뻑 적셔서 전부 소독해야 했다.

봄 방학을 맞아 트레이시는 어머니가 플로리다주에 간 사이에 예전 학교 친구들을 만나러 앨라배마주 몽고메리에 가려고 계획을 세웠다. 하지만 질이 몽고메리를 '진짜 더러운' 동네로 여기는 걸 알고 있었다. 그래서 거짓말을 했다. 트레이시는 어머니에게 조지아주 사바나에 있는 친구들을 만나러 간다고 둘러댔다. 실제로는 몽고메리에서 만날 계획이었다. 그런데 딸의 말을 수상쩍게 여긴 질이 플로리다주로 가는 도중에 딸 친구들에게 전화를 걸었다. 가장 두려웠던 일이 사실로 확인되는 순간이었다. 어쨌든, 트레이시는 몽고메리에 갔다. 질은 당시를 이렇게 회상했다. "배신감이 들었어요. 벌써 두 번째였죠. 아이들이 그런 식으로 내게 거짓말을 할 수 있다는 게 마음이 아팠어요. 그리고 내가 대체 어떤 병을 앓고 있는 건지 여전히 너무 혼란스러웠어요." 이제 트레이시는 오염되었다. 그러니 더는 함께 살 수 없었다. "이제 엄마는 언니나 나와 전화 통화도 할 수 없었어요."

결국, 질과 트레이시는 문제를 해결했고, 트레이시가 다니는 UCLA 캠퍼스 근처에 있는 아파트에서 한동안 함께 살았다. 에리카와 질은 몇 년 동안 소원하게 지냈다. 에리카는 엄마를 쉽게 용서할 수 없었다. 두 사람은 지난 5년 동안 딱 한 번 만났지만, 그래도 전화 통화는 하고 지낸다. 질은 그런 에리카를 이해했다. "여전히 내게 반감이 커요. 그래도 상황은 좀 나아졌어요. 이제는 자기한테서 가족을 빼앗았다며 나를 원망하지 않거든요. 강박장애라는 병에 걸려서 그렇다는 걸 알고는 압박감이 많이 줄어들었어요. 에리카는 나를 용서했어요. 내가 아니라 병이 문제라는 걸 알고 있어요."

질과 트레이시는 갈등을 완전히 해결하지는 못했지만 계속 노력하고 있다. 엄마의 강박충동이 자신에게까지 영향을 미치면, 트레이시는 "나까지 별종이 되고 싶진 않아"라고 화를 낸다. 트레이시는 혹시 자기에게도 약간의 강박장애 성향이 있을까봐 내심 두려워한다. 사실, 트레이시에게도 '죽음'과 '죽어감'을 대하는 데 약간의 문제가 있다. 먹는 음식과 관련해서도 극도로 까다로운 태도를 보인다.

질은 강박장애 그룹 치료에 꼬박꼬박 나온다. 그리고 강박장애에 관해 알게 된 사실은 물론이고, 모임에 나오는 다른 환자들과 내게 배운 치료법까지 트레이시와 공유하고 있다. 최근에는 교통 위반 딱지를 받고 집에서 운전 학교 프로그램을 수강하고 있다. 그런데 한 가지 문제가 있었다. 질은 이혼할 즈음부터 공문서가 오염되었다는 강박사고에 시달렸고, 그래서 안내서를 만질 수 없었다. (에리카는 열여섯 살에 운전면허를 취득하려고 했지만, 질이 정부 건물인 차량관리국 사무실에 들어갈 수가 없어서 3년을 더 기다려야 했다.) 그래서 트레이시가 옆에 앉아 페이지를 대신 넘겨주었다. 그런데 마지막에 트레이시가 엄마에게 말했다. "됐어. 이제 여기 서명하면 돼." 질은 딸이 시키는 대로 서명했다. 그러자 이번에는 트레이시가 이렇게 말했다. "서명까지 했으니까, 이제 직접 한 번 만져볼래?" 트레이시는 긴장하고 초조해하는 엄마를 보고 잠시 생각한 뒤 다시 한번 엄마를 다독였다. "만지면 진짜 멋질 것 같아. 성공하면 커다란 금색 별을 줄게." 쉽지 않았지만, 질은 손을 뻗어 안내서를 만졌다. 질은 그 순간을 이렇게 회상했다. "갑자기 손과 팔에 붉은 반점이 생기고 손가락 사이가 가려웠어요. 하지만 만져보고 싶었어요. 아니, 해야 했어요. 행동 치료를 위해서요."

요즘 질은 강박사고와 강박행동을 대부분 잘 제어하고 있다. 이제는 집을 '알코올하지' 않는다. 그런데 2년 전 어머니가 돌아가시면서 차질이 생겼다. 오염되지 않았던 가족들이 갑자기 다시 오염되어버린 것이다. 하지만 질은 매일 행동 치료를 실천하면서 그 문제를 해결하고자 노력하고 있다. "그거 아세요? 내게는 늘 강한 생존 본능이 있었다는 걸요." 질의 말이다.

브라이언과 아내

세라는 브라이언과 결혼해서 14년간 함께 살면서 남편의 강박장애와 배터리 액에 대한 병적인 두려움, 오염되지 않으려고 도로를 박박 문질러 닦는 강박행동이 유발한 고통을 모두 함께 겪었다.

세라는 완곡하게 돌려 말하지 않았다. 남편에 대해, 남편이 앓는 병에 대해, 그 병이 어떻게 결혼 생활을 망쳐놨는지에 대해 대뜸 이렇게 말했다. "강박장애가 내 인생을 망쳤어요. 강박장애는 남편을 앗아가요. 연인, 가족, 친구를 빼앗아가죠. 시간, 돈, 에너지를 앗아갑니다. 앗아갈 수 있는 건 모두 앗아가고, 한번 앗아가면 돌려주는 법이 없어요. 그러고도 고맙다는 말 한마디가 없어요."

세라와 브라이언은 직장에서 만났다. 결혼하기 전까지 6년을 알고 지냈는데도 세라는 브라이언에게 병이 있다는 걸 전혀 눈치채지 못했다. 그러다 결혼하고 몇 달 안 되었을 때 조금 이상하다는 걸 느끼기 시작했다. "어디로는 걸어 다니지 마라, 어느 길로는 운전하지 마라, 이 신발 말고 저 신발을 신어라. 내게 그런 말을 하더라고요." 하지만 세라는 남편이 그냥 조금 별난 것뿐이라고 굳게 믿었다. 샤워를 아주 오래 하는 것도 이상하기는 했다. 하지만 그때도 "너무 깔끔해서 그런 것" 정도로만 생각했다.

그러다 결혼한 지 1년쯤 되었을 때 직장에서 배터리 액 유출 사고가 발생했다. 세라의 기억에 따르면, 브라이언은 "화가 나서 길길이 뛰었고" 그 일로 입원까지 해야 했다. 두 사람에게 지옥문이 막 열린 참이었다.

브라이언은 밤마다 침대에 누워 근처에서 사고가 났음을 알리는 사이렌 소리에 귀를 쫑긋 세웠다. 한순간도 경계 태세를 풀지 않았다. 언제든 양동이와 베이킹소다를 들고 사고 현장으로 달려가 도로를 문질러 닦을 준비가 되어 있었다.

세라는 남편이 무언가 말을 하다가도 사이렌 소리가 들리면 벌떡 일어나 집을 나가서 5시간 동안 안 들어오곤 했다고 토로했다. 공포에 질려서 현관문을 닫는 것조차 잊어버리곤 했다. 두 사람은 이전 결혼에서 낳은 아들을 각자 한 명씩 데리고 재혼했는데, 강박장애가 이 가족을 갈가리 찢어놓고 있었다. 브라이언의 말을 들어보자. "우리 아이들은 무슨 일이 일어나고 있는지 몰랐어요. '아버지는 배터리와 배터리 액을 극도로 두려워한다', '공공 장소에는 갈 수 없는 사람이다', 그 정도로만 알고 있었죠. 그러니까 내 말은, 정말 끔찍했어요. 형편없었죠. 죄책감을 느끼지 않고 떠날 방법이 있었다면, 아내는 아마 그렇게 했을 거예요. 내가 할 수 있는 게 아무것도 없었어요. 쥐구멍에라도 숨고 싶은 심정이었어요."

아이들은 친구들을 집에 초대할 수도 없었다. 그 친구들이 어느 길로 차를 몰고 와서 어느 길로 갈지 브라이언이 일일이 통제할 방법이 없었기 때문이다. 한번은 학교에서 돌아온 아이들이 세라에게 이렇게 털어놓았다. "오늘 화학 실험을 했는데 사방에 황산이 있었어." 아빠가 알면 그 자리에서 두 아들을 붙잡고 박박 문질러 닦을 게 뻔했으므로 브라이언에게는 그날 일을 말하지 않았다. 과거를 돌이켜보던 브라이언은 이렇게 말했다. "아들이 해병대에 정말 가고 싶어했거든요. 지금 생각하니, 내게서 벗어나고 싶었던 것 같아요. 그 문제에서 도망치고 싶었던 거죠."

강박장애가 심해지자 브라이언은 더 이상 일을 할 수가 없었다. "기능이 완전히 마비됐죠. 온몸에 배터리 액을 뒤집어쓴 기분이 들었지만, 깨끗하게 씻어낼 방법이 없었죠. 침실에도 벽에도 배터리 액이 묻어 있어요. 하루는 아내 친구가 집에 왔는데, 이야기를 나누다가 오는 길에 교통사고 현장을 지나왔다는 사실을 알게 되었어요. 이제 자동차 타이어에도 배터리 액이 묻은 거죠. 무릎 꿇고 앉아 베이킹소다와 물로 카펫을 박박 문질러 닦느라 밤을 꼬박 새웠어요.

"걷잡을 수 없는 지점에 이르렀어요"라고 브라이언은 말했다. 밤새 도로를 박박 문질러 닦고, 아침에는 피로에 찌든 채로 일어나서 다시 같은 일을 반복했다. 남편이 미친 걸까? 내가 미친 걸까? 세라는 당시 너무 혼란스러워서 뭐가 뭔지 알 수 없었다.

브라이언은 텔레비전 앞에 앉아 심야 토크쇼를 본 뒤에도 또 몇 시간 동안이나 심야 프로그램을 보곤 했다. 공포와 도로 청소에 시달릴 새로운 하루가 또 시작되는 게 겁나서 어떻게든 동이 천천히 트길 간절히 바라면서 말이다.

도움을 받으러 정신과를 찾았지만, 얻은 거라고는 조현병을 비롯한 기나긴 오진 목록뿐이었다. 정신병원에 한 달간 입원했는데도 별 소득이 없었다. 다른 병원을 찾았고 거기에서도 2주간 입원했지만 역시 도움이 되지 않았다. 뭐가 잘못된 건지 "단서라도 잡는 사람이 아무도 없었어요"라고 브라이언은 말했다. "잠을 자도록 수면제를 많이 처방해주는 것"이 그들이 고안한 해법 같았다.

브라이언은 1985년이 시작되고 처음 5개월 동안 있었던 일을 전혀 기억하지 못한다. "세라가 나중에 말해줬어요. 그 시기에 우리가 알던 사람들이 죽었다고요. 그사이에 나는 완전히 멍한 상태로 그냥 침대에 누워 있었대요. 우울증이 너무나 심했어요. 속으로 미쳐가고 있어서 진짜 미친 사람처럼 울었어요."

그러던 어느 날 밤, 브라이언과 세라는 우연히 한 뉴스 방송을 봤다. 강박장애 환자들에 관한 특집 보도가 나오고 있었다. 세라는 당시를 이렇게 회상했다. "이것을 부르는 이름이 있다니, 진심으로 안도감이 들었어요." 브라이언은 '종이 울렸다'고 표현했다. 자기가 어떤 병에 걸렸는지 그제야 알았다. 방송에서는 강박장애 환자들을 위해 마련된 UCLA 외래 환자 프로그램을 언급했다. 브라이언은 곧장 병원으로 전화를 걸었다. 드디어 나를 만나게 된 브라이언은 깊은 안도감을 느꼈고, 이제 살았다 싶어 그대로 주저앉아 울음을 터뜨렸다.

브라이언은 전형적인 중증 강박장애 환자다. 약을 꼬박꼬박 잘 먹는지, 4단계 행동 치료를 얼마나 충실하게 실천하는지, 강박장애 그룹 치료에 얼마나 성실하게 참석하는지에 따라 증상이 호전되었다가 심해졌다가를 반복한다.

열심히 노력하면 증상을 제어할 수 있었지만, 가장 중요한 교훈을 배우는 데는 실패했다. 바로 경계를 늦추지 않아야 강박장애를 물리칠 수 있다는 것이다. 경계를 늦추는 순간 증상이 다시 심해졌다. 그러면 세라는 남편과 함께 다시 고통을 감당해야 했다. 세라에 따르면, 강박장애 증상이 정말로 심할 때는 "종이 타월과 샌드위치 봉투로 손잡이를 잡고 문을 열" 정도로 극단적이었다. "교회에도 갈 수 없었어요. 교인 중에 배터리 회사를 운영하는 사람이 있었거든요." 우울증과 자살 충동을 물리치려면, 처방받은 팍실(우울증과 불안장애 치료제의 일종―옮긴이)을 정해진 용량에 맞게 복용해야 했다.

남편이 버럭 화를 낼 게 뻔하지만 그래도 감수할 수 있을 것 같을 때면, 세라는 브라이언에게 현실을 직시하라고, 그를 괴롭히는 원흉이 배터리 액이 아니라 강박장애임을 인정하라고 종용했다. 어떨 때는 현실을 직시했지만, 어떨 때는 그러지 못했다. 그러지 못할 때가 더 많았다. 세라는 이렇게 말했다. "강박장애는 구석에 앉아 있는 거대한 괴물이에요. 우리를 산 채로 잡아먹고 있는데도 우리는 그 사실을 알아채지 못하죠."

배터리 액 문제만으로도 견디기 힘들었다. 세라는 이렇게 하소연했다. "매일 배터리 액에 노출된 채 사는 게 나아요. 배터리 액에 오염되지 않게 막는답시고 남편이 하는 일들은 더 많은 문제를 일으켰어요." 집 진입로와 잔디밭은 베이킹소다와 암모니아로 뒤덮였다. 브라이언은 덤불 밑까지 청소했다. 세면대에는 암모니아를 너무 많이 들이부어서 움푹 팬 자국이 생겼다. 세라는 언젠가는 세면대 배관이 녹아내려서 풀썩 주저앉고 말 거라고 말했다.

"베이킹소다와 암모니아를 사는 데 쓸데없이 돈을 낭비하는 모습을 보고 있자니 답답해 죽겠어요. 암모니아 때문에 옷, 신발, 카펫 어느 것 하나 멀쩡한 게 없어요." 브라이언은 아내가 지나다니는 동선을 유심히 지켜보다가 나중에 신발장에서 신발을 꺼내 세탁할지 말지 결정한다. 한번은 아내가 아끼는 스웨이드 신발을 암모니아에 담갔다가 멋진 파란색이 흉측한 녹색으로 변해버린 적도 있었다.

얼마쯤은 낭비해도 괜찮을 만큼 재정 상황이 좋은 편도 아니었다. 브라이언이 친구와 함께 운영하던 자동차 대리점은 1990년대 초에 있었던 과도한 팽창과 경기 침체, 주간선도로 경로 변경 등의 희생양이었다. 재정 상황이 여의치 않아 파산 지경에 이르렀다. 강박장애 때문에 업무를 제대로 해내지도 못했다. 영업하러 다니려면 운전을 많이 해야 하는데, 배터리 액이 유출되었을 가능성이 있는 도로를 지나가야 하는 상황에는 고객과의 약속을 지킬 수 없었다.

형편이 빠듯한데도 브라이언은 여전히 꼭 필요하지도 않은 물건을 사야 할 것만 같은 강박충동에 시달린다. 옷장에는 한 번도 입지 않은 양복과 넥타이가 잔뜩 걸려 있다. "오염될까봐 입지도 못해요"라고 세라는 설명했다. 한번은 남편 생일 선물을 사러 백화점에 갔다가 뭘 사야 할지 몰라 점원에게 조언을 구했다. 점원이 넥타이를 권하자 세라는 재빨리 다른 물건을 골랐다. 결제하려고 신용카드를 내밀자 점원이 카드에 적힌 이름을 보고 이렇게 말했다. "아, 이분이라면 넥타이는 필요 없으시겠네요." 점원은 매번 와서 넥타이를 사 가던 남자 손님을 정확히 기억했다.

브라이언은 망치를 비롯한 여타 공구들도 두 개씩 샀다. 한번은 그가 모아둔 공구를 다 보관하기 위해 차고를 빌린 적도 있었다. 세라는 이렇게 하소연했다. "남편이 이 병 때문에 쓴 돈만 다 모았어도 아들을 대학에 보낼 수 있었을 거예요."

브라이언은 사고 또 산다. 그러고는 죄책감에 시달린다. 이게 다 강박장애 탓이라는 생각이 들면, 이번에는 모든 것을 자제한다. "샴푸, 이발…… 모든 것을요. 하지만 그러고 나면 또 스스로 자제했던 만큼 자신에게 보상하려 들어요." 세라의 말이다. 이것저것 마구 사대다가 허리띠를 졸라매기를 반복하는 악순환에 빠지는 것이다.

하지만 가족에게 더 큰 해를 끼친 건 감정적인 부분이었다. "목 아래쪽으로 병이 있으면 다들 도와주려고 하죠. 하지만 목 위로 병이 있으면 수치스러운 일이 돼버려요. 불치병에 걸린 남편 곁을 끝까지 지키면 다들 성녀라고 추앙하죠. 하지만 나는 브라이언과 함께 살면서 '정신 나갔어'라는 소리만 들었어요. 묻고 싶어요. '만약 남편이 회색질 척수염이나 심장병을 앓고 있다면, 더 다정하게 대하지 않았을까요?'"

화도 나고 절망스럽기도 해서 브라이언 곁을 떠날 생각도 여러 번 했다. "실제로 차에 올라 어디로 가는지도 모른 채 기름이 거의 다 떨어질 때까지 운전한 적도 있어요. 한참 달리다가 겨우 차를 세우고 '여기가 어디지?' 하고 당황했죠."

"남편에게 이혼하고 싶다고 말했어요. 그랬더니 그때부터 약을 먹고 의사에게 진료도 받고 그룹 치료에 나가기 시작했어요." 그러다 결혼 생활의 위기가 지나가면 다시 예전으로 돌아갔다.

세라가 브라이언 곁을 떠나지 않은 이유는 몇 가지가 있다. 어느새 쉰여섯이 되었고 이번이 세 번째 결혼이다. 첫 번째 남편은 조현병 환자였고, 두 번째 남편은 알코올중독자였다. 배우자에게 헌신해야 한다는 생각도 세라를 붙잡았다. "남편에게는 내가 절실히 필요해요." 이 말끝에 세라는 이렇게 덧붙였다. "불안정한 상태도 꾸준히 이어지면 안정감이 생겨요."

세라는 브라이언이 제정신일 때 다정하고 사랑스럽고 매력적인 남자라는 걸 안다. 세라가 결혼한 남자는 그런 남자였다. 지금은 병에 사로잡혀 자신의 욕구 외에는 아무것도 생각할 수 없게 되었지만 말이다.

세라는 결혼 후 억지로 떠맡게 된 역할이 싫었다. "엄마 노릇, 감시견 노릇, 비평가 노릇을 해야 해요. 쫓아다니면서 닦달하는 사냥개 노릇에 잔소리꾼 노릇까지 해야 하죠. 통제하려고 기를 쓰다가, 울다가, 포기해요. 그러고도 아무것도 얻은 게 없어요. 냉담함과 슬픔뿐이죠. 전부 다 쓸데없는 낭비에 불과해요. 그 사람도, 나도, 시간도, 돈도, 전부 다요."

무엇보다 지독한 외로움에 시달려야 했다. "브라이언이 집에 있든 없든, 대부분 나는 혼자예요. 남편은 이제 내 생각은 전혀 안 해요. 항상 자기 생각에 골몰하고, 늘 배터리 액을 생각하죠. 살면서 지금처럼 외로웠던 적은 없었어요. 이혼했을 때도 이렇게 외롭진 않았죠."

대부분 시간 동안 세라는 '오염된' 상태였으므로 두 사람이 육체적 친밀감을 나누는 건 불가능했다. "남편은 내가 만진 물건은 아무것도 만지려고 하지 않았어요. 당연히 같은 수건을 쓰거나 같은 컵을 사용하지도 않았고요." 세라가 자동차 대리점에서 일한다는 사실 때문에 문제는 더 복잡해졌다. 그 사실이 브라이언에게 의미하는 바는 딱 하나였다. 배터리 액!

이따금 껴안으려고 손을 뻗으면, 브라이언은 '극심한 공포'에 사로잡힌 듯한 표정을 지었다. 팔을 잡으면 '흠칫 놀랐다.' 시간이 흐르면서 세라는 거절당하지 않기 위해 감정을 억누르고 애정 표현도 먼저 하지 않게 되었다. "이제 나는 대등한 사람도, 여성도, 사랑하는 존재도 아니에요."

"강박장애는 유달리 사람을 고립시켜요"라고 세라는 말했다. "가족 및 친구들과 멀어지게 해요. 모임이나 휴일 계획을 짤 수도 없어요. 어느 길로 운전하고, 어디로 다니고, 어디에서 쇼핑하고, 어디에서 영화를 볼지, 삶의 모든 영역을 좌지우지해요. 관여하지 않는 영역이 없어요." 세라는 웃으며 이렇게 말했다. "만약 내게 유머 감각이 없었다면, 진작에 스스로 목숨을 끊든가 남편을 죽이든가 했을 거예요."

약물 치료 및 행동 치료를 게을리해서 브라이언의 상태가 아주 나빠지면, 세라는 혹시라도 남편이 자살할까봐 걱정했다. "퇴근해도 집에 가기가 싫어요. 남편이 차고에서 목을 맨 건 아닐까 싶고요." 때때로 세라는 정신을 온전히 지키려고 고군분투한다. 남편의 병 말고 다른 데 집중하려고 앉아서 구구단을 외우기도 한다. 3년 동안 정신과 치료도 받았다. 그리고 취미 생활에 맹렬히 몰두하기 시작했다. "죽도록 공예품을 만들어요."

하지만 세라를 버티게 하는 진정한 힘은 알코올중독자와 함께 살면서 터득한 대처 기술과 '흔들림 없는 깊은 신앙심'에서 나온다. 힘든 시간을 헤쳐가기 위해 "좋았던 순간을 떠올리고 그 기억들을 계속 써먹어요."

그래도 가슴이 두근거리는 증상을 조절하는 약은 계속 먹어야 한다. 과식하는 버릇도 있다. "음식은 아무 도움이 안 된다는 교훈을 아직도 못 깨우쳤어요." 한번은 브라이언이 외출한 사이, 오염되었다는 이유로 남편과 함께 가지 못했던 좋아하는 이탈리안 레스토랑에 가서 파스타를 잔뜩 시킨 다음 차례차례 전부 먹어치웠다.

몇 년 전, 브라이언과 세라는 아들 둘을 데리고 하와이에 가기로 했다. 브라이언은 "꿈꿨던 휴가"였다고 말했다. "멋진 시간을 보내리라 생각했어요." 둘째 날에 연안 스노클링 여행을 하기로 했다. 다행히, 선주가 승선하기 전에 모든 승객에게 신발을 벗으라고 했다. 그러고 나서 사물함을 열고 신발을 안에 넣었다. 브라이언은 그 사물함 안에 배터리가 보관된 것을 보고 그대로 얼어붙었다.

그 순간, "우리가 가진 모든 것이 오염되었고, 우리가 산 물건도 전부 오염되었죠. 휴가를 완전히 망쳤어요." 세라의 말이다. 브라이언은 당시를 이렇게 회상했다. "그곳에서 머문 대엿새 내내 생지옥이었어요. 나는 배에서 내릴 때 신발도 신지 않았죠. 그냥 두고 왔어요. 그런데 아이들이 신발 신고 돌아다닌 곳을 전부 청소할 수도 없는 노릇이었고, 아이들이 신고 있는 신발을 버리고 새 신발을 사줄 수도 없었어요."

세라는 오랫동안 브라이언 곁에서 힘이 되어주었다. 증상이 가장 극심했을 때 브라이언은 뇌 수술을 받을 생각까지 했지만, 세라가 남편을 설득해서 단념하게 했다. 브라이언이 UCLA를 찾아와 도움을 요청했을 무렵에 세라는 변호사를 만나 이혼을 상담했다. 브라이언은 이렇게 말했다. "내가 아내에게 사정했어요. '여보, 나는 좋아질 기미가 없는데, 당신이 이런 일을 평생 겪게 할 순 없어. 다른 사람 만나. 이제 그만하자'라고요."

하지만 세라는 그렇게 하지 않았다. 우선, 세라는 브라이언이 혼자 힘으로 이겨낼 수 있다고 생각하지 않았다. 그리고 혹시라도 남편이 스스로 목숨을 끊을까봐 매일 걱정했다. 브라이언은 그때 일을 이렇게 기억했다. "450가지 자살 방법을 소개한 책을 샀어요. 손목을 긋는 법부터 온갖 방법을 다 배웠죠. 실제로 시도한 적은 없지만, 정말 진지하게 생각했어요. UCLA에서 어떤 의사에게 이렇게 말했던 게 기억나요. '오늘 내 상태가 얼마나 안 좋은지 아세요? 암 병동에 누워 있는 이들 중에도 나하고 처지를 바꾸려는 사람은 아무도 없을 거예요. 진짜 그 정도예요.'"

세라는 자기가 느끼는 피로와 외로움에 관해 이야기했다. 가끔은 너무 지친 나머지 남편의 강박장애 증상에 맞서 싸우지 못하고 굴복하고 만다. 그러면 증상을 호전시키는 데 전혀 도움이 되지 않는다는 걸 알지만 어쩔 수가 없다.

세라는 이렇게 털어놓았다. "남편의 강박장애에 속아 넘어가지 않으려고 노력했어요. '공의존' 상태가 되지 않으려고, '조장자'가 되지 않으려고 노력했어요. 하지만 그때마다 집이 진짜로 전쟁터가 됐어요. 평화를 찾을 수 없었죠. 그래서 만약 남편이 어떤 도로에 배터리 액이 유출되었다고 믿으면, 다른 길로 돌아가는 데 동의했어요. 그래야 남편 마음이 편하니까요. 평화를 깨뜨리지 않으려고 문제를 피해 다녔어요." 그러다 세라에게 기운이 좀 생기면, 그 문제를 끄집어내서 강박장애에 정면으로 맞서게 한다. 브라이언은 다시 행동 치료를 시작하고 약을 먹는다. 그러면 증상이 눈에 띄게 호전된다.

"남편은 이쪽에 혼자 있고, 나는 저쪽에 혼자 있는 게" 가장 힘들다고 세라는 토로했다. 남편이 자신을 괴롭히는 것(배터리 액이 아니라 강박장애)에 관해 솔직하게 말하는 경우는 드물었지만, 가끔 솔직하게 이야기하면 무척 위안이 되었다. 보통은 "그 짐승이 우리 둘을 전부 잡아먹고 있는데, 우리 둘 다 그 짐승이 누구에게도 손을 대지 않은 척해요."

세라는 "당신이 내 곁에 있어줘서 얼마나 좋은지 몰라"라고 남편이 말해주길 바라지만, 브라이언은 그런 말을 한 번도 하지 않았다. 세라는 남편의 어떤 점이 자기를 힘들게 하는지 남편이 이해하지 못한다고 생각한다. 어쨌든 한밤중에 일어나 도로를 박박 문질러 닦는 사람은 세라가 아니라 브라이언이다. 친구들은 세라에게 "너도 머리가 어떻게 된 게 아닌지 진찰 한번 받아봐"라고 말한다. 하지만 세라는 "내가 없으면 저 사람은 어떻게 될까, 어떻게 살까?" 하는 생각을 하면 견딜 수가 없다. 그래서 떠나지 못한다.

이제 브라이언이 어디에서 도움을 받을 수 있는지 안다. 그래서 세라는 남편이 조만간 강박장애를 물리치기로 마음먹길 희망한다. 자기 자신을 위해, 가족을 위해 그래야만 하니까. 세라는 이런 말도 했다. "남편은 자기 삶을 낭비하고 있고, 나는 남편이 자기 삶을 낭비하는 모습을 보면서 내 삶을 낭비하고 있어요. 남편이 나와 함께 이겨내고 부디 회복했으면 좋겠어요. 함께 노력하고 싶어요. 남편도 나만큼이나 외로울 거예요."

약을 먹고 행동 치료를 꾸준히 실천하면 본인을 포함한 모든 사람이 확실히 알아챌 정도로 증상이 현저히 호전되는데도, 브라이언이 왜 약물 및 행동 치료를 자꾸만 회피하려고 하는지 그 이유를 이해하기는 쉽지 않다. 고전적인 심리 치료 관점에서 보면, 병이 호전되는 것에 '정서적 갈등'을 느끼는 게 분명하다. 하지만 갈등의 뿌리를 파악하기가 쉽지 않다. 증상이 누그러지는 기간이 길어지고 있고, 치료 계획에 협력하는 패턴에도 희망이 보이기는 하지만, 여전히 너무 일관성이 없고 불안정하다.

브라이언의 사례가 주는 교훈은 호전될 기회를 모든 사람이 다 똑같이 잘 활용하는 건 아니라는 점이다. 어떤 이들은 자신의 고통에 더 집착하는 경향이 있다. 우리는 브라이언이 스스로 마음을 다잡고 이미 효과가 입증된 약물 및 행동 치료를 성실히 따라주길 바랄 뿐이다.

조엘과 부모

대학교수인 스티븐과 캐럴은 열네 살이 된 아들 조엘이 다른 지역 신문들을 구독하는 데 관심을 보였을 때 마음껏 구독하도록 놔두었다.

조엘이 신문을 읽으며 지적 욕구를 채우는 게 아니라는 사실을 두 사람은 알지 못했다. 사실, 조엘은 신문을 읽지도 않았다. 그냥 사서 쌓아두었다. 조엘의 방에는 신문이 수북이 쌓여갔다. "정말로 불이 날 뻔한 적도 있었어요." 나중에 조엘은 이렇게 말했다.

캐럴은 당시를 이렇게 기억했다. "아들 방에 들어가면, 무언가가 얼굴을 때려요. 냄새도 엄청 지독해요. 범인이 신문 용지라는 걸 문득 깨달았어요." 캐럴과 스티븐은 논리적으로 대응했다. 신문을 마당으로 가지고 나가서 조엘에게 보관하고 싶은 신문을 따로 분류하라고 했다. 조엘은 보관할 신문을 고르기 시작했다. 그러나 캐럴에 따르면, 조엘은 "완전히 무너져 내렸어요. 고르질 못하더라고요." 조엘은 그 신문들을 읽어본 적도 없었다. 그런데도 "이 정보를 보존해야 해"라는 생각에 사로잡혔다. 오랫동안 조엘은 자신의 신문 '수집' 활동이 타당하다고 합리화했다.

캐럴과 스티븐은 단지 조금 이상하다고만 생각했다. 사실은 그 행동이 완전한 통제 불능 상태로 발전하는 저장 강박의 첫 단계라는 사실을 알 도리가 없었다. 캐럴의 말을 들어보자. "집에서 오래된 음식 용기가 나오기 시작했어요. 조엘이 맥도날드 포장지 같은 것들을 저장하고 있더라고요. 집 안을 샅샅이 뒤져서 아들이 쌓아둔 포장지를 다 찾아냈어요. 남편은 처음에 '괜찮아, 컬렉션을 만들고 있는 거야'라고 생각하고, 포장지마다 샘플을 하나씩 보관하도록 허락했어요." 하지만 얼마 지나지 않아 조엘은 음식 포장지를 찾아 골목을 돌아다니고 남의 집 쓰레기통까지 뒤졌다. 그러다 광고용 우편물을 쟁이기 시작했다. 그래서 캐럴은 광고용 우편물이 집에 오면 곧장 학교에 가져가서 처리해야 했다.

분명히, 캐럴과 스티븐은 아들의 행동에서 걱정스러운 패턴을 감지하기 시작했지만, 아들 머릿속에서 무슨 일이 일어나고 있는지 도무지 이해할 수 없어 쩔쩔맸다. 두 사람은 몇 년 전 일을 돌이켜보다가 처음에는 해롭지 않아 보였던 사건을 떠올렸다. 조엘이 갑자기 비디오테이프 제작에 관심을 보였는데, 조엘이 한 실험은 평범한 십대 아이들이 할 법한 실험이 아니었다. 얼마 안 있어 강박적이고 무차별적으로 녹화를 했다. 녹화 장치를 종일 켜두었다. 물론 그렇게 녹화한 비디오테이프를 재생시킨 적은 한 번도 없었다. 단지 녹화에만 목숨을 걸었다.

조엘은 재활용에 관심이 있다면서 저장 행위를 해명했지만, 캐럴은 실제로는 어떤 것도 재활용하지 않는다는 사실을 알아챘다. 숨겨둘 뿐이었다.

다행스럽게도 저장 강박은 사라지기 시작했다. 조엘은 방에 쌓인 광고 전단을 버리지 않았지만(몸이 심하게 아파서 할 수가 없었다), 광고 전단을 집에 가져오지도 않았다. 캐럴과 스티븐은 이렇게 추론했다. "음, 어쩌면 청소년기에 흔히 겪는 문제일 수도 있어." 두 사람은 성년이 돼가는 부담과 분노 때문에 십대들이 온갖 이상한 일을 할 수 있다고 말하는 정신과 의사를 만나 상담했다.

몇 년 동안은 인생이 꽤 정상적으로 굴러가는 것 같았고, 조엘의 열여섯 번째 생일에 캐럴과 스티븐은 조엘을 데리고 그가 가장 좋아하는 식당으로 저녁을 먹으러 갔다. 하지만 조엘은 먹지 못했다. 캐럴과 스티븐은 혹시 도움이 될까 해서 테이블을 바꿔달라고 요청했다. 조엘은 억지로 조금 먹다 포크를 내려놓았다. 조엘은 유기농 채식 식단으로 바꿀까 하고 한동안 생각해왔는데 고기를 먹으려니 갑자기 혼란스러워서 입맛이 뚝 떨어졌다고 해명했다. 조엘은 여느 젊은이들처럼 환경에 관심을 기울이며 걱정했다. 그러다 보니 고기를 먹기 위해 동물을 죽이는 모습을 보고 싶지 않았다. 캐럴과 스티븐은 아들의 말을 이해했고 반대하지 않았다. 실제로 조엘의 새로운 식습관을 가족의 생활 방식에 가능한 한 많이 반영하려고 노력했다. 이때만 해도 조엘은 여전히 우유를 마셨고, 다른 사람이 고기 요리를 준비했을 때는 가끔 고기를 먹기도 했다.

하지만 얼마 지나지 않아 '불결한 것'에 대해 극도로 걱정하는 징후를 보였다. 반복적으로 손을 씻고, 엄청난 양의 물을 사용하고, 샤워를 아주 오래 하기 시작했다. 캐럴과 스티븐은 점점 더 경직되는 조엘의 식습관이 단순히 생태계에 관한 관심이 높아서가 아님을 의심하게 되었다. 두 사람은 나중에 조엘이 '비유기농' 식품과 '불결한' 식품을 동일시한다는 걸 알아챘다. 조엘은 건강 식품점에서 채소를 분류하느라 몇 시간을 허비하기 시작했다. 채소를 집에 가져온 뒤에는 몇 시간 동안 씻어야 했다. 너무 씻어서 흐물흐물해질 지경이 되어도 먹을 수 있을 만큼 정말 깨끗한지 확신하지 못했다. 스티븐은 당시를 떠올리며 이렇게 말했다. "비단 채식주의만 고집한 게 아니었어요. 오염 가능성이 있는 모든 물질을 세심히 조사했어요. 아주 길고 고통스러운 과정이었죠." 조엘은 '성장 급등'(영아기와 청소년기에 키와 몸무게가 급격히 증가하고, 근육과 골격의 성장이 활발히 일어나는 현상—옮긴이)을 겪으면서 키는 크는데 몸무게는 늘지 않아 심하게 마른 상태였다. 캐럴과 스티븐은 아들이 영양 결핍 상태에 접어들었다며 걱정했다.

이 무렵, 반복해서 씻는 강박행동이 걷잡을 수 없게 심해졌다. 늘 시간은 칼같이 지켰는데, 이제는 제시간에 등교도 하지 못했다. 스티븐에 따르면, 조엘은 집을 나서기 전 씻는 시간이 점점 늘어났다. "점점 더 오래 씻고 점점 더 세게 씻었어요. 왜 그러느냐고 물어도, 그렇게 해야 한다는 말만 했어요. 설명을 못하더라고요. 어떻게 해야 할지 막막했어요. 큰소리로 야단친다고 해결될 일이 아닌 건 분명했죠. 그랬으면 조엘은 되레 더 불안해했을 테고 상황은 더 나빠졌을 거예요. 이런 생각을 한두 번 했어요. '어쩌면 수도밸브를 잠가서 물을 차단하면 충격을 받고 씻는 행동을 멈출 수 있을지도 몰라.' 실제로 그렇게 해봤더니 아주 질겁하더군요. 씻지 않으면 밖에 나갈 수 없으니, 아무 소득이 없었어요. 오히려 상태가 더 나빠졌고 악순환이 시작되었죠. 밸브를 잠그는 건 아무 도움이 되지 않는다는 걸 깨달았어요. 더구나 주 밸브를 한두 번 잠그면 배관이 망가져서 계속 시도해볼 수도 없었죠. 그래서 그 방법은 포기했어요."

이제 캐럴과 스티븐은 아들을 좌지우지하는 이 힘이 무엇이든, 셋 중 누구보다 힘이 세다는 걸 알게 되었다. 세 사람의 삶은 엉망이 되고 있었다. 조엘은 다른 사람이 사용했을지도 모르는 수건에 손을 닦을 수 없었다. 그래서 물이 바닥에 튀든 말든 손을 흔들어 말리는 데 익숙해졌다. 씻을 때는 세면대에 물을 가득 채워 철썩철썩 넘치게 놔두었다. 그 때문에 바닥이 미끄러워서 캐럴과 스티븐 둘 다 욕실에서 넘어지는 일이 생겼다. 흘러넘친 물을 닦아내기 위해 업소용 대걸레까지 사야 했다. 조엘의 손은 점점 까져서 벌게졌다. 돌이켜보면 그 당시 가정생활은 '인내력 대회'였다고 캐럴과 스티븐은 말했다. 조엘은 '오염'을 딱 집어내지도 못했다. 정확히 말하면, 세균에 대한 공포가 아니라 "싫은 것이 사방에 퍼지는" 느낌이었다. "이것이 저것에 닿으면, 그것이 또 저것에 닿는 거예요."

조엘은 자기 접시와 포크를 씻고 또 씻으려고 벌떡벌떡 일어나곤 했다. 한 번에 식탁에 앉는 법이 없었다. 캐럴과 스티븐은 부엌 찬장을 비우고, 안을 새로 갈고, 모든 접시를 다시 다 씻었지만, 전부 헛수고였다. 여전히 조엘은 그 물건들이 깨끗하다고 확신하지 못했다.

얼마 지나지 않아 조엘은 화장실에 가지 않기 시작했다. 화장실에 안 가니 손을 씻을 필요도 없었다. 조엘은 이렇게 설명했다. 학교에서 "화장실에 가지 않았어요. 손을 씻고 또 씻는 모습을 사람들이 보는 게 싫어서요. 물론, 내가 뭔가 좀 이상하다는 건 이미 알고 있었을 거예요. 손에 하얀 비누 거품을 묻힌 채 10분이나 20분, 또는 30분 늦게 등교했으니까요."

이제는 강박적으로 옷을 빠는 버릇도 생겼다. 캐럴에 따르면, "조엘은 옷을 빠는 데 7시간에서 8시간이 걸렸다. 그렇게 세탁한 옷을 건조기에 넣으려면, 건조기를 먼저 청소해야 했다." 조엘은 엄마가 자기 옷을 제대로 세탁해줄 거라고 믿지 못했다. 건조가 끝나면 (한 손으로) 옷을 하나씩 꺼내서 폭발물이라도 다루듯 팔을 죽 뻗고 아무 데도 닿지 않도록 조심하면서 서둘러 위층 자기 방으로 올라갔다. 당시 남부 캘리포니아는 가뭄이 심해서 제한 급수를 시행하고 있었는데, 조엘 가족은 할당량을 초과하여 매번 경고를 받았다. 스티븐이 수도꼭지와 샤워기를 절수형으로 교체

했지만 소용이 없었다. 병을 앓기 전에는 가뭄을 진지하게 걱정했는데, 이제는 수돗물을 마냥 틀어놓고 물을 낭비했다. 캐럴과 스티븐은 하워드 휴스를 언급하며 가벼운 농담을 하기도 했지만, 역시 소용이 없었다. 조엘은 수건을 잔뜩 쌓아두고 엄청난 양의 식물성 비누를 써댔다. "관리 당국에서 우리 집 수돗물을 끊어버리면 어떡하나 가슴 졸이며 살았어요"라고 캐럴은 말했다. 절망에 빠진 스티븐이 세탁기에 자물쇠를 설치했다. 하지만 조엘이 자물쇠를 부숴버렸다. 때때로 조엘은 세탁기 작동 버튼을 몇 시간 동안 강박적으로 눌러대며 세탁기 옆에 붙어 있었다. 한번은 인내심이 바닥난 스티븐이 현실 세계로 돌아오길 바라는 마음에 아들을 때렸다. 그러면서도 스티븐은 체벌이 아무 도움이 되지 않을 거라는 걸 내심 알고 있었다. 스티븐은 조엘이 손을 씻을 때 세면대에서 흘러넘치는 물을 흡수하도록 바닥에 깔아둔 수건을 치워버리려고 했다. 그러자 조엘은 공황 상태에 빠져 의자와 탁자를 마구 넘어뜨렸다.

조엘을 진료하던 정신과 의사는 캐럴과 스티븐에게 상황이 걷잡을 수 없게 되면 경찰을 불러야 할 수도 있다고 조언했다. 두 사람은 지금이 그런 상황이라고 판단하고 911에 전화를 걸었다. 조엘은 엄마를 때리고, 전화기를 망가뜨리고, 밖으로 뛰쳐나갔다. 경찰이 도착했을 때 조엘은 집에 없었다.

위기 국면에 접어든 게 분명했다. 이제 조엘은 손을 씻고 또 씻어도 아무것도 만지지 못했다. 무릎을 이용해 텔레비전 채널을 바꾸기 시작했고, 학교에 가기 위해 '무릎걸음'으로 집을 나서려 했다. 한때는 자기 방에 신문을 산더미처럼 쌓아 올렸지만, 이제는 손으로 신문지를 집을 수가 없어서 신문을 읽지 못했다.

조엘은 강박행동에 몰두하느라 아마추어 무선 통신과 정원 가꾸기를 비롯한 취미 활동을 전부 포기했다. 아이러니하게도, 조엘이 자기 몸과 자기가 먹을 음식을 깨끗하게 지키는 데 모든 에너지를 쏟아붓는 동안, 조엘의 방은 엉망진창이 되어갔다. '더러운' 것은 그 무엇도 만질 수 없었다. 신문 더미도 뒷마당에 그대로 쌓여 있었는데, 버리자고 말하면 겁에 질려서 소리를 질렀다. 이제 조엘은 잘 웃지도 않았고, 전투적이고 적대적인 방식이 아니면 부모님과 대화하는 일도 거의 없었다. 조엘은 자기가 삶에 대한 통제력을 잃어가고 있다는 사실을 깨닫기 시작했다. 성적이 곤두박질 치자(그전까지는 늘 상위권을 유지하고 있었다) 조엘은 좌절감에 양손을 쥐어짜며 자주 울음을 터뜨렸다. 고등학교 졸업반이었지만, 3학년들이 하는 학교 활동에 거의 관심이 없었고 대학 지원서를 받아놓고도 봉투를 열지 않았다. 빨래 및 샤워를 하느라 하루를 다 보내버리기 일쑤였다.

음식에 대한 두려움은 점점 더 심해졌다. 아직 우유는 마실 수 있었지만, 딱 한 가지 브랜드 제품만 마셨다. 씻고 또 씻느라 아침이나 점심을 먹을 시간조차 없었다. 저녁은 채식으로 자기가 직접 만들겠다고 고집을 부렸다. 한 손만 사용하는 데다 음식 재료와 손을 반복해서 씻느라 사방을 어지럽혔고 시간도 엄청나게 오래 걸렸다. 채소를 충분히 깨끗이 씻는 게 불가능해서 샐러드는 먹을 수 없었다. 피부는 갈수록 엉망이 되어갔다. 씻는 버릇을 고쳐보려고 특수 비누를 사주지 않자 샴푸로 몸을 씻기 시작했다. 아무것도 만지지 않으려고 팔을 구부리고 주먹을 꼭 쥔 채 아무것도 안 하고 하루 대부분을 그냥 흘려보냈다. 한때는 자전거를 타고 건강 식품점에 가는 걸 좋아했지만, 이제는 이동을 위해서 누군가가 대신 운전해줘야 했다. 어느 날, 캐럴과 스티븐은 어둠 속에 서서 주먹을 꼭 쥐고 있는 아들을 발견했다. 전등 스위치를 만질 수 없어서였다. 신발이 심하게 낡았지만, 새 신발을 사자고 해도 거절했다. 새 신발은 뻣뻣해서 (그리고 더러워서) 뒤축을 밟고 억지로 발을 욱여넣지 않으려면 손을 사용해야 했기 때문이다. 캐럴과 스티븐은 조엘에게 뭐가 그렇게 불안한지 말해보라며 대화를 시도했지만, 조엘은 입을 꾹 닫거나 화제를 돌렸다. 오로지 통상적이고 가벼운 대화만 할 수 있었다.

당연히 이 모든 혼란은 성적에도 영향을 끼쳤다. 한때는 대단히 체계적인 학생이었고 과제물을 철두철미하게 작성했는데, 이제는 생각도 거의 안 하고 사실 조사도 안 하다가 막판에야 컴퓨터 앞에 앉아 씨름했다. (여전히 키보드와 마우스를 만지지 못했다.) 집중력이 떨어져서 시험공부도 제대로 할 수 없었다. 다행히, 강박장애로 기능이 마비되기 전에 캘리포니아주립대학교 캠퍼스 여러 군데에 지원해두었는데, 그중 몇 군데에 합격했다. 캐럴과 스티븐은 자존감을 높여줄 거라 기대하고 문학작품을 읽으라고 권했지만, 조엘은 별 관심을 보이지 않았다. 결국 몇몇 캠퍼스를 둘러본 뒤 별다른 열의 없이 샌디에이고로 결정했다. 캐럴과 스티븐은 캘리포니아주립대학교 샌디에이고가 3학년 때 성적이 너무 부진하다며 입학 허가를 철회하거나 마지막 순간에 조엘이 집에 틀어박혀 아무것도 하지 않겠다고 할까봐 노심초사했다.

캐럴, 스티븐, 조엘이 둘러앉아 식사하는 일은 거의 없었다. 함께 식사하려고 하면 세 사람 다 신경이 곤두섰다. 캐럴이나 스티븐이 음식을 준비하면, 조엘이 보고 있다가 정말 깨끗한지 따지고 들면서 긴 다툼이 이어졌다. 캐럴과 스티븐은 조엘의 집착을 '분자주의'라고 묘사했다. 오염 부위가 아무리 작아도 혹은 실제가 아니라 가상의 오염이라고 해도, 어쨌거나 오염되었을 가능성이 있으면 그 물건은 불결하고 쓸 수 없는 물건이었다. 실수로 바닥에 살짝 닿은 물건이나 캐럴과 스티븐이 만진 옷은 입을 수 없었다. 세척 강박은 한층 더 심해졌다. 물을 하도 써대서 배수관이 새기 시작했다. 밑에 양동이를 받쳐두고 정기적으로 비우는 일은 스티븐의 몫이었다. 조엘이 청소한다며 물을 너무 많이 끼얹는 바람에 세면대 뒷벽은 마를 틈이 없었다. 구겨진 종이 타월 수백 장이 집 안 곳곳에 널려 있었다. 어느새 캐럴과 스티븐은 집에 갇힌 인질 신세가 되었다. "기회를 엿보다가 조엘이 불안해하지 않을 때 간단히 끼니를 때우게 되더군요. 조엘은 집에서 우리가 근처에 있는 걸 견디기 힘들어했어요." 조엘은 집이 더럽다고 끊임없이 불평했다. 사실, 물건들을 아무 데나 떨어뜨려서 집을 어지르는 사람은 다름 아닌 조엘이었다.

음식 강박도 점점 더 심해졌다. 부모님을 포함해 모두가 불결했으므로 남이 요리한 음식은 먹을 수 없었다. 남이 준비한 접시나 식기를 사용할 수도 없었다. 포장해 파는 유기농 채식 음식과 병에 든 유기농 주스만 먹으며 살았다. 이제 전화기를 사용하거나 문을 열 수도 없었다. 영화만이 유일한 오락거리였다. 자신만의 특별 간식을 싸서 버스를 타고 영화관에 가곤 했다.

가족 간에는 다툼이 잦았다. 조엘은 좌절했고 화를 냈다. 한편으로는 평범한 십대들처럼 부모와 애증 관계를 형성했지만, 또 한편으로는 문을 열어달라는 등 터무니없는 방식으로 부모에게 비정상적으로 의존했다. 강박적인 활동과 균형이 완전히 깨진 식단을 오래 유지해온 탓에 몸은 지칠 대로 지쳐 있었다. 잠도 침대에서 자지 않고, 기진맥진한 상태로 의자에 기대서 자거나 침낭에 들어가 잤다.

설상가상으로, 집 안 특정 구역에 가상의 벌레가 들끓는다는 강박사고까지 생겼다. 때때로 컴퓨터가 오염되었다고 우기는 바람에 스티븐이 일회용 비닐장갑을 한 꾸러미를 사주었다. 그러자 이번에는 장갑이 더 길어야 한다는 등 벌레 '입자'가 어떻게든 장갑 안을 파고들 거라는 둥 불평했다. 학교에서는 유럽으로 졸업여행을 갈 예정이었지만, 조엘은 전혀 관심이 없었다. 고등학교 마지막 학년 내내 거의 무릎걸음으로 기어 다녔다.

모든 기능을 완전히 잃어버리기 전, 그러니까 아직 밖에 나갈 수 있을 때 조엘은 학교 서점에서 우연히 주디스 라포포트가 쓴 《씻는 걸 멈출 수 없는 소년》이라는 책을 발견하고 관심 있게 훑어보았다. 비슷한 시기에, 캐럴도 그 책을 우연히 접하고 몇 권 사서 집에 가져왔다. 캐럴과 스티븐은 그 책을 처음부터 끝까지 탐독했지만, 조엘은 할 수 없었다. 부모님이 만진 것은 그 무엇도 집을 수 없었기 때문이다. 이제 세 사람 다 조엘의 병이 무엇인지 알게 되었고, 여러 번 문의한 끝에 캐럴과 스티븐은 UCLA로 나를 찾아왔다. 스티븐은 이렇게 말했다. "우리가 전체적인 상황을 파악한 것은 이번이 처음이에요. 이제야 이해하기 시작했어요."

조엘은 자기가 뇌의 화학적 불균형으로 인한 병에 걸렸다는 사실을 이해하기 시작했지만, 체력이 너무 떨어져서 병과 싸울 힘이 없었다. 이때쯤 조엘은 집에 틀어박혀 있었다. 샤워하지 않고는 밖에 나갈 수 없었는데, 8시간에서 10시간이 걸리는 샤워를 해낼 힘이 없었기 때문이다. 어느 토요일 아침, 조엘이 스티븐을 깨웠다. 몽정을 해서 샤워를 해야만 한다며 흐느껴 울었다. 스티븐은 자리에서 일어나 샤워 시간을 줄일 몇 가지 방법을 제안했지만, 소용이 없었다. 그때도 조엘은 7시간 동안 샤워를 했다.

조엘은 여전히 반복해서 손을 씻었는데, 손을 다 씻고도 수도꼭지를 잠글 수 없었다. 손이 다시 더러워질 위험을 무릅쓸 수 없었기 때문이다. 어느 날, 집에 돌아온 캐럴과 스티븐은 수도꼭지를 잠그지 않아 온종일 수돗물이 흘러넘친 걸 확인했다. 조엘은 때때로 밤중에 엄마나 아빠를 깨워서 수도꼭지를 대신 잠가달라고 애원했다.

　조엘은 이제 수돗물을 마실 수 없었고 병에 든 물만 마셨다. 부모님에게 비상식량이나 음료 또는 특수 오염 방지 용품을 사다 달라고 다급하게 요청하는 일이 더 잦아졌다. 캐럴과 스티븐은 아들의 부탁을 거절하거나 미뤘으며, 비논리적인 욕구를 다 충족시켜줄 수는 없다는 사실을 반복해서 상기시켰다.

　조엘은 샤워 의식이 너무 고통스러워서 샤워를 중단했다. 샤워를 시작한다는 생각 자체가 걸어서 '사막을 건너는 것'과 같은 엄청난 도전으로 다가왔다. 스티븐은 당시를 이렇게 회상했다. "샤워를 한 번 할 용기를 내기까지 21일이 걸렸어요. 그러고는 병원에 실려 갔죠." 조엘은 그동안 약이 오염되었을 수 있으니 먹지 않겠다며 단호하게 거부해왔다. 이제는 조엘을 포함한 모두가 입원 말고는 희망이 없다는 사실을 깨닫게 되었다. 조엘은 제 기능을 전혀 하지 못했다. 조엘의 표현 그대로 '얼어붙어' 있었다.

　어쨌거나 그 샤워는 획기적인 사건이었다. 스티븐은 이렇게 말했다. "강박장애가 아주 심할 때는 이런 일을 하는 데도 엄청난 용기가 필요해요. '자, 얼른 샤워하고 여기서 나가자'라고 말하기는 쉬워요. 하지만 실제로는 끔찍해요. 정말 끔찍해요. 조엘은 우리에게 어떻게 샤워를 시작하고 어떻게 씻을 거라고 말했지만, 이미 씻은 부위에 물방울이 떨어지면 다시 씻어야 했어요. 뜨거운 수증기 때문에 기절할 뻔한 적도 있어요. 당연히 몸은 피부가 다 까졌죠. 입원할 무렵에는 손에서 팔꿈치까지 표피가 거의 다 벗겨지고 없었어요."

조엘은 10주간 입원했고, 이때 가족 의료 보험 '정신 질환' 보장액을 모두 소진했다. 아직 열여덟 살도 안 되었지만, 고등학교를 졸업해서 성인 병동에 배치되었다. 이것이 조엘에게는 아주 중요하게 작용했다. 이는 곧 내가 운영하는 그룹 치료에 들어올 수 있다는 뜻이었다. 병원에서는 환자의 샤워 시간을 포함하여 모든 것을 모니터한다. 스티븐은 이렇게 말했다. "병원에서는 덩치 큰 사람이 샤워하던 환자들을 알몸 상태로 샤워실에서 끌어냈어요. 그렇게 해야 했죠." 조엘에게 욕실 문손잡이처럼 '오염된' 물건을 만지게 하는 '노출 후 반응 방지' 기법도 치료 과정에 포함되었다.

몇 주 동안, 조엘은 약간 호전되다가 침체 국면에 접어들었고 그러다 다시 또 조금 호전되는 듯했다. 이 기간에 조엘은 약물 치료를 시도할 용기를 냈고, 이는 불안감 해소에 도움이 되었다. 병원에서도 위기는 있었다. 낯선 사람들이 자기 옷을 만지면, 부모님에게 이렇게 요구했다. "저거 치우세요. 전 만질 수가 없어요." 조엘은 캐럴과 스티븐에게 입던 옷은 버리고 새 옷을 가져다달라는 부탁을 반복했다. 캐럴과 스티븐은 아들의 요구 사항을 다 만족시킬 수 없다는 사실을 알고 있었다. 새 옷을 '오염되지 않게' 포장해서 가져와야 했기 때문이다. 캐럴과 스티븐은 병원에 옷을 가져오는 데 모든 시간을 허비하게 될 거라는 사실도, 직원들이 세탁해서 입을 수 없게 된 옷을 모두 새것으로 바꿔줄 형편이 안 된다는 사실도 알고 있었다. 실제로 두 사람은 조엘에게 거기 있는 옷을 입든지 병원 가운을 입으라고 최후통첩을 할까도 생각했다. 하지만 조엘처럼 불안감에 시달리는 사람에게는 그 말이 너무 속상하고 굴욕적일 것이었다. 결국, 캐럴과 스티븐은 방문할 때마다 '깨끗한' 옷 한 벌을 가져가기로 했다. 옷을 단단히 밀봉해서 직원을 통해 조엘에게 전달했다. 이 방법은 효과가 있었다.

10주가 다 되어갈 무렵, 상태가 상당히 호전되었다. 조엘은 집에 돌아가도 예전으로 돌아가지 않으리라 결심했다. 그리고 UCLA 강박장애 외래 환자 프로그램과 주간 그룹 치료에 꼬박꼬박 나오기 시작했다. 여전히 여러 불안감에 시달리지만, 의식처럼 수행하는 강박행동은 어느 정도 제어할 수 있게 되었다. 오염에 관한 생각이 떠오르기 시작하면, 초점을 돌려 다른 활동에 집중하려고 애쓴다. 가족이 겪은 끔찍한 일들은 이제 지난 일이 되었다. 외래로 약 6개월간 행동 치료를 받은 뒤, 세척 강박이 99퍼센트 사라졌다. 여전히 집중력 문제로 어려움을 겪고 있지만, 대학에 입학할 수 있었다.

캐럴에 따르면, 조엘은 어느 날 진실을 마주한 듯 이렇게 말했다. "다른 사람들보다 더 잘할 수 없다는 걸 알았어요. 다른 사람들보다 더 깨끗해질 수는 없을 거예요." 그즈음 조엘은 가장 힘들어하던 일을 하나 해냈다. 화장실에서 볼일을 보고 물을 내리기 위해 수세水洗 장치를 손으로 잡아당기는 것이었다. 이때 캐럴은 아들이 괜찮을 거라는 걸 알고 안도했다. 스티븐은 이렇게 말했다. "조엘은 정말 운이 좋았어요. 매우 빨리 적절한 치료사들을 만나

적절한 도움을 받을 수 있었으니까요. 만약 초기에, 강박장애란 게 확실해지고 1년이 채 안 되었을 때 훌륭한 치료 프로그램에 참여하지 않았다면, 아마 증상은 수년 동안 계속되었을 거예요." 물론, 조엘이 행동 치료를 시작하기까지는 치료법을 찾아다니며 지원을 아끼지 않은 부모의 역할이 매우 컸다.

캐럴과 스티븐은 혹시라도 예전 상태로 돌아가는 징후가 보이지는 않는지 경계를 늦추지 않고 있다. '올바른' 방법으로 씻고 있는지 아닌지 확인하는 낌새가 보이면 즉시 조엘을 깨우친다. 그러면 조엘은 다 잘 제어하고 있다고 부모를 안심시킨다. 조엘은 이제 '재명명'과 '능동적 재평가'를 척척 잘 해내고 있다. 본인의 선택으로 여전히 채식 식단을 유지하고는 있지만, 보통 사람들처럼 접시나 식기를 사용할 수 있다.

조엘은 집중력 문제로 잠시 학업을 중단하고 UCLA 메디컬 센터에서 자원봉사를 했고, 그러다 시간제 직원으로 일하게 되었다. 정신과 개인 상담을 통해 '수행 불안'과 같은 문제를 극복하기 위해 노력하고 있다. 스티븐은 아들에게 "X-Y-Z를 하지 그래? 집중을 좀 해보는 게 어때?"라고 말하고 싶은 걸 꾹 참는다. 강박장애를 앓는 사람에게는 쉽지 않다는 걸 알기 때문이다. "아들에게는 그게 다 일이에요. 힘든 일이죠. 조엘은 아직 어려요. 그런데 벌써 많은 일을 겪었죠. 대학을 이번 학기에 가든 다음 학기에 가든, 뭐 큰 차이가 있겠어요?" 얼마 지나지 않아 조엘은 집을 떠나 다른 주에 있는 큰 대학에 입학할 만큼 강해졌다. 지금은 그 대학에서 컴퓨터공학을 공부하고 있다.

"이 끔찍한 시간은 이제 다 지나갔어요"라고 스티븐은 말한다. "조엘은 자기 자신을 찾을 거예요."

애나와 남자친구

애나에게 강박사고가 처음 생긴 건 초등학교 5학년 걸 스카우트 캠프에 참여했을 때였다. 전에 그랬듯이 이번에도 아주 멋진 시간이 되리라 믿고 잔뜩 기대를 품었다. 그런데 어느 날 근처에서 자던 한 여학생이 신장병을 앓는 자기 언니 이야기를 꺼내며 증상을 아주 생생하게 묘사했다. 애나는 그날을 이렇게 회상했다. "만난 적도 없는 그 아픈 언니 생각이 며칠 동안 뇌리에 박혀 떠나지 않았어요. 전혀 모르는 사람인데 어떻게 그렇게 기분이 가라앉을 수 있을까 싶겠지만, 실제로 그랬어요." 캠프는 슬픈 추억이 되어버렸고, 애나는 집에 돌아오고 나서야 그 고통스러운 생각에서 헤어날 수 있었다.

몇 년 후, 똑같이 불가해하고 비논리적인 강박사고(남자친구가 바람을 피운다는 근거 없는 의심과 두려움에 초점을 맞춘)가 생겨 남자친구를 몹시 난감하게 했고 둘의 관계를 거의 파탄 낼 뻔했다. 애나는 자신이 질투심이 많고 성질이 더러워서가 아니라 중증 강박장애를 앓고 있어서 그렇다는 걸 나중에야 알았다.

애나는 어린 시절부터 걱정이 많은 아이였고, 거의 평생을 염려와 불안에 시달리며 살았다. 고등학교 2학년 때 애나는 한 학년 위의 잘생긴 남학생과 난생처음 연애 감정에 빠졌다. 두 사람은 정식으로 사귀기 시작했다. "서로 사랑하기로 한 뒤 일상의 세세하고 은밀한 부분까지 서로에게 시시콜콜 이야기했어요." 어느 날, 그 남학생은 슈퍼모델 셰릴 티그스가 비키니를 입은 사진을 보며 자위하는 걸 좋아한다고 애나에게 털어놓았다. 애나는 거기에 집착하기 시작했고, 속이 메스꺼워지고 화가 치솟을 때까지 그가 자위하는 모습을 계속 상상했다. "대체 왜 내가 이런 생각을 하고 있지?" 스스로 자문해봐도 답을 찾을 수 없었다. 나중에 애나는 자기에게 성적 매력이 부족해서가 아니라, 그 남학생이 자신의 동성애 성향을 억누르느라 셰릴 티그스에게 성적 환상을 품게 된 거라는 사실을 알게 되었다. 그런데도 셰릴 티그스에 관한 강박사고를 떨쳐낼 수 없었다. 당시는 1970년대 후반이었고, 어딜 가든 셰릴 티그스 사진이 붙어 있었다. 애나는 티그스의 사진을 볼 때마다 격렬한 강박사고가 다시 불타오를까 두렵고 역겨웠다.

애나는 자기 스스로를 분석해보고는 천성적으로 과민하고 질투심이 많다고 판단했다. 그리고 그처럼 사소한 문제로 이토록 고통스럽다면, 앞으로 어떻게 남자를 사귈 수 있을지 걱정스러웠다. 대학에서 애나는 마약 중독자였던 남자와 만났다. 처음에는 그의 마약 상용을 너그럽게 포용하려고 했지만, 곧 그 문제에 대해 곱씹기 시작했다. 그가 누구랑 어떤 식으로 마약을 하는지 알아야 했다. 애나는 내심 그의 마약 문제가 자신의 잘못이라고 생각했다. 그래서 학교 정신과 의사를 찾아갔다. 15분의 상담 끝에 정신과 의사는 애나의 진짜 문제가 어머니의 가슴에 집착하는 것이라고 말했다. 당연히 애나는 자신의 강박사고와 반추, 점점 잦아지는 공황 발작 사이에 어떤 연관이 있는지 알지 못했다.

결국 애나는 집을 나서는 것을 비정상적으로 두려워하는 '광장공포증'이라고 진단받았다. 광장공포증은 공황 발작을 일으키는 사람들에게 드물지 않게 나타나는 합병증이다. "공황 발작을 일으키는 이유가 완벽주의 가정에서 자라서 분노를 제대로 표출하는 방법을 배우지 못해 그런 것 같다는 말을 들었어요"라고 애나는 말했다. 물론, 나는 강박장애와 같은 공황 발작이 주로 생물학적 요인에 기인한다고 생각한다. 하지만 어쨌거나 그 설명 덕분에 애나는 자기가 미친 게 아닐까 하는 두려움에서 벗어날 수 있었다. 자기주장훈련(여성이 자신의 권리를 주장하는 방법과 기술을 습득하도록 도와주는 여성주의 역량 강화 상담 기법으로, 대인 관계에서 자신과 상대방을 존중하면서 자기표현이나 주장을 하는 방법을 훈련하는 행동 치료 과정—옮긴이)과 더불어 군중 속이나 어두운 공간처럼 발작을 일으키는 상황과 장소에 일부러 노출시키는 치료법을 통해 그동안 겪었던 끔찍한 증상들, 공포감, 심장마비가 올 것 같은 두려움은 많이 가라앉았다.

헤어진 지 오랜 시간이 지난 뒤에도 애나는 이따금 전 남자친구의 마약 상용에 관한 강박사고에 시달렸다. 그러다 대학을 졸업한 해 여름, 새롭고 훨씬 더 강력한 강박사고에 사로잡혔다. 죽음에 관한 강박사고였다. "조만간 죽음이 삶을 질식시켜 존재를 무의미하게 만들 거라는 걸 알면서 다들 어떻게 하루를 버텨낼 수 있는 건지 의아했어요." 애나는 자신이 미쳐가고 있다는 징후를 찾기 시작했다.

애나는 대학원에 진학해 가이를 만났다. "연애가 길어질 때마다 강박사고가 생겼어요. 전에 만났던 남자들과의 관계가 건강하지 못했기 때문에, 가이를 만났을 무렵에는 혹시 부딪힐 일이 생기지 않을까 유독 더 예민했어요. 남자가 자기도 모르게 이런저런 방식으로 나를 망칠 수도 있다는 생각에 걱정이 앞섰어요. 내게 심각한 문제가 있는 남자를 고르는 성향이 있다는 걸 알고 있었어요. 그렇지 않아도 유난히 예민한 정신이 더욱 힘없이 바스러지는 걸 자주 느꼈죠. 아이러니하게도, 강박장애를 가장 심하게 앓았던 때는 상처받지 않도록 나를 보호하려는 욕구가 가장 강했을 때였어요."

가이는 무고한 희생자였다.

"이번에는 신뢰할 수 있고 힘이 되는 동반자를 골랐어요"라고 애나는 말했다. "그리고 그 사람에 관한 강박사고가 시작됐죠. 먼저, 남자친구가 마약을 한다는 생각에 사로잡혔어요." 물론, 가이는 마약을 하지 않았다. "그래서 그 문제에 관해 끝없이 추궁했어요. 정말 충실하고 다정한 사람인데, 나는 그 사람의 연애사에 집착하기 시작했어요." 예전에 누드 잡지를 본 적이 있는지 없는지

까지 캐물었다. "전에도 사랑에 빠진 적 있어?" "그래서 그 여자를 마지막으로 본 게 정확히 언제야?" "그 여자랑은 왜 헤어진 거야?" "요즘도 그 여자 생각해?" 대부분 이런 질문으로 대화를 시작했다. 애나는 남자친구가 누드 잡지를 언제 보았는지, 그런 잡지를 왜 봤는지, 어디에서 구했는지, 마지막으로 본 건 언제인지, 처음 본 건 언제인지, 이제까지 총 몇 번이나 봤는지, 구체적으로 어떤 잡지를 봤는지 전부 알고 싶었다.

애나는 남자친구에게 즉답을 요구했다. "당연히 가이는 그런 대화를 싫어했어요. 결국에는 우리 둘 다 화를 내게 되니까요. 그 사람은 내가 자기를 쓸데없이 의심하고 믿어주지 않는다며 화를 냈어요. 나는 남자친구의 대답이 모호하고 자꾸 말을 돌리려는 것 같아서 화가 났고요." 애나는 남자친구가 한 대답을 확인하고 또 확인하고, 답변 내용을 머릿속에 죽 나열해보고, 답변들 사이에서 모순점을 찾느라 몇 시간을 허비했다. "대답을 한 번 듣는 것으로는 성이 차지 않을 때가 많았어요. 이미 질문에 대답했는데 그 대답이 이전에 답한 내용과 정확히 일치하지 않으면, 너무도 괴로웠어요. 처음에는 이런 모순점을 가이가 바람을 피우는 증거로 간주했죠."

가이는 당혹스러웠고 학대당하는 기분이 들었다. 애나는 자신이 상처받기 쉽고 소심한 사람처럼 느껴졌고, 자신을 스스로 통제하지 못한다는 사실이 부끄러웠다. 데이트를 시작하고 1년쯤 되었을 때 심인성 질환이 나타나기 시작했고, 추상적으로 자살을 생각했다. 머리에 총을 쏴서 뇌 속 병소를 제거하여 기적적으로 자기 병을 직접 '고친' 정신 질환자에 관한 기사를 우연히 읽었다 (나중에 거짓되고 왜곡된 기사로 밝혀졌다). "비슷한 방식으로 나도 나를 고칠 수 있을지 모른다는 환상을 품었어요." 이제 애나는 자신이 성질이 더럽고 질투심이 많고 요구가 많고 까다롭고 불행한 사람이라고 마음속 깊이 확신했고, 그런 자신을 미워했다.

가이는 십대 시절을 유럽에서 보냈다. 그래서 두 사람은 여름에 함께 유럽 여행을 하며 가이가 살던 집을 방문하고 옛 친구들을 만났다. 애나는 그 친구들이 가이의 인생에서 어떤 역할을 했는지 정확히 알고 싶은 욕구에 사로잡혔다. 그 여자들을 알고 지낸 지 얼마나 되었을까? 고등학교 다닐 때 사귀었을까? 가이는 당시를 이렇게 회상했다. "언제나 처음에는 대답을 해줬어요. 하지만 똑같은 질문을 다섯 번째 받으니까 완전히 짜증이 나는 거예요. 그래서 이렇게 대꾸했어요. '이걸 왜 물어보는 거야?' 그러면 애나는 이렇게 말해요. '내가 알아야 하니까. 내겐 확신이 필요해.'" 가이는 때때로 애나가 만족하리라 여기고 즉흥적으로 대충 둘러대곤 했다. "아, 3년 전 8월에 마지막으로 봤어." 하지만 나중에 일상적인 대화를 하다가 실제로 그 여자를 마지막으로 본 게 3년 전이 아니라 4년 전이라거나, 8월이 아니라 7월이었다는 사실이 드러나면 애나는 또다시 질문을 퍼붓기 시작했다.

애나는 둘 중 하나는 사실이어야 한다고 생각했다. 가이가 자기에게 거짓말을 하고 있거나, 자기가 지금 미쳐가고 있거나. 가이가 대답한 내용을 자세히 적어놓지 않아서 실제로 답변 내용이 모순되는지 아니면 혼자 머릿속으로 상상한 건지 확실치 않았다. 그래서 애나는 남자친구가 이야기를 지어낸다는 생각이 단순히 자신의 상상일 뿐임을 증명받고 싶었다.

그러다 해결책을 찾아냈다. 앞으로 가이가 하는 모든 말을 기록하겠다고 한 것이다. 이쯤 되자 가이도 단호하게 반대 의사를 밝혔다. "아니, 그러지 마. 그건 정말 최악이야." 가이가 옳았다. "애나가 나에게 '이 사람이랑 술 마신 적 있어?'라고 물으면, 나는 있다, 없다 대답할 수 있어요. 그렇게 끝나면 좋죠. 그런데 내가 없다고 대답한 다음에 또 '음, 이 사람을 마지막으로 본 게 언제야?'라고 물으면, 나는 애나가 답해주길 바라는 이런저런 세부 사항에 답을 주지 못해요." 그러면 괴로운 추궁이 또다시 시작되었다.

사귀기 시작한 해에 두 사람은 몇 번 유럽 여행을 함께했다. 유럽에는 가이의 가족이 살고 있었다. 당시에는 자신도 깨닫지 못했지만, 그때부터 가이는 행동 치료를 통해 애나를 돕기 시작했다. 너무 피곤해지면 강박사고가 언제든 덮칠 채비를 할 거라는 걸 알고, 애나가 피곤하지 않게 여행 계획을 짜려고 노력했다. 또한, 바쁠 때는 바보 같은 질문을 하지 않는다는 걸 알고, 일상 활동에 관한 계획을 미리미리 세웠다.

두 번째 여행 때 두 사람은 작은 집에서 가이의 가족과 함께 지냈다. 그건 실수였다. 가이의 어머니는 자기 아들이 정신이 좀 이상한 여자를 데려왔다고 생각했고, 애나가 하는 행동들을 참고 받아줄 여유가 없었다. 사실, 어머니에게는 그보다 더 큰 걱정이 있었다. 남편이 최근에 심장 발작을 일으킨 것이다. 가이의 어머니는 노골적으로 싫은 내색을 했다. 애나는 그 때문에 스트레스를 받았고, 스트레스는 강박사고를 악화시켰다. 가이의 어머니는 애나에게 이렇게 말했다. "글쎄, 속으로는 정말 그런 행동을 하고 싶어하는 게 아닐까? 네 안에 특이한 충동이 있는 거겠지." 마음이 상한 애나는 이렇게 소리쳤다. "아니에요, 아니라고요! 어머닌 절대 이해 못해요." 이 갈등으로 애나와 가이는 모두 비참해졌다. "그냥 화가 났어요"라고 애나는 말했다. "내가 나를 죽이고 싶었어요. 집착하고 집착하다 별 미친 짓을 다 하게 되니까요. 눈앞에서 남자친구의 삶을 재구성하겠다는 강박사고에 빠져 있었어요. 사실, 남자친구는 철저하게 나한테 맞춰 살고 있었는데 말이에요."

애나는 가이가 사귀었던 모든 여자에 대해 따져 물었다. "그 여자는 어떻게 생겼어?" "그 여자랑 데이트할 때 뭐 먹었어?" "정확히 어느 식당에 갔어?" 두 사람은 애피타이저, 주요리, 디저트로 뭘 먹었을까? 식사하러 자리에 앉은 게 정확히 12시였을까, 11시 56분이었을까? 밥 먹으면서 무슨 이야기를 했을까? 애나는 흥분해서 제정신이 아니었다. "나는 내 안에서 무슨 일이 일어나고 있는지 전혀 몰랐어요. 정신 나간 질문들로 남자친구를 고문하는 내가 너무 끔찍하고 소름 끼쳤어요. 남자친구는 진심으로 화를 냈어요. 내가 재미로 그런다고 생각했거든요. 매우 섬세한 사람인데, 내가 자기를 믿지 않는다고 생각했어요. 어떤 면에서는 그게 사실이었죠. 하지만 우리 둘 다 이게 뭔지 몰랐어요. 전혀 몰랐죠. 이미 공황 발작에 대한 치료를 받았기 때문에 공황 발작이 뭔지는 알고 있었지만, 이건 완전히 새로운 거였어요. (강박장애 환자의 약 10~15퍼센트는 공황 발작을 일으킨다.) 뭔가 심각하게 잘못되었고, 정신과 의사에게 가봐야 한다는 건 알았죠. 하지만 그때는 유럽에 있었기 때문에, 어떻게든 남은 여름을 버텨내야 했어요."

애나는 가이가 '정말 착실하고 좋은 남자'라는 걸 내심 잘 알고 있었다. 가이는 어떤 부적절한 행동도 하는 법이 없었다. 알고 지내는 기간 동안 과음한 일도 한 번도 없었다. 괜한 불안감 때문에 자기 손으로 멋진 관계를 망치려 한다는 사실을 애나는 잘 알고 있었다. 애나가 몰랐던 사실은 자신이 강박장애를 앓고 있다는 점뿐이었다. 그해 여름, 애나의 상태가 최악으로 치달을 때 가이는 애나에게 청혼했다. "정말 미쳤었나 봐요, 그렇죠?"라며 가이는 웃음을 터뜨렸다. 그러나 곧 두 사람은 미래를 함께하는 게 옳은지 심각한 의구심을 품기 시작했다. 애나는 당시를 이렇게 회상했다. "정면으로 부딪치는 일이 많았어요. 거짓말한다며 바락바락 악을 썼죠. 수요일이나 목요일, 또는 무슨 요일에 무슨 일이 있었냐고 물었는데 남자친구가 날짜를 헷갈려서 실수했거든요. 그래서 생각했죠. '그래, 이 남자와 헤어져야겠어. 지금 나한테 거짓말하는 거봐.'" 사실, 가이는 애나가 자기를 그만 귀찮게 했으면 하고 바랄 뿐이었다. 가이는 자기가 한 대답을 일일이 기억하지 못했지만, 애나는 전부 기억했다.

로스앤젤레스로 돌아온 두 사람은 애나를 도와줄 사람을 수소문한 끝에 UCLA 신경정신학연구소에서 나를 만났다. 이 무렵, 두 사람은 함께 살고 있었다. 둘 다 스트레스가 심한 인생의 한 지점을 지나고 있었다. 애나는 대학원에 재학 중이었고, 가이는 학계에서 일을 막 시작한 참이었는데 일에 오롯이 집중할 수가 없었다. 가이는 이 시기를 "좀 멍했다"라고 표현했다. "우리는 난국을 헤쳐나가려고 노력하는 중이었어요. 애나가 문제인지, 아니면 내가 선생이 될 자질이 전혀 없는 건지 잘 모르겠더라고요."

나는 '전형적인 강박장애'라는 진단을 내렸다. 벌써 9년 전 일이다. 내가 '브레인 락'이라고 명명한, '뇌의 화학적 불균형'이 원인이라고 설명했던 첫 번째 환자들 가운데 한 명이 바로 애나였다. 애나는 뇌 질환이 있다는 말을 듣고 크게 안도했고, 당장 치료를 시작하고 싶어했다. 4단계 행동 치료법을 완벽하게 개발하기 전이었지만, 나는 애나에게 처음으로 15분 규칙을 체계적으로 적용했다.

가족들은 강박장애 환자에게 변화가 찾아오면 핑곗거리가 없어져서 현실에 직면해야 할까봐 두려워 때때로 치료를 방해하려고 하는데, 가이는 그렇지 않았다. 애나를 도우려는 열의가 가득했다. 가이는 제대로 이해하고 있었다. "내가 사랑하는 사람이 그런 게 아니에요. 이런 미친 짓을 벌이는 건 애나가 아니에요. 애나에게 강박장애라는 병이 생긴 거고, 지금 그로 인해 고통받고 있어요." 치료 초기에는 일단 질문에 대답만 하면 쉽게 넘어가는 때가 많았다. 하지만 가이는 그게 회복에 도움이 되지 않는다는 사실을 잘 알고 있었다. 그래서 몇 가지 기본 규칙을 세웠다. 긴 질문 꾸러미 말고 딱 하나의 질문에만 대답했다. 그런 다음, 애나가 15분을 기다려야만 그다음 질문에 답을 했다. 두 사람은 다퉜고 애나는 울음을 터뜨렸다. 하지만 가이는 15분 규칙이 단순한 기다림 이상의 의미가 있음을 꿰뚫어 보았다. 15분은 애나가 하는 질문들이 어처구니없다는 사실을, 그런 질문을 하는 건 애나가 아니라 강박장애라는 사실을 인식하는 시간이었다.

가이는 이렇게 말했다. "누구 말을 믿을지 선택하기가 어려웠을 거예요. 내가 '이건 강박장애일 뿐이야'라고 말하면, 애나는 내가 대답하고 싶지 않은 질문을 피하려고 그러는 건 아닌지 확인하고 싶어했어요." 가이는 계속해서 애나를 안심시켰다. "그냥 강박장애일 뿐이야. 걱정하지 마." 가이는 아주 침착하게 "네가 정말 원한다면, 얼마든지 대답해줄 수 있어"라고 말했다. 하지만 답을 알고 싶은 욕구는 진짜 문제가 아님을 항상 상기시켰다. 문제는 강박장애였다. "처음 3개월은 대단히 충격적이었어요. 우리 사이에 적대감만 쌓였죠." 애나는 성큼성큼 걸어서 문을 쾅 닫고 나가거나, 침대에 앉아 울곤 했다. 두 사람은 작은 집에서 살고 있었는데 문자 그대로든 비유적으로든 각자 다른 공간에 있었다. 15분 동안 한 명은 부엌에, 다른 한 명은 침실에 있었다. 15분 규칙을 실행에 옮긴 건 맞지만, 건설적인 방식이었다고 말할 수 없는 때도 더러 있었다. "둘 중 한 명이 토라져서 자리를 떠버리는 거죠."

치료가 진행되면서부터 가이는 이렇게 말할 수 있게 되었다. "정말로 내가 대답하기를 바라는 거야?" 그러면 애나는 아니라고 말했다. 크나큰 발전이었다. 가이는 당시를 이렇게 회상했다. "그때 애나는 매우 행복해했어요. 질문에 답하는 게 아무 의미가 없다는 걸 우리 둘 다 알고 있었죠. 그 질문은 예전에 이미 했었고, 나도 이미 대답했던 거예요. 애나가 답을 잊어버린 것뿐이죠. 그러니 걱정할 게 전혀 없다는 걸 서서히 깨달았어요."

애나는 강박장애가 자기에게 한 짓을 싫어했고, 나아지기 위해 열심히 노력하겠다는 열의에 불탔다. 한번은 질문하고 싶은 걸 몇 주씩이나 꾹 참았다. 가이는 이렇게 말했다. "애나는 삶을 살아내야 한다는 걸, 강박충동을 떨쳐내야만 삶을 제대로 살아낼 수 있다는 걸 알고 있었어요." 장기적으로 나아지기 위해 아주 실제적인 고통 속에서 15분을 견딜 것인가, 질문함으로써 매우 실제적이고 즉각적인 안도감을 얻을 것인가. 이 둘 사이에서 단기간에 균형을 잡기는 쉽지 않았다. 가이는 이렇게 말했다. "애나는 뇌가 자신에게 이런 짓을 한다는 걸 내심 알고 있었어요. 그놈의 실체가 강박장애라는 걸 확인하고 나자 강박행동을 실행하는 것의 가치는 떨어졌어요. 그리고 한 주, 한 주 지날 때마다 삶을 해치는 부정적인 충동에 굴복하지 않는 것의 가치는 올라갔죠. 애나는 '경계를 늦추면 안 돼' 같은 말을 자주 했어요." 가이는 애나가 끔찍한 고통을 겪고 있다는 걸 알고 있었다. 애나가 집 안 물건을 미친 듯이 확인하고 또 확인했기 때문이다. 애나는 침울해져서 집 안에 틀어박혔다. "집에 30분만 늦게 들어와도 엄청 화를 냈어요. 무슨 무슨 일을 하겠다고 해놓고 하지 않았다면서요."

몇 달이 지나자, 강박장애 증상을 제어할 수 있다는 자신감이 점점 커졌다. 가이는 행동 치료를 함께하는 파트너가 되어주었다. 가이는 애나에게 이렇게 말했다. "봐봐, 오늘은 강박장애가 조금 심해서 기분이 가라앉는 거야. 하지만 지난 한 주 동안은 그리 나쁘지 않았어." 혹은 이렇게 말했다. "이번 주는 꽤 힘들었지, 나도 알아."

애나는 18개월간 매주 외래로 행동 치료를 받았고, 소량의 약물 요법을 병행했다. 애나에 따르면, "이 기간에 가이는 나를 어떻게 대해야 하는지 많이 알게 되었어요. 그전에는 화를 내며 '넌 지금 날 고문하는 거야. 제발 그만해'라고 말하곤 했죠. 그런데 그것의 정체를 깨닫고 나서는 이렇게 말해요. '이 강박사고에 난 동조하지 않을 거야. 네 질문에 대답하지 않을 거야. 넌 뭐든 하고 싶은 일을 할 수 있어. 나한테 이 질문에 답하라고 하는 건 네가 정말 원하는 일이 아니야. 그러니까 15분만 기다려보자. 15분 후에 돌아와서, 다시 얘기하자.' 내가 이만큼 나아진 건 남자친구의 공이 커요. 치료에 전혀 도움이 되지 않는 가족이 너무 많은데, 가이는 늘 내 곁에 있으면서 증상이 나타날 때 그게 강박장애라고 알려줬어요. 물론, 남자친구 말을 믿지 못할 때도 많았어요. 그럴 땐 이렇게 말하곤 했죠. '아, 아니야. 강박장애가 아니야. 이건 진짜야. 내겐 정말 도움이 필요하다고.' 그러면서 가이가 내 질문에 대답해주거나 사실 여부를 확인해주길 간절히 원했죠. 하지만 가이는 그렇게 하지 않았어요. 그래서 무척 화가 난 적도 있었지만, 결국은 도움이 됐어요. 치료를 시작하기 전에 그랬으면 숨기고 싶은 게 있으니 대답을 회피한다고 여기고 펄펄 뛰며 성을 냈을 거예요. 하지만 지금은 모두 다 나를 위해 필요한 단계였다는 걸 이해해요."

가이가 도움이 된 것은 사실이지만, 애나가 스스로 나아지기 위해 얼마나 많이 노력했는지 가이는 아주 잘 알고 있다. 가이는 이렇게 말했다. "어떤 면에서 보면 우린 운이 좋았어요. 애나가 시달리는 강박사고에 내가 깊이 연관되어 있으니까요. 만약 애나가 손 씻기에 과도하게 집착하는 문제를 겪었다면 내가 지금처럼 관여할 수 있었을지 잘 모르겠어요. 내가 강박사고에 깊이 연관되어 있었기 때문에 문제가 있다는 걸 쉽게 알 수 있었고 치료에도 참여할 수 있었어요."

애나는 지금도 가끔 말도 안 되는 생각에 시달린다. 대개는 "만약에 말이야~"로 시작되는, 답이 없는 질문인 경우가 많다. 어느 날 밤, 침대에 누웠는데 "만약 내 남편이 게이라면 어쩌지?"라는 생각이 애나를 자꾸 괴롭혔다. 그러자 애나는 재빨리 가이를 향해 돌아눕고는 말도 안 되는 생각이 자꾸 떠오르는데 그것이 강박장애라는 걸 잘 알고 있다고 말했다. 가이는 이렇게 대꾸했다. "그래, 네 말이 맞아. 강박장애야. 말도 안 되는 소리야." 그러고는 다시 잠에 들었다.

애나는 힘든 박사 과정을 무사히 마쳤고, 가이와 함께 교육자로서 보람을 느끼며 경력을 쌓아가고 있다. 4년 동안 행복한 결혼 생활을 해왔고 아기도 생겼다.

이제 애나는 자신의 삶을 가리켜 '정상'이라고 말한다.

기억해야 할 요점

- 강박장애는 항상 가족이 연관되게 마련이다.
- 강박장애 증상이 사랑하는 사람들에게 어떤 영향을 미치는지 알고 있어야 한다.
- 사랑하는 사람들의 필요에 응답하지 않으려고 강박장애 증상을 이용하지 않도록 조심하라.
- 사랑하는 사람들에게 화내거나 짜증 내기 위해 강박장애 증상을 이용하는 짓은 무슨 일이 있어도 해선 안 된다.
- 강박장애와 4단계 치료법에 관해 더 많이 알아가도록 가족들을 도와라. 그래야 비생산적인 비판을 쏟아내거나 증상을 조장하지 않는다.
- 가족들을 훌륭한 '공동 치료사'로 삼을 수 있다. 비판하는 사람이 아니라 돕는 사람이 되도록 가족들을 격려하라.
- 건설적 상호작용의 맥락에서 서로를 있는 그대로 받아들이려고 노력하면 4단계 치료법을 수행하는 데 아주 큰 도움이 된다.

7장
강박장애와 다른 질병들
과식, 물질 남용, 도박 중독, 강박적 성 행동

사람들은 강박장애 치료와 섭식 장애를 비롯한 다른 질병의 치료에 어떤 차이가 있는지 자주 묻는다. 강박장애와 관련이 있을 수 있는 다른 흔한 질병에 4단계 치료법을 어떻게 적용할 수 있을까? 세로토닌 회로는 강박장애 치료와 마찬가지로 섭식 장애를 비롯한 병적 도박, 약물 및 알코올 남용, 강박적 성 행동과 같은 다른 유형의 충동조절장애 치료에도 관여하는 것으로 보인다.

4단계 치료법을 활용한 강박장애 치료와 여타 질환 치료의 주요한 차이점은 강박장애 환자들은 강박행동을 하고 싶은 충동에 언제나 불쾌감을 느낀다는 점이다. 강박장애 환자들은 너무 많이 씻거나 너무 많이 확인한다고 고충을 호소할 뿐만 아니라, 씻고 싶거나 확인하고 싶은 충동에 완전히 포위당한 듯한 기분이 든다고 토로하는데, 이들은 이런 충동을 전적으로 부적절한 충동으로 여기고 단번에 없애고 싶어한다.

치료의 관점에서 볼 때, 섭식 장애와 물질 남용 장애, 도박 중독, 강박적 성 행동의 경우에는 불행하게도 변하고자 하는 욕구가 그렇게 분명하지 않다. 섭식, 약물, 도박, 성과 관련된 행동 장애가 있는 사람들은 자신에게 천성적으로 탐닉하는 성향이 있고 충동을 조절하는 데 문제가 있음을 깨닫는다. 그런데 한편으로 이들은 그런 탐닉 행위를 완전히 끊고 싶어하지 않는다. 약물 남용자들은 치료를 시작하더라도 약물을 완전히 끊는 쪽보다 양이나 횟수를 조절하는 쪽을 선호한다. 도박에 중독된 경우도 마찬가지이고, 성 행동에 탐닉하는 경우에는 이런 성향이 훨씬 더 강하다. 따라서 치료의 핵심은 이런 환자들이 과도할 뿐 아니라 문제가 있는 그 행동을 얼마나 '자아이질적ego-dystonic'(생각이나 충동, 정동, 행동 등이 자아와 조화를 이루지 못하는 상태—옮긴이) 행동으로 받아들이느냐에 있다. 즉, 강박장애 환자가 씻고 싶거나 확인하고 싶은 충동을 자기가 누구이고 무엇을 원하는가에 대한 자신의 자아 개념과 완전히 이질적인 것으로 받아들이듯이, 그들도 자신의 문제 행동을 얼마나 이질적인 것으로 받아들이느냐가 중요하다.

숨은 의도

이러한 차이 때문에 섭식, 약물, 도박, 강박적 성 행동 등에 4단계 치료법을 적용하려면, 추가적인 조치가 필요하다. 기존 4단계에 몇 단계를 추가한다고 보면 된다. 충동 조절에 문제가 있는 사람들은 자신의 문제 행동이 삶에 어떤 영향을 미치는지 그리고 자신이 그 행동을 그만두길 얼마나 원하는지 명확히 하기 위해 강박장애 환자들보다 훨씬 더 큰 노력을 기울여야 한다. 물론, 강박장애 환자들도 현실에서 부닥치는 진짜 난관을 헤쳐나가지 못할때 강박장애 핑계를 대려는 의도로 강박행동에 매달리곤 한다. 이런 숨은 의도들은 종종 가족과의 관계나 개인으로서 더 큰 책임을 떠맡는 것에 대한 두려움과 관련이 있다.

그러나 강박장애 환자들이 반복해서 씻거나 확인하는 행동을 진심으로 즐기지 않는 것은 분명한 사실이다. 또한, 강박장애 환자들은 강박행동을 이질적인 것으로 매우 명확하게 인식한다. 따라서 특히 대인 관계와 관련하여 불쾌하거나 불안을 유발하는 현실을 피하려고 강박행동을 이용하고 있다는 사실을 스스로 인정하게 하는 것은 그리 어렵지 않다. 이와 달리, 이외의 충동조절장애는 대부분 훨씬 더 복잡하다. 이런 문제가 있는 사람들은 섭식 장애, 약물 복용, 도박, 강박적 섹스와 같은 병적 행동을 진심으로 즐기기 때문이다. 이러한 행동에는 전통적 행동 치료 이론에서 '일차적 강화 속성'이라고 부르는 것이 작용한다. 즉, 동물뿐만 아니라 사람도 쾌감을 유발하는 음식이나 섹스, 약물을 얻기 위해 행동하거나 노력하도록 유도할 수 있다는 말이다.

이 사실은 정신건강의학 전문의가 아니어도 많은 이가 너무나 잘 알고 있는 내용이다. 따라서 '재명명' 단계를 일반적인 충동조절 장애에 적용하기 전에 먼저 해결해야 할 난관이 있다. 문제 행동이 완전히 걷잡을 수 없게 되기 전에, 즉 초기 단계에서 환자가 그 행동을 정말로 그만두고 싶어하는지, 그 행동에 탐닉할 때 얻을 수 있는 쾌락을 포기할 마음이 있는지부터 확인해야 한다.

알다시피, 씻거나 확인하는 행동을 멈추는 데도 의지가 필요하지만, 음식을 먹거나 술을 마시거나 약물을 복용하거나 도박을 하거나 성행위를 하고 싶은 충동을 떨쳐내는 데는 그보다 훨씬 더 큰 의지가 필요한 법이다. 바로 여기에 딜레마가 있다. "이건 내가 아니라, 강박장애일 뿐이야"라고 말할 때, 강박장애 환자들은 자기가 확인하고 싶고 씻고 싶은 게 아니라는 사실을 거의 즉시 깨닫는다. 4단계 치료법을 완벽하게 실천하고자 기울이는 노력의 핵심은 그 충동이 진짜 자기한테서 나온 게 아니라 뇌가 보낸 잘못된 메시지에 불과하다는 사실을 꿰뚫는 통찰력을 키우는 데 있다. 그런데 섭식, 알코올, 약물, 도박, 성 행동 등에 문제가 있는 사람들은 이런 통찰력을 키우기가 쉽지 않다. 다른 충동조절장애에 4단계 치료법을 어디까지 적용할 수 있을지는 환자가 자신의 문제 행동과 자아 개념을 얼마나 분리해서 생각할 수 있느냐에 달려 있다.

충동을 충동이라 부르기

  물론, 강박장애 환자들도 노력을 많이 해야 한다. 특히 자기 자신과 강박장애의 차이를 확실히 구분하려면 피나는 노력이 필요하다. 하지만 강박장애는 진짜로 '자아이질적'이다. 사람들은 반복해서 씻고 싶은 충동이나 확인하고 싶은 충동을 이질적인 것으로 받아들인다. 따라서 충동조절장애가 있는 사람이 "이건 내가 아니라, 음식을 먹고 싶은 혹은 술을 마시고 싶은, 약을 하고 싶은, 도박하고 싶은, 섹스하고 싶은 충동일 뿐이야"라는 깨달음에 어느 정도 이를 수 있느냐에 따라 4단계 치료법이 인지·행동 치료의 수단으로서 그들에게 얼마만큼 도움이 될지가 결정된다. 이와 관련하여 우리는 '재귀인' 단계의 의미를 더 깊이 이해하게 된다. 재귀인 단계는 씻고 싶은 충동이나 확인하고 싶은 충동을 유발하는 원흉이 뇌에서 보낸 잘못된 메시지임을 이해하게 도와준다. 그런데 사람들은 이런 충동 중 일부가 친밀한 대인 관계나 원치 않는 개인적 책임을 피하고 싶은 정서적 욕구와 관련이 있다는 사실 또한 깨닫곤 한다.

  일단 이런 정서적 요인들이 부적절한 강박충동의 진짜 원인을 밝히는 '재귀인'에 어떤 역할을 하는지 이해하기 시작하면, 충동조절장애가 있는 사람이 사용하기 위해 배워야 할 '정신 과정'에 관해서도 더 많은 것을 알 수 있다. 충동조절장애가 있는 사람들은 진정한 자기 모습과 정말로 되고 싶은 모습, 즉 음식을 먹고 싶거나, 술에 취하고 싶거나, 도박하고 싶거나, 부적절한 성행위를 하고 싶은 충동 사이의 차이를 잘 이해해야 한다. 정서와 깊이 연관된 전통적인 심리 치료가 필요할 수도 있는 이 관계를 더 명확하게 이해해야만 4단계 치료법을 효과적으로 활용할 수 있고, "그건 내가 아니라, 부적절한 충동일 뿐이야"라는 구호를 제대로 활용할 수 있다. 통찰력이 깊어질수록 진정한 자기 자신과 충동적으로 행동하고 싶은 강박충동의 차이를 더 잘 구별하게 된다.

뇌 생화학이 이런 부적절한 충동에 중요한 역할을 한다고 해서 개인의 책임이 줄어들지는 않는다. 부적절한 충동에 어떻게 반응할지는 개인의 선택이다. 충동조절장애와 강박장애 모두 마찬가지다. 우리 뇌가 우리가 처리하기 어려운 고통스러운 메시지를 보낸다고 해서 건강한 방식으로 문제에 대처하고 파괴적인 행동이 아닌 실용적인 행동을 수행해야 할 책임이 줄어들지는 않는다. 강박장애 환자들과 마찬가지로 충동조절장애가 있는 사람들도 이 지점에서 '재초점' 단계를 활용할 수 있다.

내면 들여다보기

궁극적으로, 4단계 치료법의 처음 두 단계는 자신을 스스로 관찰하여 재초점 단계를 수행할 능력을 기르기 위해 고안한 것이다. 마치 타인의 행동을 관찰하듯 자신의 행동을 관찰하려고 노력하는 것. 이것이 바로 공정한 관찰자가 하는 일이다. 이런 능력이 향상되면 초점을 돌려 적응력이 더 높은 새로운 행동에 집중할 수 있다. 물론, 이 두 가지 과정은 서로 영향을 끼치며 서로 강화한다는 점을 반드시 기억해야 한다. 초점을 돌려 행동에 집중하면 할수록 공정한 관찰자는 힘이 더 세진다. 그리고 공정한 관찰자의 힘이 세질수록 주의를 돌려서 더 실용적이고 더 건강한 행동으로 전환하기가 더 쉬워진다. 이 원리는 강박장애 환자와 마찬가지로 충동조절장애가 있는 사람들에게도 똑같이 적용된다. 4단계 치료 과정을 시작하고 싶은 충동조절장애 환자는 자신의 동기와 목표를 정직하게 들여다보고 강박적 섭식, 음주, 도박 등으로부터 정서적 삶을 분리하는 데 필요한 일을 해야 한다.

그러면 재명명과 재귀인 단계를 더 효과적으로 활용할 수 있고, 강박장애 환자들이 하듯이 재초점 단계에서 활용할 건강한 행동들을 충분히 예비해둘 수 있다.

요약하자면, 강박장애 환자들은 4단계 행동 치료를 시작하는 데 유리하다. 씻고 싶은 충동이나 확인하고 싶은 충동과 자기 자신이 다르다는 사실을 이미 알고 있기 때문이다. 충동조절장애가 있는 사람들은 먼저 이 둘을 구분할 줄 알아야 한다. 일단 자신과 충동을 구분할 수 있게 되면, 강박장애 환자들과 비슷한 방식으로 4단계 치료법을 활용할 수 있다.

마지막으로 발모광(반복적으로 머리카락, 눈썹, 속눈썹, 음모 등 다양한 신체 부위의 털을 뽑는 행동을 보이는 강박장애 관련 질환—옮긴이)의 주요 증상인 머리카락을 뽑고 싶은 충동에 관해 이야기하려 한다. 이런 사람들에게 들려줄 매우 실용적인 조언이 있다. 재초점 단계를 수행하고 머리카락을 잡아당기는 행동에서 다른 행동으로 기어를 바꾸려고 할 때, 손을 사용하는 대체 행동을 개발하는 것이 특히 중요하다. 많은 사람이 뜨개질, 자수, 도자기 빚기, 악기 연주 등 손을 사용하는 다양한 활동을 한다. 고무공을 꼭 쥐는 것과 같은 간단한 행동을 해도 되고, 이것도 저것도 여의치 않을 때는 두 손을 꽉 움켜잡는 행동도 좋다. 오스트레일리아 멜버른의 돈 제프리스 박사에 따르면, 돈을 세거나 종이를 분류하는 사람들이 쓰는 고무로 된 손가락 보호대를 착용하는 것도 큰 도움이 된다. 머리카락을 잡아당기기가 어려워져서 충동이 줄어들기 때문이다. 어떤 사람들은 15분 동안 손을 깔고 앉는 방법을 활용하기도 한다. 재초점 단계에서는 늘 그렇듯 더 오래 버티려고 노력하고 15분 정도 지난 뒤에 미묘하게라도 충동에 어떤 변화가 생겼는지 알아차리는 것이 중요하다.

손이 머리카락 안으로 들어갈 때 가능한 한 빨리 알아차리려고 노력하는 것도 머리카락을 뽑는 사람들에게는 매우 중요하다. 줄담배를 피우는 사람들이 자기도 모르게 담배에 불을 붙이는 것처럼, 발모광이 있는 사람은 자기도 모르게 머리카락을 잡아당길 수 있다. (약물 남용과 4단계 치료법에 관해 이야기한 모든 내용은 금연에도 똑같이 적용된다.) 나는 가끔 농담 삼아 발모광 환자들에게 다음과 같은 말을 습관화하라고 말한다. "10시네. 내 손 지금 어디 있는지 알아?" 이 말은 실제로 도움이 된다. 사실, 이것은 공정한 관찰자를 활용해 '주의 깊은 알아차림'을 실천하는 또 다른 방법이다. 무의식적인 행동은 슬금슬금 다가와 손쉽게 우리를 지배할 수 있다. 따라서 '주의 깊은 알아차림'이야말로 원치 않는 파괴적인 행동을 막아주는 가장 훌륭한 동맹군이다.

기억해야 할 요점

- 4단계 치료법은 진심으로 바꾸고자 하는 거의 모든 행동에 적용할 수 있다.
- 재명명과 재귀인의 핵심은 당신 자신과 당신이 바꾸고 싶은 행동의 차이를 명확히 인식하는 것이다.
- 의지가 약해지는 순간에는 공정한 관찰자의 말에 최대한 귀를 기울이는 법을 배워라. 이를 통해 진정한 목표와 관심사를 정할 수 있다.

8장

4단계 행동 치료와 전통적인 접근법들

*이 글은 UCLA 정신과의 폴라 스토에셀 박사, 캐런 매이드먼트 간호사와 함께 작성했다.

1970년대와 1980년대에 '노출 후 반응 방지ERP'라는 행동 치료법이 개발되면서 강박장애 치료에 일대 혁명이 일어났다. 이번 장에서는 1990년대에 UCLA에서 개발한 4단계 인지·생물행동 자가 치료의 맥락에서 이제 고전이 된 이 치료법이 어떻게 발전되었는지 간략히 설명하려 한다.

노출 후 반응 방지 요법을
강박장애에 적용하는 고전적인 방법

먼저 고전적인 행동 치료 기법의 개요를 간단히 살펴보자. UCLA 병원에서 입원 치료를 받든, 강박장애 치료 센터에서 외래 진료를 받든, 강박장애 환자들은 모두 다음과 같은 단계를 밟는다. (1) 교육을 포함한 평가. (2) 행동치료사와 환자가 공동으로 치료 계획 설계. (3) 노출 후 반응 방지. (4) 치료 후속 조치.

1. 평가

체계적인 면담을 포함한 철저한 평가를 통해 강박장애를 진단받고 나면, 서론에서 설명한 대로 '강박사고'와 '강박행동'이라는 단어의 정확한 의미를 명확하게 이해하도록 교육한다.

환자가 강박사고와 강박행동의 본질을 명확히 이해하게 되면, 그를 괴롭히는 강박사고와 강박행동의 윤곽을 제대로 파악할 수 있다. 이 목록에는 강박사고가 생기도록 유도하는 내적·외적 자극과 신체 통증이나 질병과 연관된 신호가 포함된다. 강박행동에는 씻기나 확인하기와 같이 좀 더 전형적인 행동뿐만 아니라 부적절한 회피 행동 및 온갖 유형의 의식이 전부 포함된다.

이 시점에서 치료사는 치료법을 설명하고, 다음과 같은 행동 관련 용어로 치료의 근거를 제시한다.

'노출 후 반응 방지'는 첫 번째, 강박사고와 불안의 연관성, 두 번째, 불안과 불안을 해소하려는 강박행동 수행의 연관성, 이 두 가지 연관성을 끊기 위해 고안된 기법이다.

이런 고전적인 접근법을 제시하는 것 외에도, 2장에서 설명한 것처럼 행동치료사는 강박장애의 신경생물학에 관해 설명함으로써 환자가 강박장애를 '질병'으로 이해하게끔 돕는다. 이렇게 의학적으로 접근하면, 강박장애가 덮어쓴 오명도 벗길 수 있고, 환자는 자책에서 벗어날 수 있으며 강박장애를 앓는다는 수치심도 극복할 수 있다. UCLA에서 우리는 강박장애의 생물학적 측면이 유전에 영향을 받을 수는 있으나 유전적·생물학적 요인이 행동 치료 효과를 떨어뜨리지는 않는다는 점을 강조한다. 행동 치료와 향정신성 약물(9장 참조)이 강박장애의 생물학적 요인을 치료하는데 효과적이라는 사실은 이미 입증된 바 있다.

2. 치료 계획 설계

치료 계획은 행동치료사와 강박장애 환자가 함께 설계한다. 우선, 모든 강박사고와 강박행동에 대해 0에서 100까지 SUDSsubjective units of distress scale, 즉 주관적으로 느끼는 고통 지수를 표시한다. 불안감을 가장 크게 유발하는 항목에 100점을 부여한다. 강박사고와 강박행동은 공포를 가장 적게 유발하는 항목이 맨 아래에 있고 가장 크게 유발하는 항목이 맨 위에 있는 계층 구조로 배열한다. (1장 첫머리에서 언급했던 갤러거 교수는 바로 이 지점에서 실패했다.)

보통 한 환자가 고통을 느끼는 항목은 10~15개 정도이고, 주관적 고통 지수(이하 SUDS)가 50점 이상인 항목에 대해 치료를 진행한다.

오염 공포에 시달리는 환자가 고통을 느끼는 항목을 예로 들면 다음과 같다.

100점　오줌

95점　변좌

85점　변기 물 내리는 손잡이

80점　화장실 두루마리 휴지

75점　화장실 문손잡이

70점　화장실 수도꼭지

50점　젤리같이 끈적거리는 물질

　확인하는 문제에 시달리는 강박장애 환자의 행동 항목은 다음과 같이 구성할 수 있다.

100점　가스레인지

95점　전등 스위치

90점　주방용 가전제품 플러그

85점　히터

80점　화장실용 히터

70점　자물쇠

60점　문

50점　텔레비전

　이 가상의 항목들은 이해를 돕기 위해 단순화한 것이다. 실제로는 많은 강박장애 환자가 매우 복잡한 강박사고와 강박행동에 시달린다. 그러나 얼마나 복잡한가와 상관없이 행동 치료의 목적은 똑같다.

3. 노출 후 반응 방지

고통을 유발하는 항목을 계층 구조로 배열했다면, 치료를 시작할 준비가 되었다. 치료 계획을 설계할 때와 마찬가지로 과제를 개발할 때도 치료사와 환자가 함께 머리를 맞대는 것이 좋다.

노출은 진료 시간에 이루어지고, 집에서도 다시 이루어진다. 첫 번째 과제는 SUDS가 50점 정도 되는 항목에서 출발해 계층 맨 꼭대기에 있는 항목에 다다를 때까지 위쪽으로 차근차근 이동하는 것이다. 노출이 시작되면 환자는 불안감을 느끼지만, 이 불안감은 이후 약 90분에 걸쳐 차츰 낮아진다. (이 과정은 치료사의 도움을 받아 진행하는 고전적인 행동 치료 기법이다. 4단계 치료법을 자가 치료에 활용할 때는 3장에서 설명한 바와 같이 과제를 더 잘게 쪼개고 15분 규칙을 적용하면 된다.) 노출을 반복할 때마다 불안감은 감소한다. 불안감이 전혀 없다면 노출 과제가 너무 쉽다는 뜻이니 난도를 높여야 한다. 반대로 불안감이 너무 심하다면, 노출 과제의 난도를 적절히 조절해야 한다.

UCLA에서는 강박장애 환자들에게 하루에 최소 두 번 이상 노출 과제를 수행하게 하고, 불안감이 가라앉을 때까지 강박행동을 하지 말고 버티라고 요구한다. 노출로 인한 초기 불안감, 즉 SUDS가 감당할 수 있을 정도로 줄어들 때까지 노출을 반복한다.

그리고 불안감이 적정 수준까지 줄어들면, 한 계단 위에 있는 항목으로 이동한다. 오염 공포에 시달리는 환자를 예로 들면, 첫 번째 노출 과제는 손바닥에 젤리를 올려놓은 다음 불안감이 가라앉을 때까지 손을 씻지 않고 버티는 것이다. 이 과제를 처음 시작할 때는 SUDS가 90점, 즉 젤리로 인해 극도의 불안감을 느끼지만, 90분 뒤에는 SUDS가 30점 정도로 낮아진다. 치료사는 환자 옆에 있거나 언제든 환자에게 올 수 있는 자리에 있어야 한다. 두 번째에는 노출을 시작할 때 SUDS가 75점 또는 80점 정도였다가 노출을 끝낼 때 30점 미만으로 낮아질 것이다. 노출을 반복할 때마다 SUDS는 계속 낮아진다.

확인 강박에 시달리는 환자라면, 진료를 받으러 집에서 나올 때 텔레비전을 껐는지 확인하지 말고, 또 중간에 확인하러 집에 돌아가지 말고 행동 치료가 끝날 때까지 버티라고 요청할 것이다. 오염 공포에 시달리는 환자와 마찬가지로 처음에는 SUDS가 높지만, 노출 시간이 길어질수록 SUDS는 낮아질 것이다. '노출 후 반응 방지' 요법을 반복할수록 증상의 강도는 약해진다. 그러나 위쪽 항목으로 올라갈수록 초기에 느끼는 불안감과 90분 뒤에 측정한 SUDS 점수가 상당히 높을 수 있으므로 치료사의 도움이 더 많이 필요하다.

강박행동으로 반응하지 않으면서 강박사고에 계속 노출되면, 강박사고와 불안감의 연관성이 깨진다. 강박사고에 반복적으로 노출될 때마다 불안감이 낮아지기 때문이다. 게다가 이제 강박행동은 불안감을 낮추는 기능을 하지 않는다. 쉬 만족하지 않고 두려움을 유발하며 저절로 계속 돌아가던, 강박사고와 강박행동의 고리가 그렇게 끊어지는 것이다. 다시 말해서, 강박사고와 강박행동의 악순환을 끊으려면, 강박사고가 유발하는 강박적인 두려움에 직면해야 하고, 이때 강박행동으로 대응해서는 안 된다. 생각(강박사고)과 느낌(불안감)의 변화는 행동(강박행동)의 변화를 통해 이루어진다.

4. 치료 후속 조치

고통을 느끼는 항목들에 대한 노출 요법을 모두 완료한 뒤에도 강박장애 환자는 6개월 정도 외래 또는 전화 진료를 받는 것이 좋다. 새로운 증상이 나타나면, 행동 치료 때 했던 것처럼 '노출 후 반응 방지' 요법을 하루 두 번씩 진행하도록 교육한다.

4단계 치료법 적용하기

4단계 치료법은 이런 고전적인 치료 기법과 매우 효과적으로 결합할 수 있다. 재명명 단계를 규칙적으로 활용함으로써 강박장애 환자들은 미묘한 증상과 증상에 대한 두려움 때문에 자신이 어떤 일을 회피하고 있는지 점점 더 명확히 인식하게 된다. '재명명'은 SUDS 행동 치료 항목을 계층으로 정리할 때 증상의 윤곽을 제대로 파악하는 데도 도움이 된다. 재명명과 재귀인 단계를 규칙적으로 활용하면 불안감에 대한 반응을 관리하는 데 도움이 되고, 이를 통해 '노출 후 반응 방지'를 연습할 수도 있다. 그러면 좀 더 적극적으로 SUDS가 높은 항목으로 이동할 수 있게 된다.

치료사의 도움을 받아 '노출 후 반응 방지' 요법을 수행하는 동안 강박장애 환자들은 증상을 유도하는 자극에 노출되어 생긴 불안감이 가라앉기를 기다릴 때 '재초점' 단계를 활용함으로써 치료사의 지원 및 치료사와의 상호작용에 집중할 수 있다. 자가 치료를 진행할 때 초점을 돌려 다른 건설적인 행동에 집중하면서 반응 방지 시간을 늘리기 위해 15분 규칙을 활용할 수도 있다. 물론, 강박행동을 하지 않고 버티는 시간을 매번 조금씩 늘려가거나 15분에 15분을 더해가는 방식으로 계속 늘릴 수 있도록 노력해야 한다. 이때도 잊지 말고 '재명명'과 '재귀인'을 수행해야 한다. 수동적으로 기다려서는 안 된다. 지금 느끼는 그 충동은 더 이상 내 삶을 좌지우지하게 둘 수 없는 강박장애 증상에 불과하다고 '능동적으로 재평가'해야 한다. 행동 반응을 더 잘 제어할 수 있게 되면 뇌 기능도 향상된다. 불안과 두려움을 이용해 강박사고를 강박행동에 단단히 묶는 고리를 끊으면, 강박사고와 강박충동에 대한 재평가를 점점 더 잘 할 수 있고, 그러면 불안감은 더욱 낮아진다.

'노출 후 반응 방지' 요법을 체계적으로 수행하기 위해 SUDS에 기초한 행동 항목 계층 구조를 활용하는 것은 행동 치료를 수행하고 4단계 치료법을 적용하는 데도 크게 도움이 된다.

기억해야 할 요점

- 행동 항목을 계층 구조로 배열하라.
- 불안감을 덜 유발하는 증상부터 시작해서 성공하면 위쪽 항목으로 이동하라. 너무 무리하지 마라. 규칙적으로 꾸준히 발전해나가는 것을 목표로 삼아라.
- 15분 규칙을 활용하고, 15분에 다시 15분을 더하는 방식으로 시간을 늘리려고 노력하라.
- 4단계 치료법을 꾸준히 실천하라.

9장
적절한 약물 요법

20년 넘게 정신의학의 생물학적 측면과 약물 요법에 관해 주로 연구해온 사람으로서 나는 여전히 정신 의약품을 적절히 사용하는 쪽을 옹호한다. 그런데 강박장애를 치료할 때 약물을 적절히 사용한다는 건 어떤 뜻일까? 확실히 말할 수 있는 건 "이 약을 드세요. 그리고 낫기를 기다리세요"라는 식의 태도를 지지하지 않는다는 것이다. 이런 태도는 너무 수동적이다. 환자 본인에게는 노력을 요구하지 않고, 의사가 '올바른 처방'을 찾는 데만 너무 많은 책임을 떠넘긴다.

이 책 전반에서 약물을 튜브처럼 사용하라는 말을 여러 번 했다. 이는 추가로 약물의 도움을 받을 때 4단계 행동 치료를 수행하는 능력이 올라가는 사람들을 보면서 생각해낸 표현이다. 치료 초기에 약물을 사용하여 증상을 조금만 가볍게 만들어주면, 많은 강박장애 환자(약 2분의 1에서 3분의 2가량)가 재초점 단계를 좀 더 쉽게 수행한다는 사실을 발견했다. (그러나 UCLA 행동 치료 뇌 영상 연구에 참여한 환자들은 모두 약물을 전혀 사용하지 않았다는 점을 분명히 밝히고 싶다.) 약물은 아이들이 수영을 쉽게 배울 수 있도록 도와주는 튜브 같은 역할을 한다. 두려움을 줄여주고, 손발을 내젓는 법을 배우는 동안 힘들이지 않고 물에 '떠 있을 수' 있게 도와준다. 이 비유가 적절한 이유는 수영을 배우는 아이들이 튜브에 넣는 공기를 차츰 줄여가도 물에 뜰 수 있고, 나중에는 튜브가 없어도 물에 뜰 수 있듯이, 4단계 치료법을 배우는 강박장애 환자들도 몇 주에 걸쳐 약물의 양을 차츰 줄여도 행동 치료를 계속 해나갈 수 있기 때문이다. 결국에는 많은 환자가 아주 적은 양만 복용하거나 약을 전혀 사용하지 않게 된다. 이미 연구를 통해 증명되었듯이, 4단계 자가 행동 치료는 약물 요법과 거의 똑같은 방식으로 뇌 화학을 변화시킨다.

강박장애 치료에 도움이 되는 약물들은 모두 세로토닌이라고 불리는 뇌 화학 물질과 상호작용한다. 세로토닌은 신경세포 사이에서 신호를 전달하는 일을 담당하는 신경전달물질 중 하나다. 신경세포에서 방출된 신경전달물질이 비활성화되는 주요 경로는 '펌프'에 의해 수거되어 신경세포로 되돌아가는 것이다. 그래서 신경전달물질을 비활성화시키기 위해 수거하는 복잡한 분자들을 '재흡수 펌프'라고 부른다. 오늘날 의사들이 처방하는 가장 흔한 약물군 중 하나가 바로 '선택적 세로토닌 재흡수 억제제'(이하

SSRI)다. 이 약물은 세로토닌을 비활성화시키는 '재흡수 펌프'를 선택적으로 차단하거나 억제하는 일을 한다.

미국식품의약국(이하 FDA)이 강박장애 치료용으로 승인한 SSRI는 플루옥세틴(프로작), 파록세틴(팍실), 플루복사민(루복스) 3종이다. 이외에 FDA가 강박장애 치료용으로 승인한 약물은 클로미프라민(아나프라닐)이 유일한데, 정신약리학 초기에 개발된 이 오래된 약물 역시 재흡수 억제제이긴 하나 세로토닌에만 선택적으로 작용하지 않고 다른 신경전달물질에도 보편적으로 작용한다. 합리적인 연구를 통해 효과가 입증되고는 있지만, 강박장애 치료용으로는 아직 FDA의 승인을 받지 못한 SSRI로는 설트랄린(졸로프트)이 있다. (설트랄린은 이 책의 초판이 출간된 1996년에 강박장애 치료제로서 FDA의 승인을 받았다.—옮긴이) 약물을 사용하여 최대의 치료 효과를 얻고자 할 때 기억해야 할 중요한 사실은 완전한 효과가 나타나기까지 몇 달이 걸린다는 점이다. 일반적으로 이 약물 중 하나를 3개월 이상 써본 뒤에 치료에 효과가 있는지 판단한다. 물론, 어떤 경우든 반드시 의사의 처방에 따라야 한다. (흥미로운 점은 모든 SSRI가 우울증 치료에도 효과가 있다는 점이다. 보통 우울증 치료에는 강박장애 치료에 걸리는 시간의 절반 정도가 걸린다.)

강박장애 증상에 확실한 효과를 보이기까지는 3개월이 걸리지만(일반적으로 증상의 심각도가 50퍼센트 정도 감소한다는 뜻이다), 4단계 행동 치료를 쉽게 수행할 수 있도록 도와주는 효과는 그보다 훨씬 더 빨리 나타난다. 안타깝게도, 행동 치료를 진행하면 약물 효과가 더 빨리 나타나는지를 살펴보는 연구는 없었다. 하지만 행동 치료와 약물 요법을 병행하여 수백 명의 강박장애 환자를 치료해본 경험을 바탕으로, 나는 그런 효과도 확실히 있다고 믿는다. 약물 요법과 같은 방식으로 행동 치료가 뇌 작동 방식을 바꾼다는 점을 고려하면, 그럴 가능성이 매우 크다.

FDA가 불안 증상 치료용으로 승인한 약물 중에 부스피론(부스파)이라는 약물은 주로 세로토닌에 작용하긴 하나 재흡수 펌프에는 작용하지 않는다. 부스피론만 단독으로 사용하면 강박장애 증상을 가라앉히는 데는 별 효과가 없지만, 행동 치료를 시도하려고 할 때 지나치게 불안해지는 환자에게는 꽤 도움이 된다. 강박장애에 너무 겁을 먹어서 '재명명'과 '재귀인'하는 걸 잊어버리거나, 불안감이 너무 심해서 '재초점' 단계를 수행하지도 못하고 "이건 내가 아니라, 강박장애일 뿐이다"라는 사실을 깨닫지도 못할 때, 치료에 필요한 인지 능력을 끌어올리는 데 도움이 되는 것 같다. 부스파는 순한 약이라서 일반적으로 견디기가 쉽고 효과가 나타나기까지 보통 2주에서 4주 정도 걸린다. 의사가 원한다면, SSRI와 함께 처방할 수 있는데 심지어 SSRI의 일부 부작용을 막아주는 효과도 있다. 그러므로 강박장애가 너무 심해서 괴롭거나 4단계 행동 치료를 처음 배울 때 튜브의 역할로 활용하고 싶다면, 꼭 의사에게 약물을 사용할 수 있는지 문의하라. 하지만 반드시 기억해야 할 점이 있다. 스스로 노력해야 한다. 무엇을 뿌리든 뿌린 대로 거두는 법이다.

기억해야 할 요점

- 약물은 수영을 배울 때 쓰는 튜브나 훈련용 보조 바퀴와 같다. 4단계 행동 치료를 배우는 동안 상황을 통제하는 데 도움이 된다.
- 약물 효과가 나타나려면 시간이 몇 개월 걸린다.
- 복용량을 천천히 줄여라.
- 복용량이 줄어듦에 따라 강박장애 증상이 더 심해질 수 있다. 통제된 방식으로 반응을 관리하기 위해 4단계 치료법을 최대한 활용하라.
- 4단계 치료법을 실천하면 뇌가 변하고, 뇌가 변하기 시작하면 약물을 사용할 필요가 거의 없어진다.

10장
강박사고 및 강박행동 점검표

1. 동물이나 지저분한 물건에 너무 가까이 다가갔다고 느낄 때 손을 씻습니까?

   ☐ 그렇다   ☐ 아니다

2. 식탁보나 러그가 반듯하지 않다는 생각이 들면 위치를 다시 조정합니까?

   ☐ 그렇다   ☐ 아니다

3. 특정 단어나 장면을 너무 골똘히 생각하느라 다른 일을 할 수 없는 날이 있습니까?

   ☐ 그렇다   ☐ 아니다

4. 혼잣말을 포함해 이미 말한 문장을 반복하는 행위를 멈출 수 없는 경우가 자주 있습니까?

   ☐ 그렇다   ☐ 아니다

5. 일과 중 이미 끝낸 일을 몇 번이고 다시 생각합니까?

   ☐ 그렇다   ☐ 아니다

6. 어떤 행동을 하는 동안 횟수 세는 걸 멈출 수 없습니까?

    ☐ 그렇다   ☐ 아니다

7. 파트너가 당신이 몰랐으면 하는 어떤 짓을 저지르고 있다는 생각을 떨쳐내려고 애씁니까?

    ☐ 그렇다   ☐ 아니다

8. 특정 횟수만큼 하기 전에는 절대로 끝낼 수 없는 행동이 있습니까?

    ☐ 그렇다   ☐ 아니다

9. 때때로 자해나 자살에 관한 생각을 떨쳐내려고 의식적으로 노력합니까?

    ☐ 그렇다   ☐ 아니다

10. 하루 중에 특정 단어나 그림 또는 문장을 자꾸 떠올립니까?

    ☐ 그렇다   ☐ 아니다

11. 버스나 지하철 같은 공공장소에서 좌석에 앉기 전에 깨끗한지 먼저 확인합니까?

    ☐ 그렇다   ☐ 아니다

12. 가끔 하지 않으려고 애쓰는데도 어쩔 수 없이 이미 했던 말을 크게 소리 내어 반복합니까?

    ☐ 그렇다   ☐ 아니다

13. 집을 나선 후에도 모든 것을 제대로 단속하고 나왔는지 끊임없이 생각합니까?

    ☐ 그렇다   ☐ 아니다

14. 옷을 입기 전에 정확히 어떻게 입을지 생각합니까?

    ☐ 그렇다   ☐ 아니다

15. 아무 이유 없이 자기도 모르게 무언가의 숫자를 세는 일이 있습니까?

    ☐ 그렇다   ☐ 아니다

16. 자해나 자살 외에는 다른 생각을 전혀 할 수 없는 날이 있습니까?

    ☐ 그렇다   ☐ 아니다

17. 신문을 만진 후에 손을 씻습니까?

    ☐ 그렇다   ☐ 아니다

18. 어떤 물건을 사용하기 전이나 후에 몇 번씩 만져보는 일이 있습니까?

    ☐ 그렇다   ☐ 아니다

19. 그러지 않으려고 하는데도 가전제품의 스위치를 수차례 만지고 횟수를 센 적이 있습니까?

    ☐ 그렇다   ☐ 아니다

20. 책이나 잡지의 귀퉁이가 접혀 있는지 확인하고 즉시 폅니까?

    ☐ 그렇다   ☐ 아니다

21. 신문을 읽은 뒤에는 원래 모양대로 접어놓습니까?

☐ 그렇다   ☐ 아니다

22. 자신이 병에 걸리거나 눈이 멀거나 미쳐버릴지도 모른다는 생각을 자주 합니까?

☐ 그렇다   ☐ 아니다

23. 누군가를 해치거나 죽이는 생각에만 사로잡히는 날이 있습니까?

☐ 그렇다   ☐ 아니다

24. 잠자리에 들었다가 다시 일어나 모든 가전제품을 다시 확인합니까?

☐ 그렇다   ☐ 아니다

25. 가전제품의 스위치를 만진 횟수를 세느라 일상생활에 지장을 받습니까?

☐ 그렇다   ☐ 아니다

26. 마지막으로 정리한 뒤 아무것도 손대지 않았는데도 책상이나 옷장 등 어떤 장소에 있는 물건을 반복해서 다시 정리합니까?

☐ 그렇다   ☐ 아니다

27. 편지를 보내기 전에 발신인의 주소를 확인합니까?

☐ 그렇다   ☐ 아니다

점수

A.

3, 4, 5, 6, 7, 8, 9, 10, 13, 14, 15, 16, 22, 23번 문항은 강박 사고에 관한 질문이다. '그렇다'라고 대답한 횟수가 총 1~2회라면, 임상적으로 의미 있는 강박사고가 없다고 보아도 좋다. 3~6회라면, 임상적으로 의미 있는 강박사고가 있을 수 있다. 7~14회라면, 임상적으로 의미 있는 강박사고가 확실히 있다.

B.

1, 2, 11, 12, 17, 18, 19, 20, 21, 24, 25, 26, 27번 문항은 강박행동에 관한 질문이다. '그렇다'라고 대답한 횟수가 총 1~3회라면, 임상적으로 의미 있는 강박행동이 없다고 보아도 좋다. 4~7회라면, 임상적으로 의미 있는 강박행동이 있을 수 있다. 8~13회라면, 임상적으로 의미 있는 강박행동이 확실히 있다.

*출처: 독일 함부르크대학교 이버 핸드 박사, 뤼디거 클레프슈 박사

11장
강박장애 환자의 치료 일기

*환자 중 한 명은 치료 초기에 자신의 증상에 4단계 치료법을 어떻게 적용했는지 기록했다. 아래에 나오는 메모는 하나의 예시일 뿐이다. 다른 환자는 자신의 증상을 완전히 다르게 정리할 수도 있다.

끝없는 고리를 깨라. 괴물 비유.
강박사고를 인식하라.

1. 다음과 같이 즉시 **재명명**하라.

A. 강박적인 생각

　강박적인 관념

　강박적인 구절

　강박적인 단어(글자 수, 대칭, 연상)

　강박적인 이미지

* 유형: 폭력적. 성적. 배설물. 신성 모독. 사랑하는 사람. 쾌락 박탈. 자학. (세심함.) 나쁜 사람. (자책. 의도. 내가 그런 뜻으로

말했다고?)

- 변명: 그릇된 소원, 희망. 미묘하게 뒤틀린 분노. 미묘하게 뒤틀린 절반의 진실. 오염. 완벽해야 함. 고백해야 함. 만약? 나쁜 사람. 안심할 필요성.

B. 불안—일시적. 죄책감. 슬픔. 초조함.

C. 강박충동-정신. 올바른 느낌이 요구됨. 부인함. 긍정적인 것으로 대체하라. 되새김. 숫자 세기. 가시적인 강박행동. 고백. 안심되는 말을 갈구함. 톡톡 두드림.

2. **재귀인** 질병. 생화학적 불균형. 관문 통제 이론: 기어가 작동하지 않음(꼬리핵/피각/선조체). 잘못된 메시지: 자동차 도난 경보. 움직이지 않음. 자아이질적. 유전병.

이건 내가 아니라, 강박장애일 뿐이야.
통제 불능 장애. 이건 다 뇌 탓이야.

A. **예상** 준비. 두려워하지 마. 뇌를 탓해.
B. **수용** 평온을 비는 기도. 정신적 성장. 나라서가 아니라, 나임에도 불구하고.

3. **재초점** (반대쪽으로) 돌아섬. 다른 활동하기. 그냥 알았다고 하기. 보류: 강박행동 미루기. 무시하기.

4. **재평가** 잘못된 메시지: 평가 절하하기. 완전히 사라지지 않는다고 누가 신경이나 쓴대? 어쨌든 이건 진짜가 아니야. 무관심: 무심. 유머. 빈정댐. 말씨름하지 말 것. 이건 그냥 화학 물질일 뿐이야.

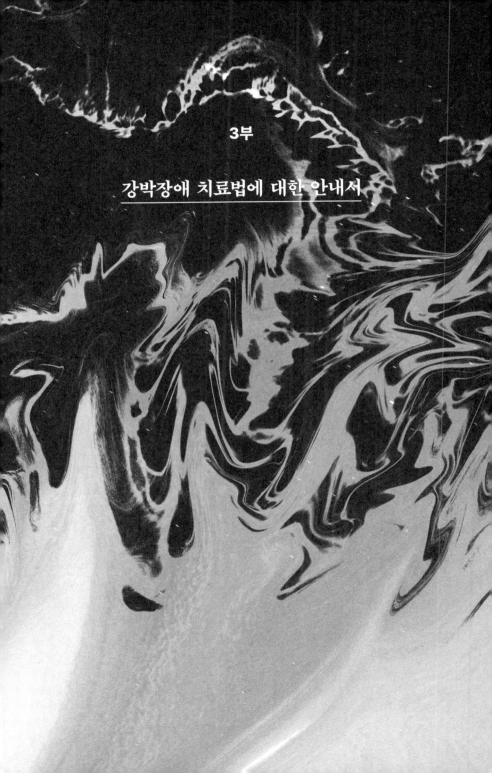

3부

강박장애 치료법에 대한 안내서

만약 강박사고와 강박행동에 시달리는 사람이라면, 강박장애라는 병을 치료하는 기술이 상당히 발전했다는 사실을 아는 것만으로도 안도감이 들 것이다. 지난 20년간 다양한 연구와 임상 사례를 통해 강박장애에 행동 치료가 매우 효과적이라는 사실은 이미 입증되었다.

행동 치료 접근법의 하나로 '자가 치료' 개념이 도입된 것 역시 의미 있는 발전이다. 이제 나는 이 안내서를 통해 스스로 자신의 행동 치료사가 되는 법을 알려주려 한다. 강박장애에 관한 몇 가지 기본적인 사실들을 배우고, 또 강박장애가 치료하면 나아질 수 있는 질병이라는 점을 인식함으로써, 강박행동을 하고 싶은 충동을 극복할 수 있고 성가신 강박사고에 대처하는 방법을 터득할 수 있다.

UCLA에서는 이 접근법을 '인지·생물행동 자가 치료'라고 부른다. '인지cognitive'라는 단어는 '알다to know'라는 뜻의 라틴어 단어 'cognoscere'에서 왔다. 기본적인 행동 치료 기술을 가르치는 이 접근법에서 '지식knowledge'은 매우 중요한 역할을 한다. 연구 결과 '노출 후 반응 방지'가 강박장애 치료에 매우 효과적인 행동 치료 기법이라는 사실이 입증되었다. 전통적인 '노출 후 반응 방지' 요법을 실행할 때 강박장애 환자들은 전문 치료사의 지속적인 지도에 따라 강박사고와 강박충동을 일으키는 자극에 노출된 후, 그런 생각과 충동에 강박적인 방식으로 반응하지 않는 법을 배운다. 예를 들어, 비이성적으로 오염에 집착하는 사람이라면 더러운 것을 손으로 잡은 뒤 최소 3시간 동안 손을 씻지 말라는 지시를 받을 수 있다. 우리는 전통적인 노출 후 반응 방지 기법을 조금 수정해서 전문가의 도움 없이도 스스로 실행할 수 있게 했다.

　이 기법은 습관적인 강박 반응을 방지하는 한편 새롭고 좀 더 건설적인 행동으로 대체하는 법을 배우기 때문에 '반응 방지 요법'이라고 부른다. 우리가 4단계 치료법을 '생물행동 치료'라고 부르는 이유는 강박장애의 생물학적 근거에 관한 새로운 지식을 이용하여 불안 반응을 제어하고 성가신 증상에 맞서는 능력을 끌어올리기 때문이다. 고전적인 노출 후 반응 방지 요법과 비교할 때 우리가 개발한 4단계 치료법에는 한 가지 중요한 차이가 있다. 바로 환자의 역량을 강화하여 치료사가 옆에 없어도 환자 스스로 노출 후 반응 방지를 실행할 수 있게 한다는 점이다.

강박사고와 강박충동의 본질을 이해함으로써 강박장애가 유발하는 두려움과 불안을 관리하는 법을 배울 수 있다는 것이 기본 원리다. 두려움을 관리할 수 있게 되면, 행동 반응을 훨씬 더 효과적으로 제어할 수 있다. '생물학적' 지식과 '인지적' 알아차림을 활용하여 스스로 노출 후 반응 방지 요법을 실행할 수 있다. 이 전략은 네 가지 기본 단계로 이루어진다.

첫 번째 단계: 재명명

두 번째 단계: 재귀인

세 번째 단계: 재초점

네 번째 단계: 재평가

우리 목표는 이 네 가지 단계를 매일 수행하는 것이다. (치료를 처음 시작할 때는 앞의 세 단계가 특히 중요하다.) 자가 치료는 매일 강박장애에 대한 반응을 관리하는 법을 배워나가는 이 치료법에서 꼭 필요한 부분이다. 4단계를 배우는 것부터 시작해보자.

첫 번째 단계: 재명명

매우 중요한 첫 번째 단계에서는 강박사고와 강박충동을 인지하는 법을 배운다. 그저 피상적으로 인지하는 수준에 머물러서는 안 된다. 바로 지금 너무도 괴로운 이 느낌이 강박적인 느낌 또는 강박적인 충동이라는 사실을 깊이 이해하기 위해 노력해야 한다. 그러려면 이런 침습적 사고와 충동이 질병의 증상이라는 점을 주의 깊게 알아차리는 것이 중요하다.

단순하고 일상적인 자각은 거의 자동으로 일어나고 상당히 피상적이지만, '주의 깊은 알아차림'은 더 깊이 있고 더 정확하며, 집중적으로 노력해야만 얻을 수 있다. 강박사고와 강박행동을 의식적으로 알아차리고 잊지 않기 위해 마음에 새겨야 한다. "이 생각은 강박사고야", "이 충동은 강박충동이야"라고 말 그대로 마음에 새기는 것이다. 생물학적 요인 때문에 끈질기게 의식 속에 침습하는 격렬한 생각과 충동을 관리하고자 노력해야 한다. 이것은 이른바 '공정한 관찰자'의 존재를 계속 알아차리고자 필요한 노력을 기울인다는 뜻이다. 우리 안에 있는 이 관찰력(공정한 관찰자)은 무엇이 진짜이고 무엇이 증상일 뿐인지를 알아차리고, 충동이 점점 희미해지다가 사라지기 시작할 때까지 병적인 충동을 막아낼 힘을 준다.

첫 번째 단계의 목표는 우리 안에 있는 침습적 사고와 충동에 '강박사고'와 '강박충동'이라는 정확한 이름을 붙이는 법을 배우는 것이다. '재명명'할 때는 단호해야 한다. 이제 그 생각과 충동에 정확한 이름을 붙여서 강박사고, 강박충동이라고 불러라. 다음과 같이 말하도록 스스로 훈련하라. "나는 내 손이 더럽다고 생각하거나 더럽다고 느끼는 게 아니야. 손이 더럽다는 강박사고가 생긴 것뿐이야." 아니면 이렇게 말할 수도 있다. "나는 지금 손을 씻을 필요가 있다고 느끼는 게 아니야. 손 씻는 강박행동을 하고 싶은 강박충동이 생긴 것뿐이야." (현관문이나 가전제품을 강박적으로 확인하고 쓸데없이 횟수를 세는 등의 다른 강박사고와 강박행동에도 이 기법은 똑같이 적용된다.) 우리는 침습적이고 강박적인 생각과 충동을 '강박장애'로 인식하는 법을 배워야 한다.

재명명 단계의 기본 개념은 다음과 같다. 강박적인 생각이나 충동을 정확한 이름으로 불러라. 단호하게 재명명하면, 지금 느끼는 그 느낌이 현실에 바탕을 두지 않은 허위 경보일 뿐이라는 사실을 이해하게 된다. 수많은 과학적 연구를 통해 이제 우리는 뇌의 생물학적 불균형이 이러한 충동을 유발했다는 사실을 알고 있다. 그 생각과 충동을 '강박사고'와 '강박충동'이라는 정확한 이름으로 부름으로써 그들이 하는 소리가 사실이 아니라는 걸 깨닫게 된다. 그 소리들은 그저 뇌에서 나온 잘못된 메시지일 뿐이다. 그러나 생각과 충동을 재명명하는 것만으로는 강박사고와 강박충동이 사라지지 않는다는 점을 기억해야 한다. 사실, 강박사고와 강박충동이 완전히 사라지게 하려고 애쓰는 것이야말로 최악의 시도다. 애써봐야 소용없다. 그 생각과 충동의 기저에는 우리가 통제할 수 없는 생물학적 원인이 있기 때문이다. 대신에 통제할 수 있는 것이 있다. 바로 그러한 충동에 대한 행동 반응이다. 재명명을 통해 우리는 그 소리들이 아무리 진짜처럼 느껴져도 진짜가 아니라는 사실을 이해하기 시작한다. 우리 목표는 강박사고와 강박충동에 맞서는 법을 배우는 것이다.

행동 치료를 통해 강박사고와 강박충동에 저항하는 법을 배우면, 증상을 유발하는 생화학을 실제로 바꿀 수 있다는 사실이 최근 연구를 통해 밝혀졌다. 그러나 근본적인 생물학적 문제를 변화시키는 과정과 이를 통해 충동 자체를 변화시키는 과정은 몇 주 혹은 몇 달이 걸릴 수도 있다는 점을 명심하라. 인내심과 끈질긴 노력이 필요하다. 강박적인 생각과 충동을 몇 초 또는 몇 분 안에 사라지게 하려고 애쓰는 시도는 좌절과 사기 저하, 스트레스를 유발할 뿐이다. 또한, 그러한 시도는 오히려 충동을 악화시키기도 한다. 4단계 행동 치료에서 배워야 할 가장 중요한 사실은 강박사고와 강박충동이 아무리 강하고 괴로워도 그에 대한 행동 반응을 우리가 제어할 수 있다는 점이다. 우리 목표는 강박사고와 강박충동을 통제하는 것이 아니라, 그 생각과 충동에 대한 자신의 반응을 제어하는 것이다.

이어지는 두 단계는 강박장애 증상에 대한 행동 반응을 제어하는 새로운 방법을 위해 설계되었다.

두 번째 단계: 재귀인

강박장애 치료를 위한 자기 주도 행동 치료 접근법의 핵심을 한 문장으로 요약하면 다음과 같다. "이건 내가 아니라, 강박장애일 뿐이야." 이것이 우리가 이 전장에서 외칠 구호다. 이 구호는 강박사고와 강박충동이 의미가 없다는 사실, 뇌에서 나온 잘못된 메시지에 불과하다는 사실을 우리에게 상기시킨다. 자기 주도 행동 치료를 통해 우리는 이 진실을 더 깊이 이해하게 될 것이다.

지금 당신이 자물쇠를 확인하고 싶은 충동이나 '손이 더럽다'는 생각이 왜 그렇게 강력하고 압도적인지 제대로 이해하고자 노력하고 있다고 해보자. 그 생각이 말이 안 된다는 걸 알면서 왜 거기에 반응할까? 그 생각이 왜 그렇게 강하고 도무지 사라지지 않는지를 이해해야만, 의지력을 키울 수 있고 씻거나 확인하고 싶은 충동을 물리칠 수 있다.

우리 목표는 그토록 격렬한 강박사고와 강박충동이 생기는 원인을 정확히 밝혀서, 지금 느끼는 그 느낌과 불편함이 뇌의 생화학적 불균형 때문이라는 사실을 정확히 인식하는 것이다. 이것은 강박장애라는 질병이다. 이것이 질병이라는 사실을 인정해야만, 눈에 보이는 증상들이 겉보기와 다르다는 사실을 더 깊이 이해할 수 있다. 이를 통해 우리는 강박장애가 하는 말을 곧이곧대로 믿지 않는 법을 배운다.

뇌 깊은 곳에는 '꼬리핵'이라고 불리는 부위가 있다. 전 세계

과학자들이 이 부위를 연구했고, 강박장애 환자들의 경우 꼬리핵이 오작동할 수 있다는 것이 과학자들의 견해다. 꼬리핵은 뇌 앞부분에서 생성된 매우 복잡한 메시지를 처리하는 데이터 센터 또는 여과 장치라 할 수 있으며 사고, 계획, 이해에 관여하는 부위다. 꼬리핵은 바로 옆에 있는 피각과 함께 자동차의 자동 기어 전환 장치와 같은 기능을 한다. 합쳐서 선조체라 불리는 꼬리핵과 피각은 신체의 움직임과 느낌, 그러한 움직임과 느낌이 포함된 사고와 계획을 통제하는 뇌의 매우 복잡한 부위로부터 메시지를 받는다. 꼬리핵과 피각은 자동차의 자동 기어 전환 장치처럼 조화롭게 작동하여 이 동작에서 저 동작으로 원활하게 전환하는 일을 한다. 보통은 움직임이 결정되면, 방해되는 움직임과 잘못된 느낌이 자동으로 걸러져서 원하는 움직임을 빠르고 효율적으로 수행할 수 있다. 기어가 빠르고 부드럽게 전환된다.

하루 동안 우리는 이 행동에서 저 행동으로 여러 번 빠르게 전환한다. 부드럽고 쉽게 전환이 이루어지고, 굳이 생각할 필요도 없다. 이 일을 가능하게 하는 것이 바로 꼬리핵과 피각이다. 그러나 강박장애가 있으면, 꼬리핵의 결함으로 부드럽고 효율적인 필터링과 생각 및 행동의 전환이 방해를 받는다.

그 결과, 뇌 앞부분이 과도하게 활성화되어 지나치게 많은 에너지를 사용한다. 마치 자동차가 도랑에 빠진 것과 같다. 바퀴를 아무리 굴려도 정지 마찰력이 없으면 도랑에서 빠져나올 수 없다. 강박장애 환자는 뇌 앞부분에 있는 안와피질에서 에너지를 너무 많이 소모한다. 오류 감지 회로가 있는 안와피질의 기어가 고장 났기 때문이다. 강박장애 환자들이 "무언가 잘못되었다"라는 느낌에서 헤어나오지 못하는 이유가 여기에 있다. 기어를 전환하려면 노력이 필요하다. 기어 전환 장치가 자동이 아니라 수동인 셈이다. 강박장애 환자는 스스로 기어를 바꿔야 한다. 뇌의 기어 전환 장치가 고장 나서 뻑뻑한 상태라 기어를 움직이려면 엄청난 노력이 필요하다. 자동차 자동 변속기는 금속이라서 제 스스로 고칠 수 없지만, 강박장애 환자들은 자기 주도 행동 치료를 통해 기어 전환 방법을 터득할 수 있다. 그리고 그렇게 함으로써 뇌의 망가진 기어 전환 장치를 실제로 고칠 수 있다. 우리가 자신의 뇌 생화학을 바꿀 수 있다는 사실을 이제 우리는 잘 알고 있다.

끔찍한 강박사고가 반복해서 생기고 한번 생기면 떨쳐내기 힘든 원인을 강박장애라는 질병에서 찾는 것이 재귀인 단계의 핵심이다. 뇌 생화학에 생긴 근본적인 문제 때문에 원치 않는 생각과 충동이 끈질기게 침습한다. 강박사고와 강박충동이 사라지지 않는 이유도 그 때문이다. 4단계 치료법으로 자기 주도 행동 치료를 실천하면, 뇌의 생화학을 변화시킬 수 있다. 물론, 몇 주 또는 몇 달 동안 정말 열심히 해야 한다. 강박장애 환자들은 강박사고와 강박충동을 '제거'하려고 시도하다 좌절하고 사기가 꺾이기 일쑤다. 뇌가 강박사고와 강박충동에 어떤 역할을 하는지 이해하면, 이런 헛된 시도를 피하는 데 도움이 된다. 무슨 짓을 해도 강박사고와 강박충동은 즉시 사라지지 않는다. 기억하라. 강박사고와 강박충동에 따라 행동할 필요가 없다. 그것들을 액면 그대로 받아들이지 마라. 그것들이 하는 말에 귀 기울이지 마라. 우리는 그 실체를 알고 있다. 그것들은 '강박장애'라고 불리는 병 때문에 뇌가 보낸 잘못된 메시지일 뿐이다. 이 지식을 활용해 강박충동에 따라 행동하지 마라. 강박적인 생각과 느낌을 한쪽으로 제쳐두고 다음으로 나아가는 법을 배워라. 이것이 우리가 할 수 있는 가장 효과적인 일이다. 그렇게 하면 장기적으로 뇌를 더 나은 방향으로 변화시킬 수 있다. 기어를 바꾼다는 건 바로 이런 뜻이다. '다른 행동'을 하는 것. 자꾸만 떠오르는 생각과 충동을 없애려고 애써봤자 스트레스만 쌓이고, 스트레스는 강박사고와 강박충동을 더 악화시킬 뿐이다.

재귀인 단계는 (차분함이나 성취감 같은) '올바른 느낌'을 얻으려고 쓸데없는 의식을 치르지 않도록 막는 데도 도움이 된다. 올바른 느낌을 얻고 싶은 충동이 뇌의 생화학적 불균형 때문에 생긴다는 사실을 알면, 그 충동을 무시하고 앞으로 나아가는 법을 배울 수 있다. "이건 내가 아니라, 강박장애일 뿐이야." 이 말을 항상 기억하라. 충동에 귀 기울이거나 충동에 따라 행동하지 않음으로써 우리는 실제로 뇌를 바꿀 수 있고, 뇌가 바뀌면 그런 강박적인 느낌도 덜 든다. 반대로 강박충동을 액면 그대로 받아들이고 충동에 따라 행동하면, 순간적으로 안도감을 느낄 수는 있을지 몰라도 아주 짧은 시간 안에 충동이 더욱 격렬해진다. 이것이 강박장애 환자들이 배워야 할 가장 중요한 교훈이다. 이 교훈을 마음에 새기면, 강박장애가 미끼를 던질 때마다 덥석 무는 어리석음을 범하지 않을 것이다.

강박장애가 극심한 고통을 안겨줄 때 실제로 벌어지고 있는 일의 본질을 정확히 이해하려면, 보통 재명명과 재귀인 단계를 함께 수행해야 한다. 당신을 괴롭히는 생각과 충동에 이름을 붙여라. 그것들을 '강박사고'와 '강박충동'이라고 불러라. 강박장애를 피상적으로 이해하는 데서 멈추지 않고, 지금 당신을 괴롭히는 생각과 충동이 질병의 결과일 뿐이라는 사실을 정확히 이해하기 위해 주의 깊게 알아차리는 연습을 하라.

세 번째 단계: 재초점

재초점 단계에서는 실제 치료가 이루어진다. 처음에는 이 단계가 '고통 없이는 얻는 것도 없는' 단계로 보일 것이다. 정신 운동도 신체 운동과 똑같다. 재초점 단계에서 해야 할 일이 있다. 기어를 직접 바꿔야 한다. 꼬리핵은 우리에게 다른 행동으로 전환해야 할 때를 알려준다. 정상적인 꼬리핵이라면 힘 하나 안 들이고 자동으로 척척 해낼 이 일을 이제 우리는 노력과 마음을 오롯이 기울여서 해내야 한다. 수술 전에 솔로 손을 닦는 외과 의사를 생각해보라. 의사는 닦는 행동을 언제 멈춰야 하는지 알기 위해 타이머를 맞출 필요가 없다. 동작이 자동으로 이루어진다. 충분히 닦았다는 '느낌'이 온다. 하지만 강박장애 환자들은 이만하면 됐다는 느낌을 못 받는다. 자동 조종 장치가 고장 났기 때문이다. 다행히, 4단계 행동 치료로 자동 조종 장치를 고칠 수 있다.

재초점의 기본 원리는 단 몇 분이라도 주의를 돌려 강박사고와 강박충동을 피해 다른 행동을 하는 것이다. 처음에는 강박적으로 씻거나 확인하는 행동을 대체할 일을 몇 가지 미리 골라놓는 게 좋다. 건설적이고 유쾌한 것이라면 무엇이든 좋다. 취미 활동은 더더욱 좋다. 예를 들어 산책이나 운동, 음악 감상, 독서, 컴퓨터 게임, 뜨개질, 농구 등을 해봐도 좋다.

생각이 떠오르면 먼저 그것을 강박사고 또는 강박충동으로 재명명한 다음, 이런 생각이 떠오르는 원인을 강박장애라는 병에서 찾아라. 그런 다음 초점을 돌려 미리 생각해둔 다른 행동에 집중하라. 강박장애 증상을 액면 그대로 받아들이길 거부함으로써 재초점 과정을 시작하라. 자신에게 이렇게 말해보자. "나는 지금 강박장애 증상을 겪고 있어. 초점을 돌려서 다른 행동을 해야 해."

증상 말고 다른 행동에 주의를 돌려서 강박사고와 강박충동에 대응하는 새로운 방법을 스스로 훈련해야 한다. 불편한 느낌이 계속 들어서 괴로울 거라는 사실을 인정하고, 증상에 대한 행동 반응을 멈추는 것이 목표다. 증상을 피해서 다른 활동을 하는 것으로 시작해보자. 이를 통해 불편한 느낌이 남아 있어도 꼭 그 느낌에 따라 행동할 필요는 없다는 사실을 배우게 된다. 강박사고와 강박충동에 로봇처럼 반응하지 않고, 무엇을 할지 스스로 결정하게 된다. 재초점을 통해 의사 결정 능력을 되찾을 수 있다. 그러면 뇌의 생화학적 결함이 우리 행동을 더 이상 좌지우지하지 못한다.

15분 규칙

재초점을 수행하는 건 절대 쉬운 일이 아니다. 강박사고와 강박충동을 무시하고 다른 행동으로 나아가려면 상당한 노력이 필요하다. 더 솔직히 말하면 어느 정도 고통을 감내해야 한다. 하지만 강박장애 증상에 맞서는 법을 배워야 뇌를 바꿀 수 있고, 장기적으로 고통을 줄일 수 있다. 이 과제를 무사히 해내는 일을 돕고자 개발한 것이 15분 규칙이다. 강박충동이나 강박사고에 따라 행동할 마음을 품기 전에 일정 시간(바람직하게는 최소 15분 이상)을 버팀으로써 강박사고나 강박충동에 대한 행동 반응을 지연시키는 것이다. 처음 시도할 때나 충동이 매우 격렬할 때는 버티는 시간을 5분 정도로 짧게 설정해야 할 수도 있다. 하지만 원칙은 항상 같다. 어느 정도 시간을 버티지 않고는 절대로 강박행동을 하지 마라. 이 시간은 수동적으로 기다리는 시간이 아니다. 재명명, 재귀인, 재초점 단계를 능동적으로 수행해야 하는 시간이다. 불편한 느낌을 강박장애로 재명명하고, 뇌의 생화학적 불균형에 그 원인이 있음을 마음에 새겨야 한다. 불편한 느낌을 유발한 이는 강박장애다. 곧이곧대로 믿어서는 안 된다. 뇌에서 나온 잘못된 메시지일 뿐이다.

따라서 우리는 다른 행동을 해야 한다. 유쾌하고 건설적인 일이라면 무엇이든 좋다. 정해진 시간이 지나면, 충동을 다시 평가해본다. 충동이 약해졌는지 자문해보고 변화를 기록하라. 아주 작게라도 변화가 있으면, 다음번에는 조금 더 오래 버텨볼 용기가 생긴다. 오래 버티면 버틸수록 충동도 그만큼 약해진다는 사실을 배우게 될 것이다. 목표는 15분 이상 버티는 것이다. 반복할수록 비슷한 노력으로 더 큰 효과를 거두게 된다. 머지않아 20분이나 30분 혹은 그 이상도 버틸 수 있게 될 것이다.

어떻게 행동하느냐가 중요하다

강박충동이나 강박사고에서 벗어나 다른 합리적인 작업이나 활동에 주의를 집중하는 것은 정말 중요하다. 생각이나 느낌이 사라질 때까지 기다리지 말아야 한다. 바로 사라지리라고 기대하지 마라. 그리고 무슨 일이 있어도 강박장애가 시키는 대로 해서는 안 된다. 스스로 선택한 건설적인 활동에 참여하라. 충동이 시작되면 충동에 따라 행동하려고 마음먹기 전에 시간을 끌어라. 그러면 충동이 차츰 가라앉으면서 변화가 생긴다는 걸 알게 될 것이다. 가끔은 충동의 강도가 거의 변하지 않을 때도 있다. 설사 그렇다 하더라도 뇌에서 나온 그릇된 메시지에 반응하는 방식을 어느 정도 제어할 수 있다는 사실을 깨닫게 된다. 이것이 무엇보다 중요하다.

특히 설명하기 힘든 기괴한 힘에 휘둘려 수년간 불편한 느낌에 시달린 뒤라면, 주의 깊은 알아차림과 공정한 관찰자를 최대한 활용하라. 그러면 맞서 싸울 힘이 생길 것이다. 강박사고나 강박충동에 이끌려 강박행동을 다시는 하지 않는 것이 재초점 단계의 장기적 목표라면, 중간 목표는 강박행동을 하기 전에 시간을 끄는 것이다. 이를 통해 우리는 강박장애가 유발한 느낌이 우리 행동을 결정하지 못하게 하는 법을 배운다.

때로는 충동이 너무 강해서 강박행동을 수행하게 될 수도 있다. 그렇다고 자책해서는 안 된다. 명심하라. 4단계 행동 치료를 통해 행동이 바뀌면, 생각과 느낌도 바뀐다. 시간을 끌면서 초점을 돌려 다른 행동을 하려고 시도하다가 굴복하고 강박행동을 하고 말았다면, 그 행동을 재명명하기 위해, 또 이번에는 강박장애가 당신을 압도했다는 사실을 인정하기 위해 특별한 노력을 기울여라. "손이 더러워서 씻는 게 아니라 강박장애 때문에 씻는 거야. 이번에는 강박장애가 이겼지만, 다음번에는 더 오래 버틸 거야"라고 자신을 상기시켜라. 이렇게 하면, 강박행동을 하는 것까지 행동 치료에 포함할 수 있다. 자신이 하는 행동을 '강박행동'이라고 재명명하는 것은 행동 치료의 한 형태이고, 그 행동의 본질이 무엇인지 명확히 마음에 새기지 않고 반사적으로 강박행동을 하는 것보다는 훨씬 낫다는 사실을 깨닫는 것이 무척 중요하다.

자물쇠, 가스레인지, 그 밖의 가전제품 등을 확인하는 행동과 싸우는 사람들에게 팁을 하나 주고자 한다. 예를 들어, 출입문 자물쇠를 확인하는 것이 문제라면, 처음 확인할 때 각별한 주의를 기울여 문을 잠가라. 그러면 강박충동이 생길 때 참고할 수 있는 훌륭한 심상을 얻을 수 있다. 확인하고 싶은 충동이 생길 것을 예상하고, 처음 문을 잠글 때 "이제 문이 잠겼어. 문이 잠긴 걸 볼 수 있어"라고 마음에 새기면서 천천히 신중하게 문을 잠가야 한다. 그래야 잠긴 문에 대한 명확한 심상이 생긴다. 그러면 문이 잠겼는지 확인하고 싶은 충동에 휩싸일 때 즉시 그 충동을 재명명하고 "이건 강박적인 생각이야. 이건 강박장애야"라고 말할 수 있다. 또한, 확인하고 싶은 충동이 반복해서 생기고 한번 생기면 떨쳐내기 힘든 원인을 강박장애에서 찾게 된다. "이건 내가 아니라, 내 뇌가 벌이는 짓이야"라고 말이다.

처음에 신중하고 주의 깊게 문을 잠갔으므로 그때 만들어진 심상이 있다. 이제 우리는 이를 기반으로 강박충동을 피해 다른 행동을 시작할 것이다. 예상했던 대로 확인하고픈 충동이 생길 때 그 심상을 사용해 충동을 재명명하고 재귀인하면서 능동적으로 다른 행동에 집중할 수 있다.

일기 쓰기

재초점 단계를 수행하기 위해 기울인 노력과 성과를 행동 치료 일지에 꾸준히 기록하는 것도 중요하다. 화려하지 않아도 괜찮다. 자기 주도 행동 치료에서 맛봤던 성공을 상기할 수 있는 기록이면 충분하다. 치료 일지가 중요한 이유는 재초점 단계를 수행하는 데 가장 도움이 된 활동이 무엇인지 확인하고 다음번에 참고할 수 있기 때문이다. 성과가 쌓여감에 따라 자신감을 키울 수 있다는 점도 그에 못지않게 중요한 이유다. 한창 강박충동에 맞서 싸울 때는 초점을 돌려 어떤 행동에 집중해야 하는지 기억하기가 쉽지 않을 수 있다. 치료 일지를 쓰면, 상황이 어려워질 때, 강박사고나 강박충동이 격렬해질 때 기어를 바꾸는 데도 도움이 되고, 예전에 효과가 있었던 활동을 기억하도록 마음을 단련하는 데도 도움이 된다. 성공 목록이 길어질수록 그 목록에 고무되어 더 열심히 하게 될 것이다.

성공만 기록하고 실패는 기록할 필요 없다. 스스로 등을 토닥이는 법을 배워야 한다. 강박장애 환자들은 특히 더 자신을 칭찬하는 법을 배울 필요가 있다. 재초점 활동을 잘 해냈다는 사실을 인정하면서 자신을 격려하고, 행동 치료 일지에 잘한 점을 기록하고 자신에게 작은 보상을 주어 성공 효과를 배가할 수 있다. 스스로를 위해 열심히 노력하는 게 얼마나 대단한지 칭찬하는 게 전부라도 자신에게 보상하는 걸 잊지 마라. 하루 한 가지 재초점 행동을 기록하고 거기에 '오늘의 놀이'라고 쓰는 아주 간단한 기록이라도 자존감을 높이는 데 상당한 효과가 있다는 사실을 많은 사람이 경험을 통해 깨닫고 있다.

네 번째 단계: 재평가

강박장애가 뇌의 생화학적 불균형이 일으킨 질병이라는 지식을 바탕으로 지금 느끼는 불편한 느낌이 겉보기와 다르다는 점을 명확히 이해하고, 생각과 충동을 액면 그대로 받아들이길 거부하고, 강박적인 의식을 치르는 것을 피하고, 초점을 돌려 건설적인 행동에 집중하는 것이 앞에 나오는 세 단계의 목표다. 재명명과 재귀인 단계는 재초점 단계와 함께 수행하는 팀 작업으로 볼 수 있다. 이 세 단계의 결합 효과는 각 부분의 합보다 훨씬 크다. 재명명과 재귀인 과정은 힘들게 재초점 단계를 수행하는 동안 이루어지는 학습 효과를 높여준다. 결과적으로, 행동 치료를 시작하기 전에는 기어이 강박행동을 하게 만들던 생각과 충동을 재평가하기 시작한다. 앞의 세 단계에서 적절한 훈련을 받은 덕에 이제 우리는 강박사고와 강박충동의 가치를 훨씬 더 낮게 평가할 수 있다.

　　우리는 18세기 철학자 애덤 스미스가 개발한 '공정한 관찰자' 개념을 활용해 4단계 인지·생물행동 치료를 수행하면서 실제로 무엇을 성취하고 있는지 더 명확히 이해할 수 있게 했다. 스미스는 '공정한 관찰자'를 '우리 내면에 있어서 우리가 항상 데리고 다니는 존재', '우리의 모든 감정과 상태와 상황을 알고 있는 존재'로 묘사했다. 공정한 관찰자의 관점을 강화하려고 노력하면, 언제든지 공정한 관찰자를 불러서 말 그대로 자기가 하는 행동을 지켜볼 수 있다. 다시 말해, 이해관계가 전혀 없는 사람이 그러듯, 사심이 없는 관찰자로서 자신의 행동과 감정을 목격할 수 있다. 스미스의 표현대로 "우리는 우리 자신을 자신의 행동을 지켜보는 관찰자로 생각한다." 스미스는 '주의 깊은 알아차림'과 본질상 똑같은 공정한 관찰자의 관점을 염두에 두는 게 무척 고된 일이라는 점을 제대로 이해하고 있었다. 고통스러운 상황에서는 특히 더 "안간힘을 써야" 한다는 점도 잘 알고 있었다. 스미스가 말한 고된 일은 4단계 치료법을 실천할 때 해야 할 치열한 노력과도 밀접한 관련이 있다.

강박장애 환자들은 생물학적 문제로 의식에 침습하는 충동을 관리하기 위해 고된 노력을 해야 한다. 병적인 충동이 가라앉기 시작할 때까지 방어할 힘을 공급하는 내면의 관찰력, 다시 말해 공정한 관찰자를 계속 자각하기 위해 분투해야 한다. 강박장애 증상이 무의미한 신호이자 뇌가 보낸 잘못된 메시지라는 지식을 활용해야 한다. 그러면 초점을 돌려서 기어를 바꿀 수 있다. 정신 자원을 모으고 항상 다음과 같은 사실을 명심하라. "이건 내가 아니라, 강박장애일 뿐이야. 이건 내가 아니라, 뇌가 벌이는 짓이야." 단기간에 느낌을 바꿀 수는 없다. 하지만 행동은 바꿀 수 있다. 행동을 바꾸면, 느낌도 시간이 지남에 따라 변한다는 걸 알게 된다. 주도권 쟁탈전은 다음과 같이 귀결된다. "여기 책임자가 누구인가, 당신인가 아니면 강박장애인가?" 강박장애에 압도당해서 결국 굴복하고 강박행동을 하고 말 때도, 그것이 강박장애일 뿐이라는 사실을 깨닫고 다음번에는 더 열심히 싸우리라 다짐해야 한다.

강박행동의 경우 15분 규칙을 지키면서 초점을 돌려 다른 행동에 집중하기만 해도 보통 재평가 단계가 시작된다. 이는 지금 느끼는 불편한 느낌에 주의를 기울일 가치가 없다는 점을 깨닫고,

그 느낌을 액면 그대로 받아들이지 않고, 그것이 강박장애 증상이고 질병으로 인해 발생한다는 점을 기억하는 것을 뜻한다. 결과적으로 강박장애가 불러일으키는 느낌을 아주 낮게 평가하게 된다. 강박사고의 경우에는 훨씬 더 능동적으로 재평가함으로써 이 과정을 강화하려고 노력해야 한다. 두 번째 재귀인 단계에서 우리를 돕는 두 가지 하위 단계는 '예상'과 '수용'이다. 이 하위 단계를 사용할 때 우리는 능동적인 재평가를 수행하는 셈이다. '예상'은 '준비'를 의미한다. 불편한 느낌이 생길 걸 알고 있는 만큼 거기에 대비하는 것이다. 놀라지 마라. '수용'은 불편한 느낌이 든다며 자책하느라 에너지를 허비하지 않는 것이다. 우리는 무엇이 불편한 느낌을 유발하는지 알고, 그 느낌을 피해 다른 행동을 해야 한다는 것도 알고 있다. 강박사고의 내용이 폭력적인 것이든 성적인 것이든, 우리는 그 강박사고가 하루에도 수백 번 생겨날 수 있다는 사실을 알고 있다. 생길 때마다 매번 새로운 것인 양, 전혀 예상치 못한 것인 양 반응하는 걸 멈추고 싶어한다. 놀라지 마라. 자책하지 마라. 특정한 강박사고가 생길 걸 예상하면, 강박사고가 생기는 즉시 알아채고 재명명할 수 있다. 그와 동시에 우리는 강박사고를 능동적으로 재평가할 것이다. 강박사고가 생겼을 때 이미 준비가 되어 있을 것이다. 강박사고를 당장 사라지게 할 수는 없지만, 신경 쓸 필요도 없다는 사실을 기억해야 한다. 다음 행동으로 나아가는 법을 배우면 된다. 그 생각에 연연할 필요가 없다. 앞으로 나아가라. 여기서 두 번째 하위 단계 '수용'이 나온다. 당신을 괴롭히고 불안하게 만드는 자동차 도난 경보기를 떠올려보자. 경보음에 연연하지 마라. "빌어먹을 저놈의 경보가 꺼지기 전에는 다른 일을 할 수 없어"라고 말하지 말고, 무시하고 일을 계속하려고 노력하는 것이 도움이 된다.

우리는 두 번째 단계에서 성가신 강박사고가 강박장애로 인해 생긴 결과이며 뇌의 생화학적 불균형과 관련이 있다고 배웠다. 재귀인의 하위 단계인 '수용'을 통해 우리는 이 사실을 대단히 깊이 있고 어쩌면 '영적'이라고도 할 수 있는 방식으로 깨닫게 된다. 자책하지 마라. 뇌의 불균형이 문제인데 내면의 동기를 비판하는 것은 말이 되지 않는다. 나라서가 아니라 나임에도 강박사고가 있다는 사실을 받아들이면, 반복적인 강박사고가 유발하는 끔찍한 스트레스를 줄일 수 있다. 항상 명심하라. "이건 내가 아니라, 강박장애일 뿐이야. 이건 내가 아니라, 뇌가 벌이는 짓이야." 강박사고를 없애려고 애쓰면서 괜히 자책하지 마라. 강박사고는 단기간에 사라지지 않는다. 무엇보다 끔찍한 강박사고를 곱씹지 말고, 그 생각을 행동으로 옮겼을 때 어떤 결과가 생길지 공상하지 마라. 이게 가장 중요하다. 당신은 그 생각을 실행에 옮기지 않을 것이다. 정말로 그런 일을 벌이길 원하지 않기 때문이다. "이런 생각이나 하는 인간"이라고 자신을 비하하고 부정적으로 재단하는 마음은 모두 버려라. 강박사고의 경우에는 15분 규칙을 1분 규칙, 심지어 15초 규칙으로도 단축할 수 있다. 강박사고가 남아 있어도 연연할 필요 없다. 그래도 다음 생각, 다음 행동으로 나아갈 수 있고, 나아가야 한다. 이런 점에서 재초점은 무술과 비슷하다. 강박사고와 강박충동은 매우 강하지만, 아주 멍청하기도 하다. 바로 앞에 서서 직격탄을 맞으며 강박사고와 강박충동을 몰아내려고 애쓰면, 그것들이 매번 우리를 쓰러뜨릴 것이다. 옆으로 비켜서서 피하면서 초점을 돌려 다음 행동으로 나아가야 한다. 지금 우리는 강력한 상대 앞에서 정신을 바짝 차리는 법을 배우고 있다. 행동을 관리하면 마음도 관리되고 삶도 관리된다. 이는 비단 강박장애를 극복하는 데만 유용한 교훈은 아닐 것이다.

결론

강박장애 환자는 침습하는 느낌을 그대로 받아들이지 않도록 마음을 단련하는 법을 배워야 한다. 이런 느낌이 우리를 잘못된 길로 안내한다는 사실을 알아야 한다. 점진적이면서 절제된 방식으로, 불편한 느낌에 반응하는 방식을 바꾸고 그 느낌에 대항해야 한다. 우리는 이제 진실을 새로운 관점에서 보게 되었다. 그리하여 진실을 꿰뚫는 새로운 통찰을 얻었다. 끈질기게 침습하는 느낌이라도 영구적이지 않고 일시적이며, 그 느낌에 따라 행동하지 않으면 약해진다는 사실을 배웠다. 물론, 불편한 느낌에 굴복하면 그 느낌이 더 강해져서 우리를 짓누른다는 사실을 항상 기억해야 한다. 강박충동의 실체를 인지하고 그에 대항하는 법을 배워야 한다. 우리는 지금 4단계 자가 행동 치료를 수행하면서 진정한 수양과 극기克己 기술을 구축할 기반을 다지고 있다. 강박장애가 불러일으킨 느낌과 충동에 건설적으로 대항함으로써 우리는 자존감을 높이고 자유를 맛볼 수 있다. 주도적으로 선택하는 능력이 향상된다.

강박장애와 싸울 수 있도록 스스로 힘을 북돋는 이 과정을 이해하고, 침습적 사고나 느낌에 강박적으로 또는 반사적으로 반응하지 않도록 마음을 단련하여 얻는 통제력을 명확히 인식함으로써, 우리는 자신의 삶을 되찾을 방법에 대한 깊은 통찰을 얻는다. 뇌 화학을 바꾸는 것은 삶을 긍정하는 행동의 행복한 결과다. 진정한 자유는 자신을 위한 길이 무엇인지 명확히 인식해나가는 이 길 위에 놓여 있다.

인지·생물행동 자가 치료 핵심 요약

첫 번째 단계: 재명명
침습하는 강박사고와 강박충동이 강박장애의 결과임을 인지할 것.

두 번째 단계: 재귀인
강박사고나 강박충동이 반복적으로 침습하고 한번 침습하면 떨쳐내기 힘든 원인이 강박장애에 있다는 사실을 깨달을 것. 이는 뇌의

생화학적 불균형과 관련이 있다.

세 번째 단계: 재초점

최소 몇 분 동안이라도 강박장애를 피해서 다른 일에 집중할 것.
다른 행동을 하는 것이 초점을 돌리는 데 도움이 된다.

네 번째 단계: 재평가

강박사고를 액면 그대로 받아들이지 말 것. 그 자체로는 아무 의미
도 없다.

감사의 말

이 책을 포함해 이후 20년간 4단계 치료법을 적용하면서 알게 된 모든 내용은 UCLA와 그 외 기관에서 내가 진료하고 교류했던 강박장애 환자들이 있었기에 가능했다. 특별히 UCLA에서 교수로 봉직할 수 있도록 나를 지지해준 피터 와이브로 박사와 이 책이 많은 사람에게 유용하고 가치 있는 책이 되도록 힘써준 베벌리 베이엣에게 감사의 마음을 전한다.

강박에 빠진 뇌

: 신경학적 불균형이 만들어낸 멈출 수 없는 충동

1판 1쇄 발행 2023년 7월 7일
1판 5쇄 발행 2024년 5월 10일

지은이 제프리 슈워츠
옮긴이 이은진

발행인 양원석 **편집장** 김건희 **책임편집** 곽우정
디자인 형태와내용사이
영업마케팅 조아라, 이지원, 한혜원, 정다은, 백승원

펴낸 곳 (주)알에이치코리아
주소 서울시 금천구 가산디지털2로 53, 20층 (가산동, 한라시그마밸리)
편집문의 02-6443-8932   **도서문의** 02-6443-8800
홈페이지 http://rhk.co.kr **등록** 2004년 1월 15일 제2-3726호

ISBN 978-89-255-7637-4 (03510)